W0210689

Michaela Bimbi-Dresp

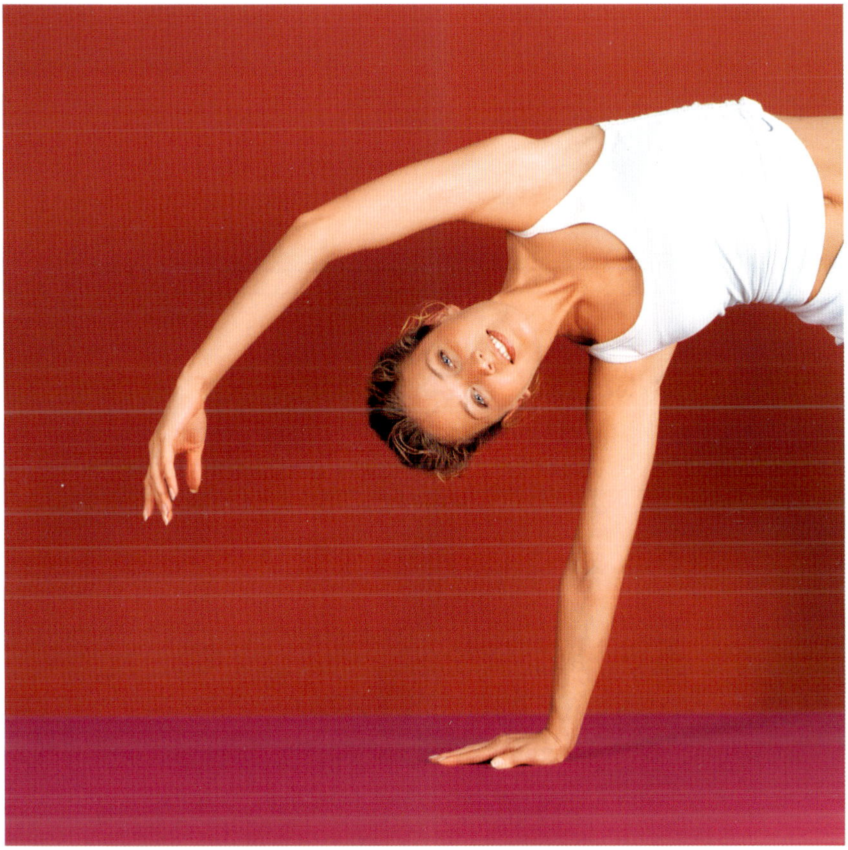

Das große Pilates-Buch

Die Original-Übungen für alle Könnensstufen | Mit großem Übungsposter

Inhalt

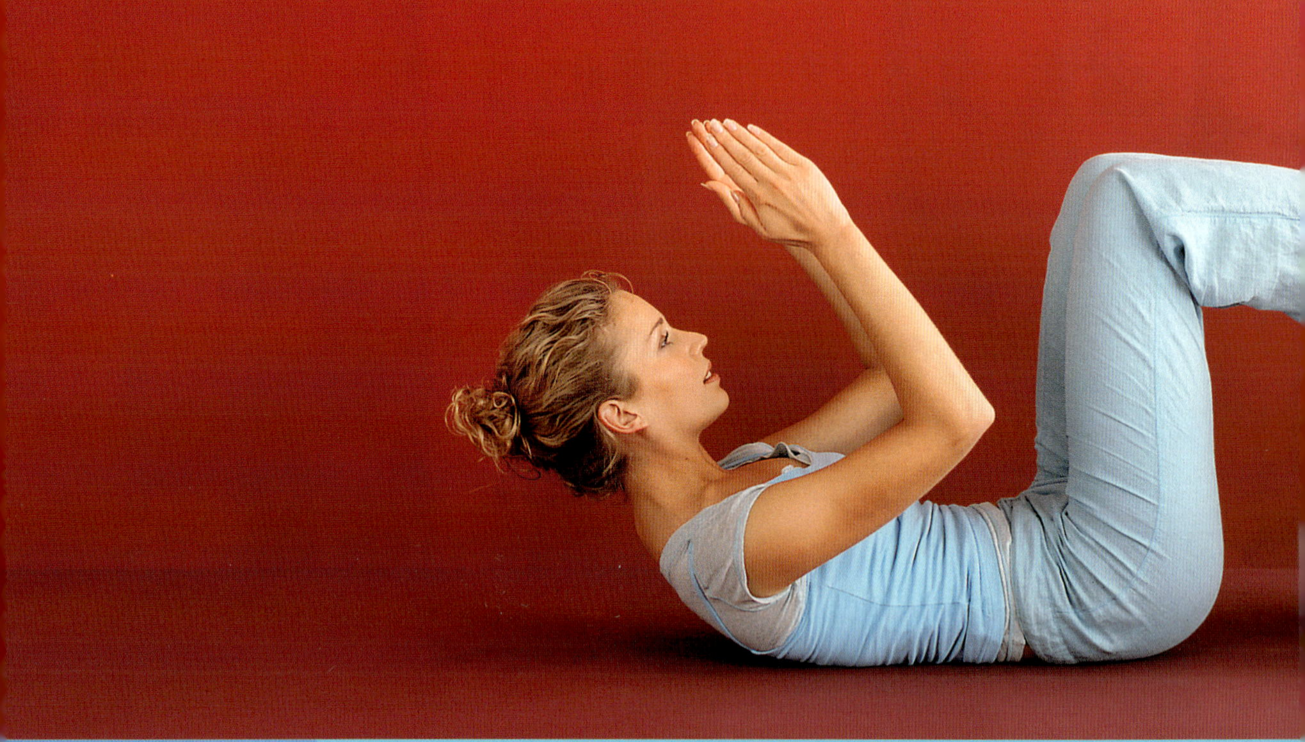

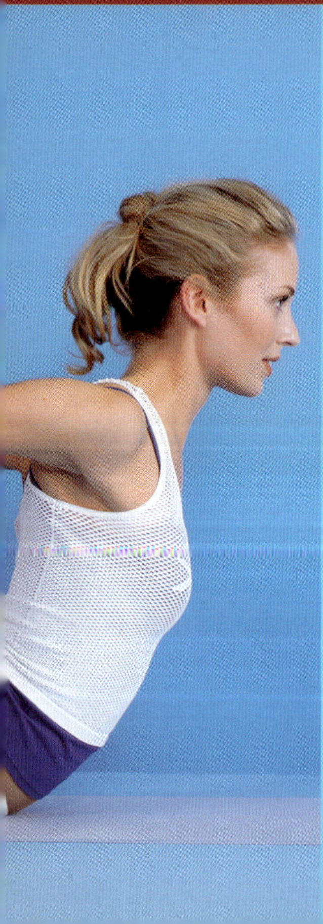

Einführung in das Pilates-Training 7

Die Pilates-Übungen 27

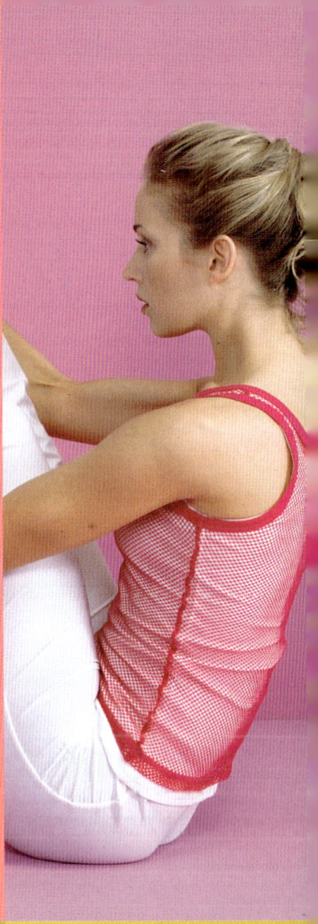

Maßgeschneiderte Trainingspläne 157

Zum Nachschlagen

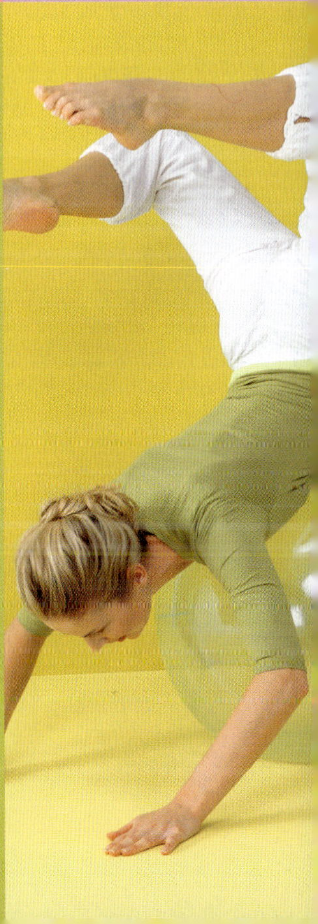

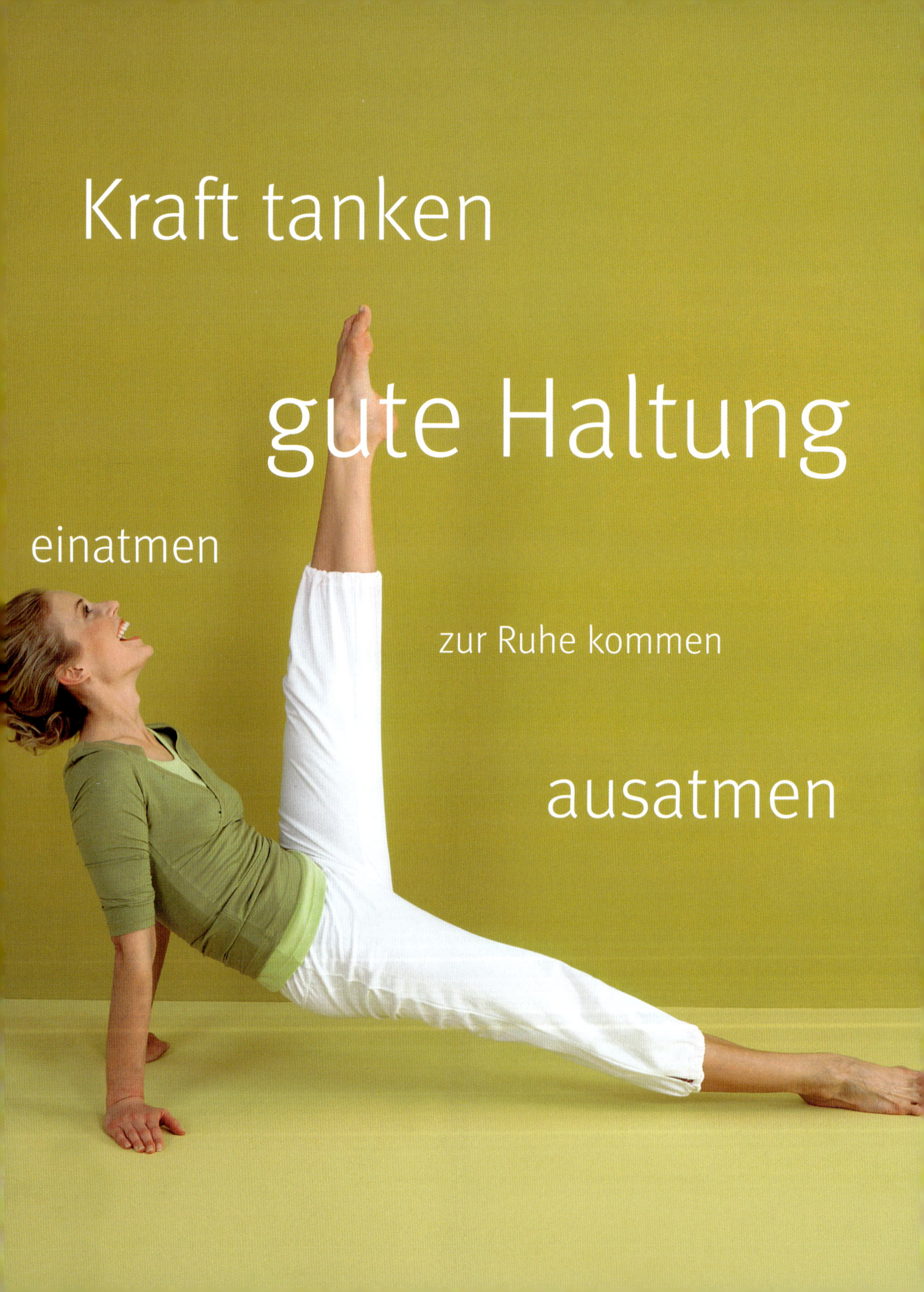
Kraft tanken
gute Haltung
einatmen
zur Ruhe kommen
ausatmen

Vorwort

Bewegung stand schon immer im Mittelpunkt meines Lebens – bereits als kleines Mädchen erhielt ich Tanzunterricht. Später arbeitete ich als Fitness- und Personal-Trainerin in den USA und Deutschland. Als ich schließlich vor einigen Jahren mit Pilates begann, ging es mir ehrlich gesagt gar nicht um konkrete Ergebnisse. Ich hatte so viel Gutes über diese Trainingsmethode gehört und war einfach neugierig, was es damit tatsächlich auf sich hat. Und Pilates hat mir auf Anhieb unglaublich viel Spaß gemacht. Ich genoss die langsamen, fließenden und kontrollierten Bewegungen, die so graziös sind und sich so gut anfühlen. Wie komplex und effektiv die Methode ist, begriff ich erst nach und nach, als ich sah, wie das Training mich veränderte.

Pilates ist ein wunderbares System von Bewegungen, das Körper und Seele gleichermaßen gut tut. Ohne sich völlig auszupowern, verbessern Sie auf schonende Art Ihr Körperbewusstsein, Ihre Bewegungsabläufe, Ihr Aussehen und damit natürlich auch Ihr ganzes Lebensgefühl. Egal ob Sie schon recht fit sind oder bisher keinen Sport getrieben haben: Es wird bestimmt nicht lange dauern, bis Sie diese positiven Veränderungen auch an sich selbst feststellen. Freuen Sie sich also auf den Trainingsstart – je früher Sie anfangen, desto schneller sehen Sie Ergebnisse.

Mit diesem Buch können Sie sofort in Ihren eigenen vier Wänden mit Pilates beginnen. Wenn Sie mit den einfachen Vorübungen und Übungen für Einsteiger starten, bereiten Sie sich schrittweise und sicher auf die schwierigeren Übungen für Fortgeschrittene und Super-Fortgeschrittene vor – mental und physisch. Und auf dem beiliegenden Poster finden Sie tolle Programme für jeden Anspruch. Neben den klassischen Bodenübungen gibt es auch solche mit speziellen Kleingeräten für Pilates. So wird Ihr Training abwechslungsreicher und Sie können Ihre Muskulatur noch zielgerichteter kräftigen und dehnen.

Betrachten Sie Ihr Pilates-Training nicht als ein einmaliges Ereignis, sondern als Weg zu einem gesünderen Körper und Geist. Beginnen Sie noch heute und hören Sie am besten gar nicht mehr damit auf.

Michaela Bimbi-Dresp

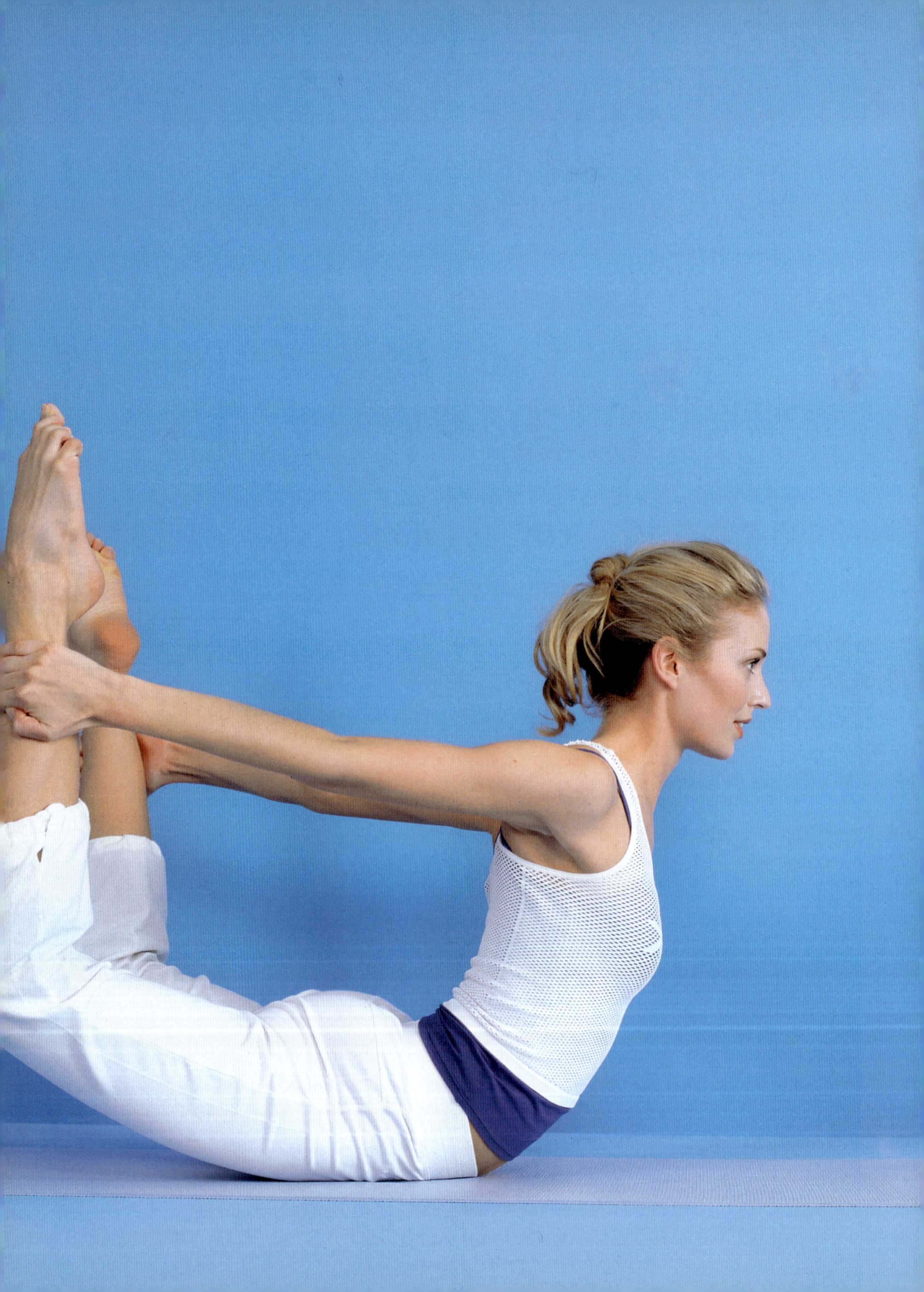

Einführung in das Pilates-Training

Wollen Sie Ihr Aussehen verbessern und Ihre Kraft und Beweglichkeit steigern? Haben Sie Lust auf ein völlig neues Lebensgefühl? Dann sollten Sie es einfach einmal mit Pilates versuchen. Einem Training, das Körper und Geist verändert.

Der ganzheitliche Trainingsansatz

Was verbindet Madonna, Sharon Stone und Uma Thurman, Patrick Swayze, Dustin Hoffman und Tom Cruise? Was haben unzählige professionelle Tänzer und Hollywoodstars gemeinsam? Sie alle schwören auf eine Trainingsmethode, die sich auf Körper und Geist gleichermaßen auswirkt, die ihnen Ausstrahlung, Haltung, Beweglichkeit und Kraft verleiht: Pilates.

Pilates ist ein höchst effektives Übungssystem, das im Einklang mit einer tiefen, bewussten Atmung und mit hoher Konzentration langsam und präzise durchgeführt wird. Die Bewegungen sind fließend und geschmeidig. Doch obgleich Pilates alle Muskeln in Ihrem Körper kräftigt und dehnt, gilt es in erster Linie als klassisches Rumpftraining [_a]. Schließlich ist es das oberste Ziel, ein starkes und stabiles Körperzentrum aufzubauen. Neben den oberflächlichen Muskeln wird daher auch die tiefe, wirbelsäulennahe Muskulatur beansprucht. Es kann also gut sein, dass Sie durch das Pilates-Training Muskeln entdecken, von denen Sie bisher noch gar nicht wussten, dass es sie überhaupt gibt.

Wenn Sie regelmäßig nach Pilates trainieren, wird Ihre Haltung aufrechter, Ihre Muskulatur definierter und Ihre Bewegungen werden geschmeidiger. Und da Sie sich während des Trainings völlig auf Ihren Körper und die korrekte Ausführung der Übungen konzentrieren, haben Ihre Gedanken keine Zeit, wie sonst so oft ständig um die kleinen Sorgen und Probleme des Alltags zu kreisen. Das entspannt und baut Stress ab – und Sie fühlen sich nach dem Training wie neugeboren, frisch und erholt.

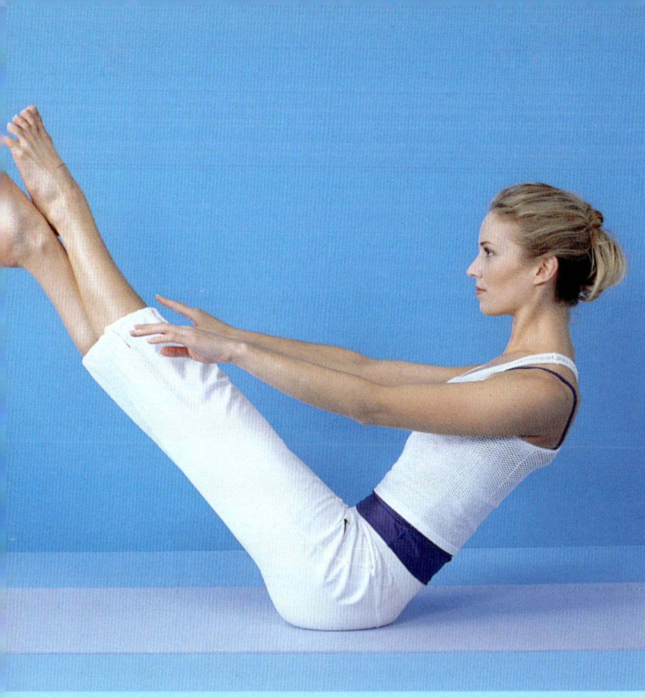

_a Konzentration auf das Wesentliche: Die Rumpfmuskulatur steht im Mittelpunkt.

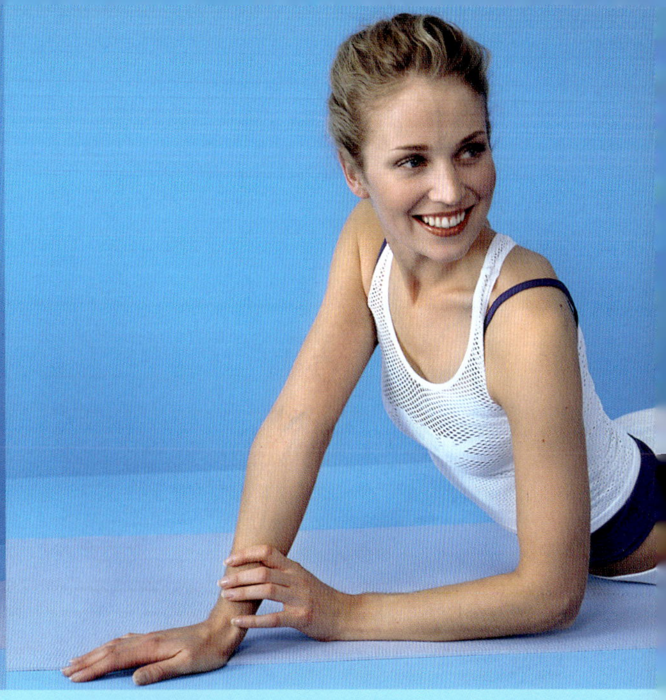

_b Pilates-Doppeleffekt: Bodytraining und gleichzeitig Abstand vom Alltag gewinnen.

Sanft, aber oho

Wie Yoga oder Qi Gong steht auch Pilates in dem Ruf, ein sanftes Training zu sein. Wenn Sie nun aber denken, Sie müssten sich dabei nicht anstrengen, irren Sie gewaltig. Jede Pilates-Übung bezieht den ganzen Körper mit ein – vom Scheitel bis zu den Zehenspitzen. Anders als beispielsweise beim klassischen Krafttraining werden Ihre Muskeln jedoch nicht isoliert voneinander trainiert und ausgebildet. Stattdessen benötigen Sie beim Pilates Ihre ganze Kraft und Konzentration. Als sanft kann das Training dennoch bezeichnet werden, da die Bewegungen sehr ruhig und kontrolliert sind. Sie allein bestimmen die Trainingsintensität und das Tempo.

Endlich richtig abschalten

Nicht nur Ihr Äußeres profitiert vom Pilates-Training. Indem Sie sich voll auf Ihren Körper konzentrieren, wird Ihr Kopf frei von Alltagssorgen. Außerdem stellt sich ein Gefühl der Stärke und Ausgeglichenheit ein. Und dieses Feeling können Sie nach dem Training in den Alltag hinüberretten und so dauerhaft davon profitieren. Deshalb gilt Pilates zu Recht auch als Entspannungsmethode [_b].

Neugierig geworden? Dann lesen Sie einfach weiter und verschaffen Sie sich einen Überblick über die geniale Trainingsmethode und ihren Erfinder und lernen Sie, wie Sie auch zu Hause effektiv trainieren können.

Joseph Hubertus Pilates – Leben und Werk

Pilates ist keine neue Erfindung der Generation Fitness. Das Trainingssystem wurde bereits vor 100 Jahren von Joseph Hubertus Pilates entwickelt. Joseph Pilates wurde 1880 in der Nähe von Düsseldorf geboren. Schon als kleiner Junge litt er unter chronischem Asthma, Rachitis und anderen Krankheiten, die seinen Körper schwächten. Doch sein starker Wille und sein Lebensmut ließen ihn unablässig nach einem Weg suchen, um seinen schlechten Gesundheitszustand zu verbessern und seinen matten Körper zu kräftigen. Er versuchte es mit Sport, allem voran mit Krafttraining, mit Gymnastik, Fechten und Boxen.

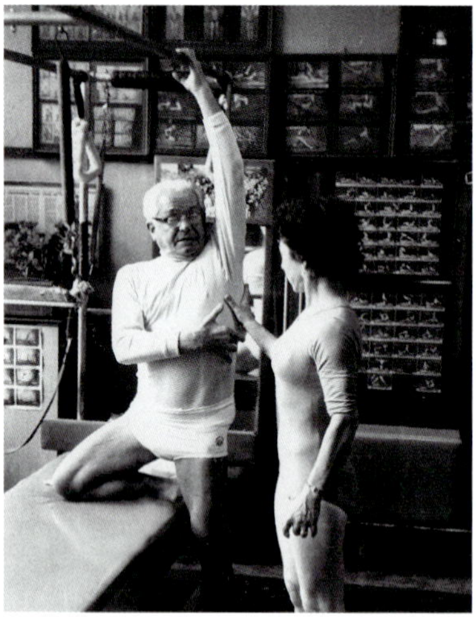

Er schwamm, tauchte und war ein begeisterter Skifahrer. Und der Erfolg ließ nicht lange auf sich warten. Bereits mit 14 Jahren besaß Joseph Hubertus Pilates einen solch athletischen, wohlgeformten Körper, dass er für anatomische Lehrtafeln Modell stand. Aus dem kränklichen Kind war ein kräftiger junger Mann geworden.

In seinem unablässigen Streben nach körperlicher Perfektion begann Pilates auch, sich mit fernöstlichen Trainingsmethoden wie Tai Chi und Yoga zu beschäftigen. Ihn faszinierte vor allem die ungeheure Konzentration, die bei diesen Übungen wichtig ist, die Kontrolle des Geistes über den Körper und nicht zuletzt die immense Rolle der Atmung.

Nach und nach entwickelte Pilates so seine eigene Trainingstechnik, die vor allem auf präzisen und kontrollierten Bewegungsabläufen basiert und die er später mit dem Begriff »Contrology« charakterisierte.

Die Jahre in England

Mit Anfang 30 ging Joseph Pilates nach England, um Profiboxer zu werden. Seinen Lebensunterhalt jedoch musste er erst einmal auf andere Art bestreiten – unter anderem unterrichtete er Beamte von Scotland Yard in Selbstverteidigung. Bei Ausbruch des Ersten Weltkriegs wurde Pilates zusammen mit anderen Deutschen auf der Isle of Man interniert. Doch auch dies konnte ihn nicht davon abhalten, weiter Sport zu betreiben. Gemeinsam mit den Mitgefangenen trainierte er nach seiner speziellen Methode. Als das Lager die verheerende Grippeepidemie von 1918, die weltweit Millionen Menschen das Leben kostete, unbeschadet überstand, führte man dies auch auf den außergewöhnlich guten Gesundheitszustand der Lagerinsassen durch eben jenes Training zurück.

Das Übungsprogramm entsteht

Dieser Tatsache war es zu verdanken, dass Pilates als medizinischer Berater an ein Krankenhaus auf der Isle of Man überstellt wurde, wo er seine Bewegungstechnik weiter entwickeln konnte. Neben selbst konstruierten Holzgestellen verwendete er zur Rehabilitation seiner kriegsversehrten und gehbehinderten Patienten auch zweckentfremdete Krankenbetten. Bettfedern, Tücher und Seile, die Pilates an den Betten anbrachte, sollten die Dehn-, Streck- und Kräftigungsübungen der Patienten mit sanftem Widerstand unterstützen. Joseph Pilates entwickelte für den Einsatz dieser Geräte ein umfangreiches Übungsrepertoire, dessen positive Wirkung nicht nur die teilnehmenden Probanden, sondern auch die Ärzte bestätigten.
Nach Kriegsende kehrte Pilates nach Deutschland zurück, um seine Arbeit fortzusetzen. Die politische Entwicklung beobachtete er jedoch mit Besorgnis. So entschloss er sich 1926, den Boxer und späteren Weltmeister im Schwergewicht Max Schmeling, den er neben anderen trainierte, nach New York zu begleiten.

Das eigene Studio

Auf der Überfahrt in die USA traf Pilates seine spätere Frau Clara, eine Krankenschwester, die seine Ideen begeistert unterstützte. In New York angekommen, gründeten die beiden mit Hilfe von Max Schmeling ein Studio im Haus des New York City Ballet am Broadway. Hier sollte Pilates fortan unterrichten. Seine neue, ungewöhnliche Trainingsmethode fand regen Anklang vor allem bei Tänzern, Künstlern und Schauspielern, wie Martha Graham, Michail Baryschnikow, Katharine Hepburn, Lauren Bacall und Laurence Olivier.
1934 veröffentlichte Pilates sein erstes Buch. In »Your Health« (Deine Gesundheit) befasste er sich mit den Anforderungen und Belastungen, die das tägliche Leben unserem Körper abverlangt, und stellte einige schonende Übungen zur Erleichterung und Entspannung vor. 1945 erschien »Return to Life through Contrology« (Rkckkehr zum Leben durch Contrology), Pilates' Hauptwerk, in dem er auch seine Bodenübungen erläutert. Die zugehörigen Fotosequenzen zeigen Pilates selbst beim Vorturnen – mit über 60 Jahren.

Das Vermächtnis

Joseph Pilates unterrichtete bis zu seinem Lebensende. Gemeinsam mit seiner Frau Clara bildete er dabei auch einige seiner Schüler zu Trainern aus – darunter die Tänzerin Romana Kryzanowska, die seine Arbeit nach seinem Tod fortführen sollte.
1967 starb Pilates 86-jährig in New York. Seine Trainingsmethode jedoch wurde immer wieder an moderne medizinische und physiologische Erkenntnisse angepasst und ergänzt – das Programm besteht heute aus rund 500 Übungen. Dabei bilden die Bodenübungen noch immer das Herzstück der Methode. Mit ihnen können Sie – sofern Sie regelmäßig und achtsam trainieren – Ihr Körperzentrum stabilisieren und kräftigen, Ihre Wirbelsäule aufrichten, Ihre Muskeln formen, Ihre Flexibilität erhöhen sowie Ihre Körperwahrnehmung und Koordination schulen. Das Ergebnis: ein schönes Erscheinungsbild und eine wunderbare, natürliche Ausstrahlung.

Die sechs Pilates-Prinzipien

»Contrology« besteht aus Übungen, die hoch konzentriert durchgeführt werden. Die Muskeln sollen gleichmäßig trainiert, Haltungsschwächen korrigiert werden, die Kondition soll verbessert, das Körperbewusstsein gestärkt und der Geist erfrischt werden. Neben den Übungen formulierte Pilates deshalb sechs gleichwertige Grundsätze, wie sie durchzuführen sind, und die bis heute von großer Bedeutung sind.

Bewegungsfluss

Alle Übungen bestehen aus geschmeidigen Bewegungen. Genießen Sie jedes kleine Detail einer Übung und stellen Sie fest, wie Ihre Bewegungen dadurch immer weicher und anmutiger werden. Auch die Übergänge von Übung zu Übung sollten Sie so fließend wie möglich gestalten. Der Rhythmus fördert Ihre Grazie und Beweglichkeit und verbessert so auch Ihre Bewegungsweise im Alltag.

Zentrierung

Denken Sie daran, dass jede Bewegung aus dem Körperzentrum entspringen sollte. Dieses Zentrum wird im Pilates auch als Powerhouse bezeichnet und liegt in Ihrer Körpermitte im Bereich des Bauchnabels. Trotzdem stehen nicht nur die Bauchmuskeln, sondern auch die Muskulatur von Rücken und Beckenboden im Mittelpunkt des Trainings. Denn nur das optimale Zusammenspiel der genannten Muskeln gibt Ihnen das starke und stabile Körperzentrum, das Sie für eine gute Haltung und für anmutige Bewegungen brauchen.

Atmung

Pilates ist für Ihre Lunge genauso ein Workout wie für Ihre Muskeln. Die tiefe Einatmung fördert die Sauerstoffaufnahme des Blutes. Festes Ausatmen hilft bei der Aktivierung der tiefen Muskulatur. Ein weiteres Plus: Das bewusste Atmen entspannt und schafft einen eigenen Rhythmus, der Ihnen beim Üben hilft.

Kontrolle

Alle Bewegungen müssen bewusst und gesteuert ablaufen. Versuchen Sie, sie mit der Körperbeherrschung eines Turners oder Tänzers auszuführen. Dadurch trainieren Sie Ihren Körper intensiv und schützen ihn gleichzeitig vor Verletzungen.

Präzision

Eine einzige präzise Pilates-Bewegung bringt mehr als zehn schlampig durchgeführte. Daher wird jede Übung nur wenige Male wiederholt – Qualität vor Quantität.

Konzentration

Richten Sie Ihre volle Konzentration auf die korrekte Durchführung der Übung. Gehen Sie in sich und vergessen Sie die Außenwelt. Dann fühlen Sie sich nach dem Training geistig erfrischt und entspannt.

Was bringt mir das Training?

Das Besondere am Pilates: Mit jeder Übung kräftigen und stabilisieren Sie Ihr Körperzentrum, das sich aus der Beckenboden-, Bauch-, und Rückenmuskulatur zusammensetzt. Die unterschiedlichen Schichten dieser Muskulatur werden dabei von innen nach außen trainiert. Dazu aktivieren Sie bereits vor der eigentlichen Bewegung bewusst die tief liegenden, wirbelsäulennahen Muskelschichten. Erst dann setzt die Bewegung ein, die nun neben den tiefen auch die oberflächlichen Muskelschichten trainiert. Erst ein auf diese Weise gestärktes Powerhouse schafft die muskuläre Voraussetzung für eine gute Haltung und schützt Ihren Rücken vor Verletzungen – wobei die tiefe Muskulatur stabilisiert, die oberflächliche die Bewegung ermöglicht. Oberflächliche Muskelbereiche, die verspannt waren, weil sie entgegen ihrer natürlichen Bestimmung auch stabilisierende Funktionen übernehmen mussten, können sich so endlich wieder entspannen. Schmerzen im Rücken lassen dadurch schließlich nach.

info

_Alle Trainingsziele auf einen Blick

Mit folgenden Resultaten können Sie bei regelmäßigem und korrektem Pilates-Training rechnen:

- kräftiges und stabiles Körperzentrum,
- straffe und schlanke Muskulatur,
- weniger Haltungsprobleme,
- anmutige Bewegungsweise,
- verbessertes Körperbewusstsein,
- weniger Muskelverspannungen,
- mehr Ausgeglichenheit,
- Leistungssteigerungen bei anderen Fitness- und Sportarten.

Schlanke Muskeln

Eine weitere Besonderheit von Pilates ist das gleichzeitige Kräftigen und Dehnen der Muskeln. Dadurch halten sich Kraft und Flexibilität in Balance. Und diese ist auch nach außen sichtbar: durch straffe, schlanke Muskeln anstelle großer Muskelpakete, wie sie etwa durch ein herkömmliches Krafttraining geformt werden, das allein die oberen Muskelschichten aufbaut.

Gute Haltung

Pilates zeigt Ihnen, was gute Haltung bedeutet. Durch das ausgewogene Training der tiefen und oberflächlichen Rumpfmuskulatur geben Sie Ihrem Körper die Kraft und Flexibilität, sich entsprechend auszurichten. Mit dauerhaftem Erfolg: Auch Ihre alltäglichen Bewegungen werden mit der Zeit immer fließender und anmutiger.

Rundum entspannt

Ihr Körperbewusstsein verbessert sich, da jede Übung Ihren ganzen Körper miteinbezieht. Auf diese Weise lernen Sie sich bis in das kleinste Detail kennen. Und zu guter Letzt regenerieren Körper und Geist während des Trainings ideal, so dass Sie Ihre Energiereserven neu auftanken können.

Pilates zu Hause

Pilates ist in und deshalb bieten immer mehr Fitnessstudios entsprechende Kurse an. In speziellen Pilates-Studios können Sie die Übungen unter fachmännischer Anleitung kennen lernen. Dort haben Sie sogar die Möglichkeit, an speziellen Geräten zu trainieren, die aus den frühen Konstruktionen und Ideen Joseph Pilates' entwickelt wurden. Wenn Sie dagegen lieber zu Hause üben möchten, bieten sich vor allem die klassischen Pilates-Bodenübungen sowie Pilates-Übungen mit Kleingeräten an.

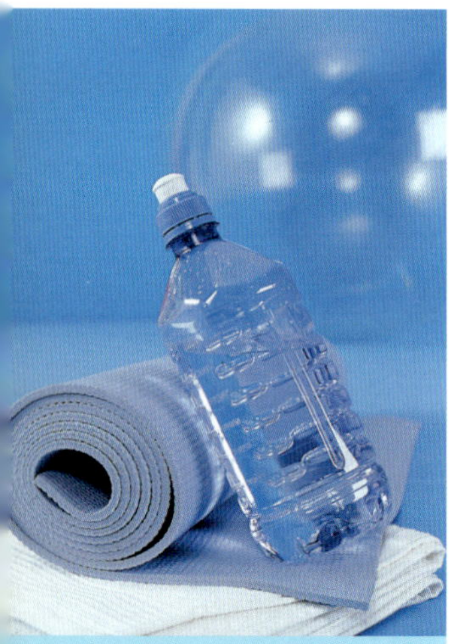

_a Viel brauchen Sie nicht, um mit Pilates zu beginnen.

Die richtige Umgebung

Im Gegensatz zu vielen anderen (Trend-)Sportarten benötigen Sie für Pilates kein großes Equipment [_a]. Wenn Sie Lust haben, es selbst auszuprobieren, können Sie daher im Prinzip einfach loslegen. Zwei Dinge sind allerdings sehr wichtig: Ruhe und Zeit. Doch gerade diese »Kleinigkeiten« sind in unserem hektischen Alltag oft besonders rar. Schalten Sie daher Türklingel, Telefon und Handy ab und entspannen Sie sich. Die folgenden Minuten gehören allein Ihnen. Nach dem Training sind Sie viel leistungsfähiger und holen die Zeit sicher schnell wieder herein.

Da Sie jedes Training mit den leichten Vorübungen beginnen (siehe Seite 44 ff.), kommen Sie sicher nicht gleich ins Schwitzen. Achten Sie daher auf eine angenehme Raumtemperatur. Es sollte so warm sein, dass Sie ruhig und entspannt liegen können, ohne zu frieren. Wenn es zu kalt ist, fühlen Sie sich unwohl und die Muskeln verkrampfen sich. Sie sind dann weniger gut trainier- und dehnbar. Wählen Sie außerdem einen Platz, der groß genug ist, um Arme und Beine in alle Richtungen strecken zu können, wenn Sie auf dem Rücken liegen. Darüber hinaus ist ein großer Spiegel, in dem Sie Ihre Bewegungen überprüfen können, sinnvoll.

Das brauchen Sie

› Das wichtigste Accessoire ist eine rückenfreundliche Unterlage, da Sie beim Pilates oft auf dem Rücken liegen und über Ihre Wirbel rollen. Am besten eignet sich eine herkömmliche Gymnastikmatte, die dicker ist als eine Yoga-Matte. Halten Sie außerdem ein Handtuch und ein paar kleine Kissen bereit. Wie Sie diese beim Training einsetzen, erfahren Sie auf Seite 37.

› Tragen Sie bequeme Kleidung, die auch bei ungewöhnlichen Bewegungen nicht zwickt oder drückt. Wenn Sie ein am Körper anliegendes Trikot, ein schmales Shirt oder Leggings tragen, können Sie besser kontrollieren, wie Sie sich bewegen und ob Sie eine Übung exakt ausführen. Und da Pilates auch die Füße trainiert, würden Turnschuhe nur stören. Sie haben die Wahl: Entweder Sie üben barfuß oder in Socken.

› Eine spezielle Musik benötigen Sie für das Training nicht, da bei Pilates die Bewegungen allein dem Rhythmus Ihrer Atmung folgen. Gerade am Anfang könnte eine musikalische Begleitung Sie daher sogar eher aus dem Takt bringen. Möchten Sie dennoch gerne ein bisschen Musik hören, entscheiden Sie sich am besten für eine sanfte Instrumentalmusik ohne eingehenden Rhythmus.

Optimale Erfolge durch regelmäßiges Training

Wenn Sie von den positiven Effekten des Trainings profitieren wollen, reicht es nicht, hin und wieder zu üben. Die Regelmäßigkeit ist wichtig. Nur durch kontinuierliches Üben nämlich lernen Sie, die Bewegungen ganz exakt auszuführen. Dann werden Sie in kurzer Zeit so mit den Übungen vertraut sein, dass Sie sie flüssig und ohne Unterbrechungen aneinanderreihen können. Ihr Muskeltonus (Körperspannung) verbessert sich und Sie fühlen sich schon bald kräftiger, beweglicher und aufrechter – und genau das ist das Ziel.

Bald sehen Sie den Unterschied

Ideal ist es, wenn Sie zwei- bis dreimal pro Woche etwa eine Stunde trainieren. Haben Sie nicht so oft Zeit, empfiehlt es sich, zwar kürzer, aber ebenso oft zu üben. Nehmen Sie sich also lieber regelmäßig eine halbe Stunde Zeit, als einmal im Monat zwei Stunden einzuplanen. Denn je öfter (und natürlich auch je länger) Sie trainieren, desto schneller sehen Sie Erfolge. Joseph Hubertus Pilates selbst brachte es auf den Punkt: »Nach 10 Stunden fühlen Sie sich besser, nach 20 Stunden sehen Sie besser aus, nach 30 Stunden haben Sie einen neuen Körper.«

Vielleicht müssen Sie sich zunächst einen kleinen Ruck geben, um am Ball zu bleiben. Aber aller Anfang ist schwer. Haben Sie Geduld mit sich selbst. Ist die erste Hürde genommen, freuen Sie sich auf das nächste Workout und die Regelmäßigkeit stellt sich von allein ein. Am besten planen Sie das Training fest in Ihren Terminkalender ein. Betrachten Sie es als eine Verabredung mit sich selbst, die Sie ebenso gerne wahrnehmen wie ein Essen mit dem Partner oder einen Kinoabend mit Freunden.

wichtig

_Individuelles Training

Pilates eignet sich für jedes Alter und jeden Fitnesslevel. In einigen Fällen ist es jedoch wichtig, die Übungsauswahl und/oder -ausführung genau auf Ihre persönliche Situation abzustimmen. Deshalb finden Sie ab Seite 157 Empfehlungen für ein gesundes und wirkungsvolles Training bei Haltungsschwächen, zur Lockerung von Rückenverspannungen, während der Schwangerschaft und im Alter.

Sofern Sie unsicher sind oder Verletzungen beziehungsweise Schmerzen haben, wenden Sie sich an einen Arzt oder Physiotherapeuten, ehe Sie mit dem Training beginnen. Pilates kann zwar auch in diesem Fall gut für Sie sein, möglicherweise jedoch nur unter professioneller Anleitung eines Physiotherapeuten oder eines ausgebildeten Pilates-Trainers.

Auswirkungen auf Körper und Geist

Pilates ist mehr als pures Fitnesstraining, da es neben dem Körper auch die Psyche stärkt. Am Beginn jedes Pilates-Trainings steht die bewusste und tiefe Atmung. Sie führen zu diesem Zeitpunkt noch keine Bewegung durch, sondern befinden sich in einer Phase der Ruhe und Besinnung. Dabei richten Sie Ihre Gedanken nach innen und lassen Alltagssorgen von sich weichen. Die seelische Entspannung beginnt. Wandern Sie vor Ihrem inneren Auge durch den Körper: Wo sind Sie verkrampft? Welche Muskeln sind angespannt? Versuchen Sie, die Spannung aufzulösen, indem Sie die entsprechende Partie bewusst weich und locker werden lassen.

Erst nachdem die einstimmende Entspannungsphase abgeschlossen ist, beginnen Sie mit den eigentlichen Übungen. Richten Sie dabei Ihre volle Konzentration auf die korrekte Durchführung jeder einzelnen Sequenz – dazu gehören der Ablauf der Übung ebenso wie die korrekte Atmung und die Aktivierung der Muskulatur. Schweifen Sie nicht ab, sondern bleiben Sie mit Ihren Gedanken ganz beim Training. Bewegen Sie sich langsam und kontrolliert und kommen Sie dadurch immer weiter zur Ruhe: So bauen Sie Stress ab.

Genießen Sie die fließenden und geschmeidigen Bewegungen, die so charakteristisch für Pilates sind. Die weichen Abläufe, die Sie im Training erlernen, speichert Ihr Gehirn als neue Bewegungsmuster ab. Deshalb zeigt sich die verbesserte Bewegungsweise nach ein paar Übungseinheiten nicht mehr nur während des Trainings, sondern auch im Alltag [_a].

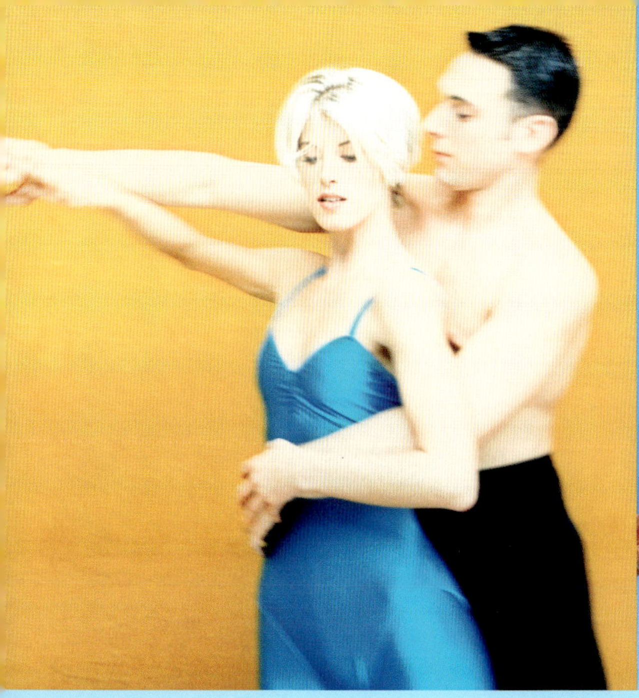

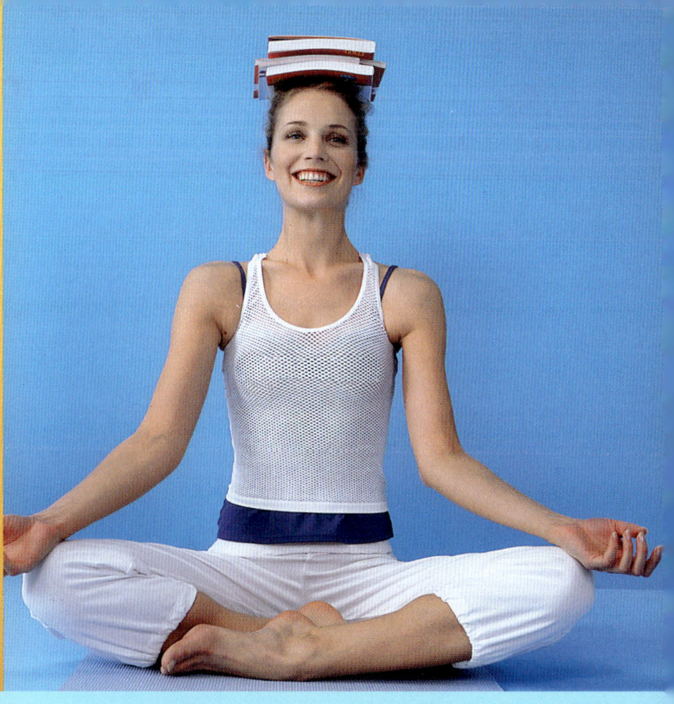

_a In Fluss und Rhythmus erinnert Pilates häufig an Tanz-Choreographien.

_b Schluss mit dem Bücherjonglieren! Pilates sorgt mit mehr Spaß für gute Haltung.

Entspannung, Balance und Anmut

Pilates beinhaltet sowohl sehr einfache als auch komplexe, schwierige Übungen. Die einfachen fördern Ihre seelische und körperliche Entspannung, die schwierigen Ihre Koordinationsfähigkeit. Gehirn und Muskeln lernen dabei bereits während des Trainings, komplexe Bewegungen zu vollführen, und können dieses Wissen bei Bedarf auch im täglichen Leben einfach abrufen. Sie können sich so nicht nur besser koordinieren, sondern auch schneller reagieren.

Und da Sie beim Üben ständig Ihre Haltung überprüfen, bekommen Sie mit der Zeit ein gutes Gefühl dafür, ob sich eine Partie in Ihrem Körper verspannt [_b]. Sie merken so ziemlich schnell, wenn Sie zum Beispiel bei der Arbeit am Computer die Schultern hochziehen oder schief sitzen, wenn Sie im Auto fahren. Automatisch korrigieren Sie dann Ihre Haltung. Auch aus diesem Grund muss Pilates konzentriert durchgeführt werden. Betrachten Sie dieses Körperstudium jedoch nicht als lästige Pflicht, sondern sehen Sie es positiv: Das Denktraining fördert Ihre grauen Zellen im selben Maße wie Ihre Muskeln; nach dem Training fühlen Sie sich deshalb auch geistig erfrischt. Langfristig gesehen steigern Sie sogar Ihre Konzentrationsfähigkeit. Denn schließlich bleiben Ihre Gehirnzellen nur dann lebendig, wenn Sie sie auch benutzen.

So profitiert Ihr Körper

Mit Pilates kräftigen Sie die Rumpfmuskulatur von innen nach außen. Zunächst werden die tief liegenden Muskeln (Stabilisatoren) aktiviert und so das Körperzentrum stabilisiert. Erst dann ist die oberflächliche Muskulatur (Mobilisatoren) an der Reihe. Durch das Training der Stabilisatoren unterscheidet sich Pilates deutlich von anderen Fitness- oder Sportarten.
Eine weitere Besonderheit besteht darin, dass Sie innerhalb einer einzigen Übung ein und denselben Muskel zugleich kräftigen und dehnen. Das Ergebnis ist eine lange, starke und funktionsfähige Muskulatur. Wenn Sie Ihre Muskeln dagegen nur kräftigen und die Dehnung vernachlässigen, werden sie kurz, dick und bullig. Auch die Beweglichkeit der Gelenke wird so vernachlässigt, ihre Funktionsfähigkeit leidet.

Was heißt eigentlich »gute Haltung«?

Wenn Sie eine gute Körperhaltung haben, sehen Sie nicht nur besser aus, Sie tun auch eine Menge für Ihre Gesundheit und Ihr Wohlbefinden. Denn durch eine korrekte Haltung werden Fehlbelastungen vermieden und die Gelenke geschont. Die Organe haben genügend Freiraum und der bewegliche Brustkorb erlaubt ein freies, tiefes Durchatmen. Dagegen führen Haltungsschwächen zu Verspannungen und einem gestörten Bewegungsablauf. Im schlimmsten Fall verursachen sie sogar Verletzungen. Damit Sie sich aufrecht halten können, muss die Muskulatur Ihr Skelett gegen die Schwerkraft stützen. Diese Stützleistung bringen die Stabilisatoren: die tief liegende Beckenboden-, Bauch- und Rückenmuskulatur, die sich an Ihrer Wirbelsäule und an Ihrem Becken befindet.

Die Wirbelsäule

Die Wirbelsäule ist die Längsachse Ihres Skeletts. Sie trägt den Kopf, stützt den Rumpf und besteht aus 24 beweglichen Wirbeln: sieben Halswirbel, zwölf Brustwirbel und fünf Lendenwirbel. An die Lendenwirbel schließen sich am unteren Ende das Kreuzbein und das Steißbein an [_a]. Von jedem Wirbel gehen zwei nach hinten gerichtete Wirbelbögen aus, die sich vereinen und ein Wirbelloch formen. In dem von den Wirbeln gebildeten Kanal verläuft gut geschützt das Rückenmark.

info

_Ausgeglichenes Training

Für Ihre Haltung ist es wichtig, dass sich die Rumpfmuskulatur im Gleichgewicht befindet. So kann beispielsweise eine zu schwache Bauchmuskulatur ein Hohlkreuz oder eine zu schwache obere Rückenmuskulatur einen Rundrücken verursachen. Damit Sie keinen Bereich vernachlässigen, führen Sie bei jedem Pilates-Training Übungen für die Bauch-, Rücken-, Gesäß- und Hüftmuskulatur durch.

Zwischen den einzelnen Wirbeln liegen die Bandscheiben – Knorpelplatten, in deren Innerem sich ein Gallertkern befindet und die deshalb bei Erschütterung wie natürliche Stoßdämpfer auf die Wirbel wirken.
Von der Seite betrachtet ähnelt die Wirbelsäule einem S: Hals- und Lendenwirbelsäule biegen sich leicht nach vorn (Lordose), die Brustwirbelsäule nach hinten (Kyphose). Dieser kurvenartige Verlauf wird als neutrale Stellung bezeichnet. Er sorgt ebenso wie die Bandscheiben dafür, dass Stöße federnd aufgefangen und einwirkende Belastungen abgepuffert werden.
Das Pilates-Training hilft dabei, sich die neutrale Stellung der Wirbelsäule bewusst zu machen und sie zu üben. Deshalb beginnen und beenden Sie viele Übungen, die zu Bewegungen Ihrer Wirbelsäule führen, in dieser neutralen Stellung. Bei anderen Übungen halten Sie die Wirbelsäule ruhig und stabilisieren sie in der neutralen Stellung, während Sie Ihre Arme oder Beine bewegen.

Die Wirbelsäulenbewegungen

Die Beweglichkeit der Wirbelsäule wird durch viele kleine gelenkige Verbindungen (Zwischenwirbelgelenke) und die Bandscheiben ermöglicht. Sie erlauben die Beugung, Streckung, Drehung und seitliche Neigung des Rückgrats. Eine Pilates-Grundregel ist es, dass Sie bei jedem Training jede dieser funktionell wichtigen Rumpfbewegungen durchführen. Auf diese Weise wird die gesamte Rumpfmuskulatur trainiert, deren Balance Voraussetzung für eine gute Haltung ist. Die Übungsreihenfolge stellt sicher, dass die Wirbelsäulenbewegungen häufig wechseln. Ganz konkret bedeutet dies, dass Sie beispielsweise erst ein paar Übungen durchführen, bei denen die Wirbelsäule gebeugt wird, und dann andere, bei denen die Wirbelsäule gestreckt wird. Dieses Prinzip ist sehr wichtig, damit Bandscheiben und Rücken gesund bleiben. Denn die Gallertkerne der Bandscheiben wandern nach hinten, wenn wir uns beugen, nach vorn, wenn wir uns strecken und zur Gegenseite, wenn wir uns zur Seite neigen. Die häufig wechselnden Bewegungen der Wirbelsäule unterstützen also, dass der Gallertkern immer wieder ins Zentrum der Bandscheibe zurückkehrt und keinen einseitigen Druck auf den ihn umgebenden Faserring ausübt. Denn durch eine solche Dysbalance kann der Faserring brüchig werden und das Kerngewebe in ihn hineindrücken. Eine Bandscheibenvorwölbung oder ein Bandscheibenvorfall können die schmerzhaften Folgen sein.

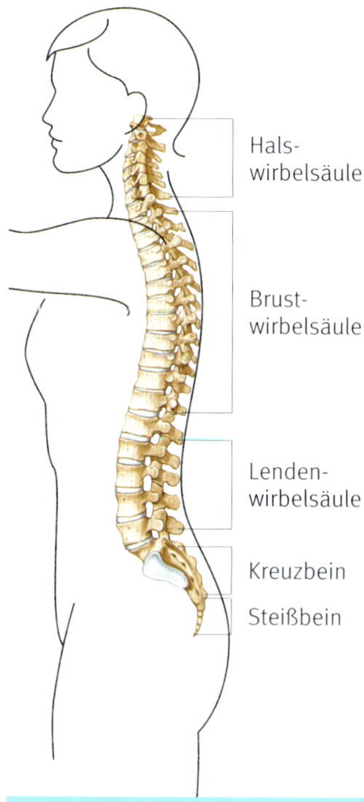

_a Die neutrale Stellung der Wirbelsäule

Das Becken

Am unteren Ende der Lendenwirbelsäule schließt sich das Kreuzbein an, das durch Bänder in das Becken eingefügt ist. Der Verlauf der Wirbelsäule ist dadurch untrennbar von der Position des Beckens. Aus diesem Grund wird im Pilates-Training nicht nur auf eine gute und gesunde Ausrichtung der Wirbelsäule geachtet, sondern auch auf die korrekte Stellung des Beckens. Das Becken selbst ist ein knöcherner Ring, der aus zwei Hüftbeinen, dem Kreuzbein und dem Steißbein besteht [_a]. Die für das Training relevanten Punkte befinden sich an Vorder- und Unterseite des Beckens: die vorderen Hüftknochen, das Schambein und die Sitzbeinhöcker.

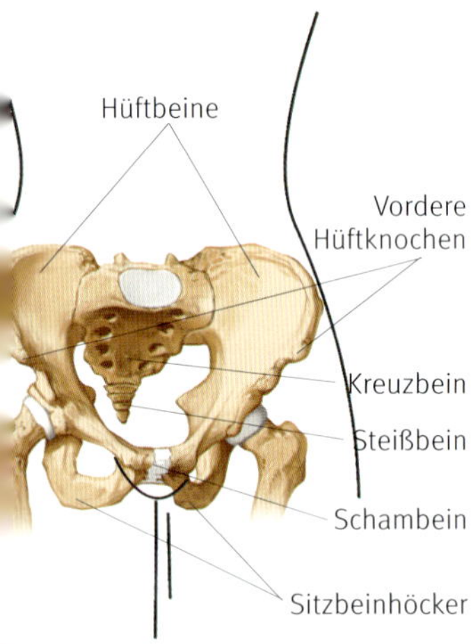

_a Das Becken in der neutralen Stellung

Wenn die Wirbelsäule einen natürlichen Kurvenverlauf aufweist, steht das Becken aufrecht. Es ist über die Hüftgelenke optimal mit den Oberschenkeln verbunden und die Bänder zwischen Kreuzbein und Becken werden nicht falsch belastet. Die Position des Beckens wird als neutral bezeichnet, wenn die vorderen Hüftknochen in einer horizontalen Linie, die Hüftknochen und das Schambein auf einer vertikalen Linie liegen. Versuchen Sie ruhig einmal, die genannten Punkte an sich selbst auszumachen. Während des Trainings helfen sie Ihnen, das Becken in die richtige Stellung zu bringen. Stellen Sie sich einfach vor, Ihr Becken wäre ein mit Wasser gefüllter Eimer. Sind Wirbelsäule und Becken in neutraler Stellung, läuft kein Wasser nach vorn, hinten oder zur Seite aus ihm heraus. Ist die Lendenwirbelsäule jedoch überstreckt, kippt das Becken nach vorn (Hohlkreuz) und das Wasser schwappt vorn aus dem Eimer. Ist die Lendenwirbelsäule abgeflacht (Flachrücken), kippt das Becken nach hinten. Das Wasser schwappt nach hinten aus. Ist Ihr Becken schief, rinnt das Wasser dementsprechend seitlich heraus.

Der Haltungs-Check-up

Befinden sich Wirbelsäule und Becken in der neutralen Stellung, haben Sie eine gute und aufrechte Körperhaltung. Für einen persönlichen Haltungs-Check betrachten Sie Ihren gesamten Körper von der Seite. Stellen Sie sich dazu vor einen Spiegel oder bitten Sie Ihren Partner oder eine Freundin um Mithilfe. Laufen Sie locker ein paar Schritte auf der Stelle und bleiben Sie dann stehen. Stellen Sie sich eine Linie vor, die sich von den Füßen bis zum Scheitel durch Ihren Körper zieht. Bei guter, aufrechter Haltung verläuft diese Verbindung ungefähr durch die äußeren Knöchel, Knie- und Hüftgelenk, durch die Lendenwirbelkörper, das Schultergelenk, die meisten Wirbel der Halswirbelsäule und das Ohrläppchen. Ihr Körpergewicht sollte gleichmäßig auf beide Füße verteilt sein und auf drei Punkten ruhen: großem Zeh, kleinem Zeh und Ferse. Ihr gesamter Körper darf sich weder vor noch hinter die imaginäre Linie neigen (siehe auch Abbildung Seite 161 _b). Achten Sie dabei besonders auf den Verlauf Ihrer Wirbelsäule und die Stellung Ihres Beckens. Folgen die Kurven den natürlichen Schwingungen? Sind sie verstärkt oder abgeflacht? Kippt Ihr Becken nach vorn oder hinten? Wenn Sie Abweichungen ausmachen, wählen Sie ein Programm, um Schwerpunkte zur Korrektur zu setzen (siehe Seite 157 ff.).

Die tiefe und die oberflächliche Muskulatur

Rund 400 Muskeln tragen Sie in Ihrem Körper, die alle die Aufgabe haben, Ihr Skelett zu stützen und Bewegungen zu ermöglichen. Je dichter die Muskulatur an der Wirbelsäule und am Becken liegt, desto mehr Halt muss sie dem Rumpf geben – in der Ruhe und in der Bewegung. Je oberflächlicher die Muskulatur dagegen ist, desto wichtiger ist sie für den Bewegungsablauf.
Mit Pilates trainieren Sie das gesamte Muskelsystem zur Sicherung der aufrechten Körperhaltung. Diese Konstruktion besteht sowohl aus tiefen als auch aus oberflächlichen Bauch- und Rückenmuskeln. Ziel der Pilates-Übungen ist es, die Körpervorder- und -rückseite so zu kräftigen und zu dehnen, dass die Wirbelsäule von vorn und hinten gleichmäßig gestützt wird. Stellen Sie sich Ihre Wirbelsäule einfach als einen Bootsmast vor, der über ein Spannungssystem (Muskeln) senkrecht im Deck (Becken) gehalten wird.

Die Tiefenmuskulatur

Beim Pilates-Training aktivieren Sie die tiefe, stabilisierende Muskulatur Ihres Rumpfes ganz bewusst, noch ehe Sie mit der Bewegungsausführung beginnen. Da die Aktivierung der Tiefenmuskulatur jedoch keine Bewegungen auslöst und deshalb kaum sichtbar ist, müssen Sie genau wissen, um welche Muskeln es sich handelt und wo sie sich befinden. Der Einfachheit halber können Sie sich das Stabilisationssystem im Körperinneren wie eine Box vorstellen: Den Deckel bildet Ihr Zwerchfell, während der Beckenboden den Boden der Box darstellt. Der tiefe Rückenmuskel (Multifidus) ist die Rückseite, der tiefste Bauchmuskel (Transversus Abdominis) die Vorderseite. Dieser tiefste Bauchmuskel zieht sich von der Rückseite kommend wie ein breites Band um Ihre Taille nach vorn und verschnürt somit gleichzeitig die gesamte Konstruktion.
Doch es ist nicht nur wichtig, die tiefen Muskelschichten zu kennen. Sie müssen sie auch gezielt einsetzen. Deshalb ist es bei Pilates so wichtig, zu Beginn jeder Übung an die bewusste Aktivierung von Transversus Abdominis, Multifidus und Beckenboden zu denken. Unterlassen Sie dies, können Sie zwar trotzdem viele der Übungen durchführen, Sie trainieren Ihre Muskulatur jedoch nicht von innen nach außen. Dadurch würden Sie einen der sechs Pilates-Grundsätze verletzen: die Zentrierung (siehe Seite 12). Die Bewegungen fließen dann nämlich nicht mehr aus dem Powerhouse, sondern werden allein von der oberflächlichen Muskulatur geführt.

Transversus Abdominis – der Taillenschlankmacher

Der quere Bauchmuskel ist der am tiefsten liegende von insgesamt vier Bauchmuskeln. Er entspringt einer sehnig-faserigen Bindegewebshaut (Faszie) über der Wirbelsäule (Lendenrückenbinde) und zieht sich von dort wie ein breiter Gürtel nach vorn zur Körpermitte (Linea Alba). Seine Fasern verlaufen horizontal und berühren dabei die untersten Rippen und das Becken.

Ist der Transversus Abdominis angespannt, wird die Bauchhöhle komprimiert und die Wirbelsäule im Lendenwirbelbereich wird von hinten gehalten und stabilisiert. Gelingt Ihnen die Aktivierung, haben Sie das Gefühl, ein Korsett um Ihre Taille würde gerade enger gezogen. Die Bauchdecke wird etwas flacher und Ihr Bauchnabel sinkt ein wenig zur Wirbelsäule. Das sichtbare Ergebnis für Sie: Ihr Taillenumfang verringert sich leicht [_a].

Um den Transversus Abdominis zu aktivieren, müssen Sie tief und bewusst ausatmen (siehe auch Seite 29). Wenn Sie also beim Pilates richtig atmen, schlagen Sie gleich zwei Fliegen mit einer Klappe: Sie stabilisieren Ihre Wirbelsäule und werden dabei schlanker. Wenn das kein Grund ist, sich auf die Atmung zu konzentrieren?

Multifidus – der Wirbelsäulenaufrichter

Der tief liegende Rückenmuskel verläuft vom Kreuzbein über die gesamte Wirbelsäule bis zum Kopf. Dabei entspringen die einzelnen Muskelstränge den Querfortsätzen der Wirbelkörper und setzen an den Dornfortsätzen der darüber liegenden Wirbelkörper wieder an [_b].

Die Anspannung des Multifidus bewirkt die Aufrichtung der Wirbelsäule und bremst gleichzeitig die Wirbelsäulendrehung. Gelingt Ihnen die Aktivierung, fühlen Sie sich leichter und länger, wobei die natürliche Kurve der Lendenwirbelsäule stabilisiert wird. Und so aktivieren Sie den Muskel: Stellen Sie sich vor, jemand würde Sie an einem Faden nach oben ziehen. Die Wirbelsäule wird dabei immer länger, der Abstand zwischen Rippen und Becken größer.

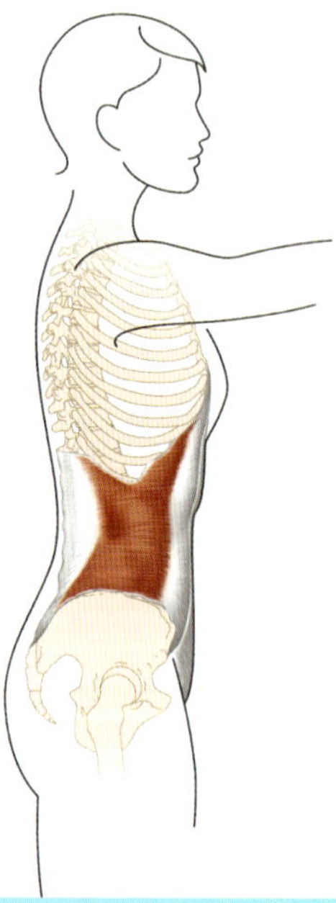

_a Der Transversus Abdominis stützt die Wirbelsäule wie ein Mieder und sorgt ganz nebenbei auch noch für eine schlanke Taille.

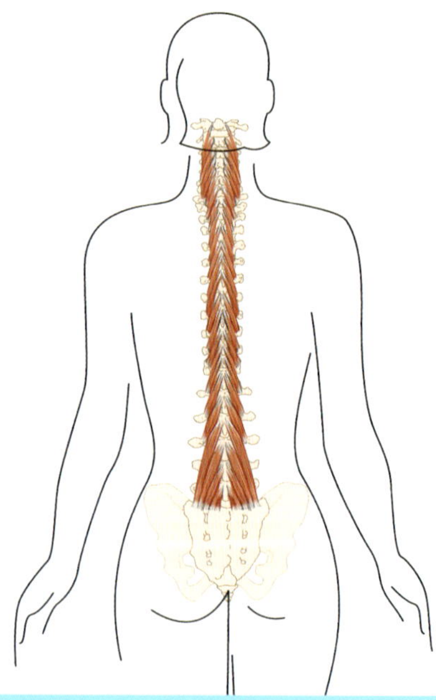

_b Um den Rücken aufzurichten und die Wirbelsäule zu entlasten, brauchen Sie einen starken Multifidus.

Organ- und Haltungsstütze: der Beckenboden

Die Beckenbodenmuskulatur besteht aus drei Muskelschichten: einer äußeren, einer mittleren und einer inneren Schicht. Sie bildet den Bauchboden und stellt eine muskuläre Verbindung zwischen den Sitzbeinhöckern, dem Schambein und dem Steißbein her. Daher stützt der Beckenboden Ihre Organe von unten. Indem Sie Ihre Beckenbodenmuskulatur aktivieren, regen Sie zugleich Transversus Abdominis und Multifidus an. Dieser Effekt macht den Beckenboden neben der Organ- auch zur Haltungsstütze.

Die Beckenbodenanspannung spielt sich ohne sichtbare Bewegung allein im Innern Ihres Körpers ab. Ihre Gesäßmuskulatur bleibt dabei ganz locker. Wenn Sie es richtig machen, spüren Sie, wie sich der Beckenboden hebt und die Sitzbeinhöcker dichter zuammenrücken. Am einfachsten ist es, Sie stellen sich vor, Ihr Beckenboden wäre ein Fahrstuhl, mit dem Sie bis zu fünf Stockwerke hinauf und wieder hinunter fahren können. Versuchen Sie es einfach einmal: Fahren Sie beim Ausatmen Etage für Etage bis in den fünften Stock (Anspannung). Beim Einatmen geht es etagenweise wieder nach unten (Entspannung).

Indem Sie Ihre Beckenbodenmuskulatur aktivieren, schalten Sie Ihr Stabilisationssystem ein, ohne dass es dazu irgendwelcher Bewegungen bedarf. Diesen Vorgang verknüpfen Sie mit der Atmung.

- Beim Einatmen spannt sich Ihr Zwerchfell an und drückt die Bauchorgane abwärts. Ihre Lungen füllen sich; der Beckenboden gibt dabei leicht nach und senkt sich.
- Beim Ausatmen spannen Sie bewusst den Beckenboden an, damit er sich wieder hebt. Dies regt die Anspannung von Transversus Abdominis und Multifidus an. Ihre Körpermitte wird fester und das Zwerchfell wandert nach oben bis die Ausatmung abgeschlossen ist.

Ist es Ihnen gelungen, Ihr Stabilisationssystem erfolgreich zu aktivieren, haben Sie das Gefühl, Ihre Taille wäre schmaler geworden und Sie wären gewachsen – und das alles, ohne sich bewegt haben.

Die oberflächliche Muskulatur

Sobald Sie Ihr Stabilisationssystem aktiviert haben, können Sie mit den Bewegungen beginnen, die Ihre oberflächliche Muskulatur definieren.

Der Bewegungsablauf einer Übung entscheidet darüber, welche Muskelbereiche Sie trainieren. Der Fokus liegt dabei immer auf der Rumpfmuskulatur. Denn obwohl die Bewegungsabläufe bisweilen sehr unterschiedlich sind, kommt es fast immer zu einer Wirbelsäulen- beziehungsweise Rumpfbewegung. Aus diesem Grund trainieren Sie beim Pilates neben anderen Muskeln vor allem Ihre Bauch- und Rückenmuskeln. Und die sind immer auch ausschlaggebend für Ihre Haltung.

wichtig

_Leichte Spannung genügt

Beim Pilates genügt es, den Beckenboden nur leicht anzuspannen. Um beim Bild des Fahrstuhls zu bleiben: Fahren Sie nur in den zweiten Stock.

Die Bauchmuskeln

Jeder Mensch hat insgesamt vier Bauchmuskeln. Der tiefste ist der Transversus Abdominis, dessen Lage und Funktion Sie bereits kennen gelernt haben. Über dem Transversus liegen die anderen Bauchmuskelschichten [_a]:

› Der interne Obliquus (interner schräger Bauchmuskel) verläuft vom Becken schräg nach oben und setzt an den unteren Rippenbögen an.

› Der externe Obliquus (externer schräger Bauchmuskel) kommt von den Rippenbögen, verläuft schräg nach unten und setzt am Becken an.

Beide Muskeln unterstützen die tiefe, bewusste Ausatmung und werden beim Beugen, Drehen und Seitbeugen der Wirbelsäule trainiert.

› Der Rectus Abdominis (gerader Bauchmuskel) stellt die oberflächlichste Schicht der Bauchmuskulatur dar. Er reicht vom Schambein bis zum Brustbein und wird bei der Beugung der Wirbelsäule trainiert. Achten Sie bei allen Bauchübungen darauf, dass Sie diese von innen nach außen aktivieren: Erst kommt der Transversus Abdominis, dann die schräge Bauchmuskulatur und ganz zum Schluss der gerade Bauchmuskel. Wenn Sie es korrekt machen, wird Ihr Bauch während des Trainings nie herausgepresst. Stattdessen sinkt Ihr Bauchnabel zur Wirbelsäule und Ihre Bauchdecke wird zu Beginn der Übung flacher.

Der Rückenstrecker

Der Erector Spinae (Rückenstrecker) zieht sich in verschiedenen Strängen vom

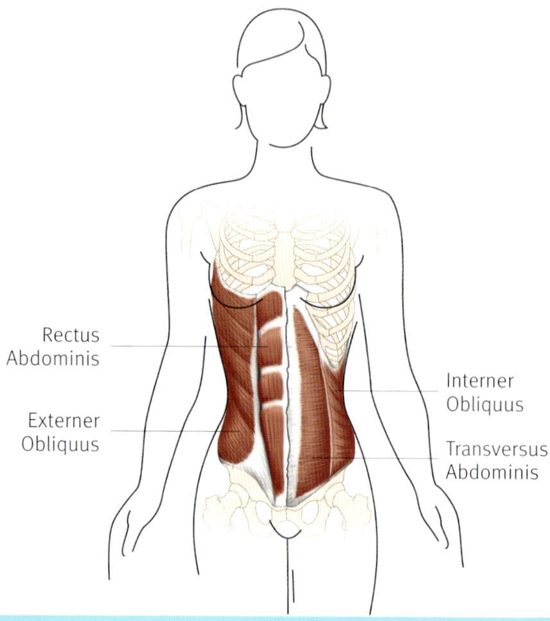

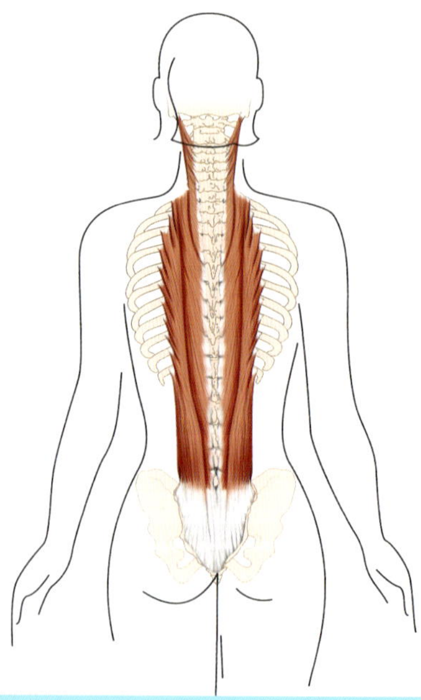

_a Kräftige Bauchmuskeln sorgen nicht nur für eine gute Figur, sondern entlasten auch die Wirbelsäule stark.

_b Der Erector Spinae zieht sich rechts und links der Wirbelsäule den Rücken entlang bis hinauf zum Kopf.

Kreuzbein über die gesamte Wirbelsäule und die hinteren Rippenbögen hinauf bis zum Kopf. Seine Hauptaufgabe besteht in der Streckung der Wirbelsäule. Darüber hinaus ist er an der Seitbeugung und an der Drehung der Wirbelsäule beteiligt [_b]. Bei allen Übungen zur Kräftigung der Rückenmuskulatur gilt wie beim Bauch: Aktivieren Sie zunächst die tiefe Rückenmuskulatur und erst dann den Rückenstrecker für die Bewegung. Wenn Sie es korrekt machen, spüren Sie vor allem, wie die Wirbelsäule ganz lang wird.

Lange, straffe Muskeln

Anders als beispielsweise beim Bodybuilding geht es beim Pilates nicht um Muskelgröße, sondern darum, wie fit und funktionsfähig die Muskulatur ist. Daher sind die Übungen so aufgebaut, dass Sie Ihre Muskulatur in all ihren möglichen Funktionsweisen trainieren.

› Wenn ein Muskel einen Widerstand überwindet, verkürzt er sich bei der Anspannung. Dieser Vorgang wird als konzentrische Muskelkontraktion bezeichnet.

› Muss der Muskel dem Widerstand nachgeben, ist er immer noch angespannt, zieht sich aber auseinander bis er zur Ausgangsposition zurückgekehrt ist. Der Muskel wird dabei unter Spannung gedehnt. Dieser Vorgang wird exzentrische Muskelkontraktion genannt.

› Die dritte Funktionsweise des Muskels ist die so genannte isometrische Muskelkontraktion. Der Muskel spannt sich dabei an, ohne dass dies zu einer sichtbaren Bewegung führt. Er kompensiert durch seine Anspannung den Widerstand.

Komplexes Muskelspiel

Bei den klassischen Pilates-Bodenübungen wird der Widerstand im Training nicht durch Gewichte, sondern durch das eigene Körpergewicht und die Schwerkraft hervorgerufen. Die Bewegungen erzeugen dabei häufig ein Wechselspiel von konzentrischer und exzentrischer Muskelkontraktion. Vor allem Letztere wird betont, damit der Muskel nicht nur verkürzt, sondern anschließend auch wieder verlängert wird. Zudem balancieren Sie den Körper in bestimmten Positionen immer wieder gegen die Schwerkraft aus, ohne ihn dabei zu bewegen. Auf diese Weise trainieren Sie Ihre Muskulatur isometrisch.

Anhand eines Übungsbeispiels können Sie diese Vorgänge gut nachvollziehen: Bei der »Shoulder Bridge« (siehe auch Seite 87) balancieren Sie Ihr Körpergewicht lediglich auf einem Fuß und auf den Schulterblättern. In dieser Position halten Sie Ihren Rumpf ganz ruhig, während Sie das gestreckte Bein mehrere Male senken und heben [_c]. Die isometrische Anspannung der Bauch-, Rücken- und Gesäßmuskeln hält Ihren Körper gegen die Schwerkraft und die Bewegungen des Beins. Währenddessen arbeitet die vordere Hüftmuskulatur konzentrisch (sich dabei verkürzend), wenn Sie das Bein heben, und exzentrisch (sich unter Spannung wieder verlängernd), wenn Sie das Bein senken.

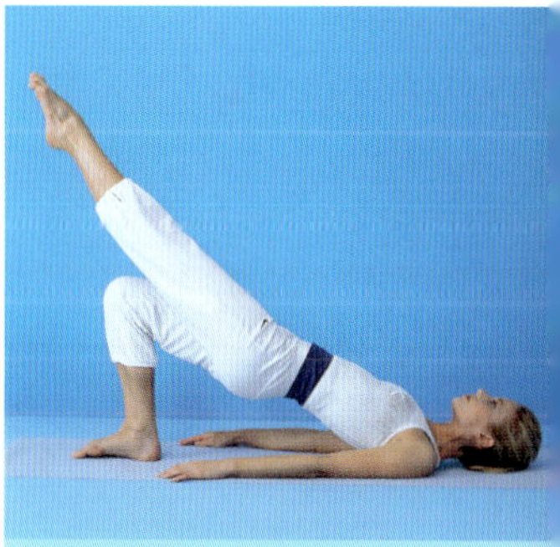

_C Übungen wie »Shoulder Bridge« formen ein stabiles Powerhouse.

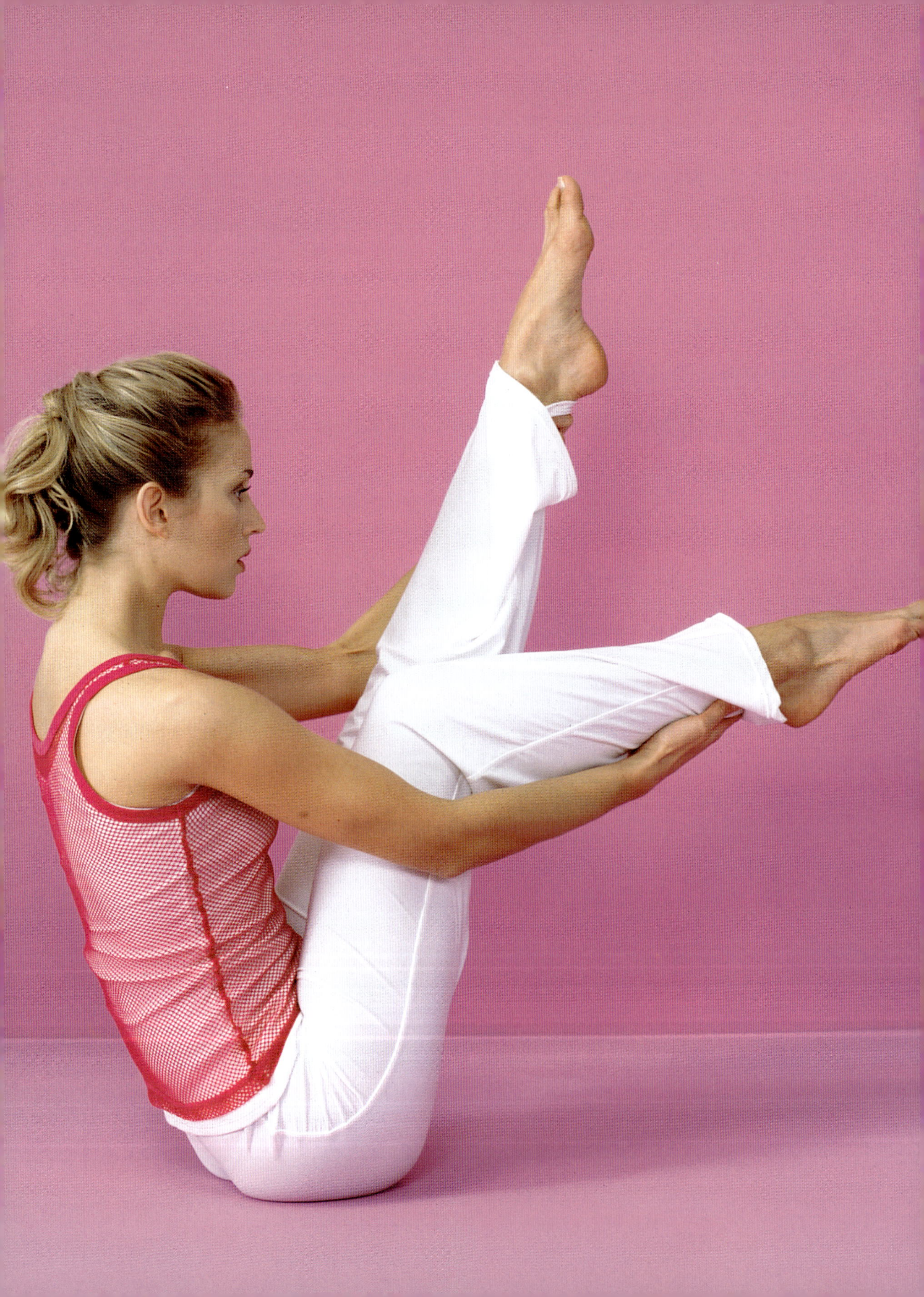

Die Pilates-Übungen

Jetzt geht's los: Sobald Sie die wichtigsten Begriffe kennen und wissen, worauf es beim Pilates besonders ankommt, können Sie starten. Bereiten Sie zunächst Körper und Geist mit einfachen Vorübungen auf das Training vor, ehe Sie zum klassischen Pilates-Workout oder zu Übungen mit Kleingeräten übergehen.

Praktische Tipps vor dem Trainingsstart

Die Trainingsprinzipien Joseph Pilates' haben bis heute nichts an Gültigkeit verloren und bilden noch immer die Grundlage eines fundierten Pilates-Programms (siehe Seite 12). Zusätzlich haben verschiedene Pilates-Organisationen die Methode im Laufe der Zeit noch weiterentwickelt. Häufig wirkten dabei Sportmediziner oder Physiotherapeuten mit, um aktuelle wissenschaftliche Erkenntnisse einfließen zu lassen. So arbeiten die drei großen Schulen – STOTT PILATES®, Polestar Pilates™ und Body Control Pilates® – im Einklang mit den grundlegenden Prinzipien Pilates' und heutigen medizinischen Erkenntnissen und orientieren sich bezüglich der Übungen stark am klassischen Repertoire.

Eine wichtige Rolle kommt der korrekten Ausrichtung des Körpers zu – vor allem bei STOTT PILATES®, eine Schule, die von Moira Merrithew (Mädchenname Stott) und ihrem Ehemann Lindsay G. Merrithew gegründet wurde. Moira Merrithew lernte noch bei Romana Kryzanowska, der Ziehtochter Joseph Pilates'. Der Anspruch von STOTT PILATES® liegt auch diesem Buch zugrunde.

Für die Ausrichtung des Körpers während des Trainings werden neben der Atmung auch die Stellung des Beckens, des Brustkorbs, der Schulterblätter, des Kopfs sowie des Nackens genau definiert. Durch spezielle Vorübungen werden Ihnen die Basispositionen und Bewegungen bewusst gemacht (siehe Seite 44 ff.). Führen Sie die Vorübungen vor jeder Trainingseinheit durch, um Körper und Geist auf die anschließenden Hauptübungen vorzubereiten.

Die Körperbasis

Damit Sie sicher sein können, dass Sie die Pilates-Übungen korrekt ausführen, lohnt es sich, beim Training ein paar prinzipielle Dinge zu beachten. Neben der bereits angesprochenen Aktivierung der Tiefenmuskulatur (siehe Seite 21 ff.) kommt es vor allem auf die richtige Atmung und grundlegende Körperhaltung an.

Die Brustkorbatmung

Die natürliche Atmung ist häufig flach und kurz. Dabei lassen sich in der Regel zwei Atemtypen unterscheiden: Die einen atmen unbewusst eher in den Brustkorb, die anderen in den Bauchraum. Im Alltag mag dies noch unwichtig erscheinen. Aber damit die Pilates-Übungen ihre Wirksamkeit voll entfalten können, müssen sie mit der richtigen Atemtechnik kombiniert werden: der Brustkorbatmung, bei der Sie den Atem vor allem in den seitlichen und hinteren Teil Ihres Brustkorbs lenken. Nur so ist es möglich, die Bauchmuskulatur auch während des Einatmens in einer gewissen Grundanspannung zu halten. Dadurch verhindern Sie, dass die Stabilisierung der Körpermitte beim Üben verloren geht.

Das Einatmen

Die erste wichtige Atemregel lautet: Beim Pilates atmen Sie durch die Nase ein. Beachten Sie dabei, dass sich beide Lungenflügel bis in die untersten Spitzen vollständig mit Sauerstoff füllen. Stellen Sie sich einfach vor, Ihre Lungen wären Luftballons, die Sie ganz aufblasen möchten. Das gelingt Ihnen nur, wenn Sie sehr tief einatmen. Verspannen Sie sich dabei nicht, um die Wirkung nicht wieder aufzuheben. Lassen Sie Ihre Schultern locker, den Nacken entspannt und die Wirbelsäule lang.

Das Ausatmen

Die zweite Atemregel: Das Ausatmen erfolgt durch den Mund. Schließen Sie dazu Ihre Lippen leicht, als würden Sie eine Kerze ausblasen. Das hilft Ihnen, die Lungen richtig zu entleeren, was zum einen den Abtransport von Schadstoffen aus dem Körper fördert, zum anderen das Zusammenspiel der tiefen Muskulatur aktiviert. Sie können den Vorgang des Ausatmens mental unterstützen, indem Sie sich vorstellen, ein Reißverschluss würde Ihren Beckenboden mit Ihrem Brustbein verbinden. Ziehen Sie diesen imaginären Reißverschluss bei jeder Ausatmung von unten nach oben zu [_a]. Diejenigen Körperpartien, an denen er sich schließt, werden ganz fest. Ein anderes schönes Bild zur Visualisierung ist das des Taillenkorsetts, das Sie mit jedem Ausatmen fest schnüren. Wichtig: Sinken Sie beim Ausatmen nicht in sich zusammen, sondern denken Sie daran, die Wirbelsäule schön lang zu lassen.

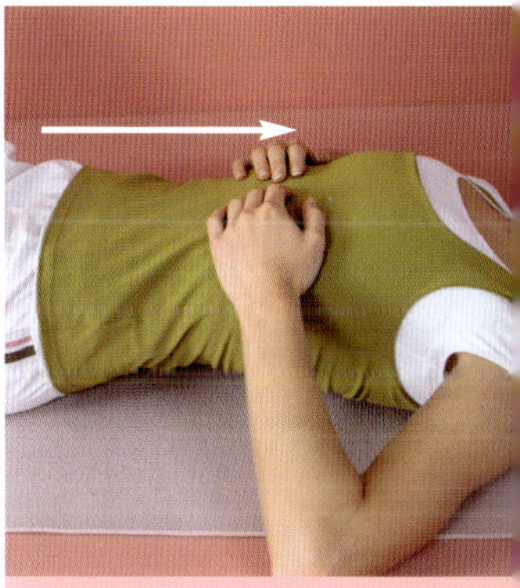

_a Stellen Sie sich beim Ausatmen vor, Sie würden einen Reißverschluss schließen.

Das Becken

Während des Pilates-Trainings gibt es zwei mögliche Beckenstellungen: die neutrale und die so genannte Imprint-Stellung.

Die neutrale Stellung

Im Liegen ist Ihre Beckenstellung neutral, wenn sich die vorderen Hüftknochen und das Schambein auf einer Höhe befinden [_a]. Theoretisch könnten Sie jetzt ein volles Glas Wasser auf Ihrem Becken abstellen, ohne dabei nur einen einzigen Tropfen zu verschütten. Die Lendenwirbelsäule verläuft in dieser Stellung in ihrer natürlichen Kurve (Lordose) und hält daher einen kleinen Abstand zur Matte. Unterhalb des Bauchnabels (beim dritten Lendenwirbel) ist dieser am größten; er darf aber auch dort maximal zwei Finger breit sein. Während des Trainings nehmen Sie die neutrale Stellung oft dann ein, um eine Übung, die zu Bewegungen von Wirbelsäule und Becken führt, zu beginnen oder zu beenden. Es gibt aber auch Übungen, bei denen Sie Wirbelsäule und Becken in der neutralen Stellung ruhig halten und nur Ihre Arme und Beine bewegen.
Ein positiver Nebeneffekt: Durch das Üben der neutralen Stellung im Training fällt es Ihnen auch im Alltag leichter, eine aufrechte, gute Haltung einzunehmen.

Die Imprint-Stellung

Die Stellung des Beckens im Liegen wird als »imprint« bezeichnet, wenn die vorderen Hüftknochen etwas tiefer liegen als das Schambein. Das Becken ist in dieser Position ganz leicht nach hinten gekippt. Die Lendenwirbelsäule verlängert sich dadurch etwas zur Matte, presst sich aber nicht in diese hinein [_b]. Um Ihr Becken so leicht zu kippen, spannen Sie nur die Bauch-, nicht die Gesäßmuskulatur an. Denken Sie dabei am besten gar nicht so sehr an die Beckenkippung, sondern stellen Sie sich vor, Sie wollten den Abstand zwischen Hüfte und Rippen etwas verringern.
Die so genannte Imprint-Stellung ist eine Sicherheitsstellung, die verhindern soll, dass Sie bei schwierigeren Übungen ins Hohlkreuz gehen (also das Becken nach vorn kippen). Durch die verstärkte Aktivierung der tiefen Muskulatur und der Bauchmuskeln bleibt Ihr unterer Rücken dagegen geschützt. Empfehlenswert ist »imprint« deshalb immer dann, wenn Sie während einer Übung auf dem Rücken liegen und beide Füße von der Matte anheben. Denn gerade in dieser Position besteht die Gefahr, dass das Gewicht der Beine Ihr Becken nach vorn zieht.
So wie Sie einem Kind, das schwimmen gelernt hat, die Schwimmflügel abnehmen, können Sie die Imprint-Stellung zugunsten der neutralen Stellung aufgeben, sobald Sie sich sicher sind, dass Sie auch während schwierigeren Übungen in der neutralen Stellung ausreichend stabil liegen und kein Hohlkreuz machen. Probieren Sie einfach von Zeit zu Zeit aus, ob Sie es schon schaffen. Spüren Sie bei Übungen für den Bauch auch den unteren Rücken, sind Sie noch nicht so weit. Wechseln Sie in diesem Fall wieder zu imprint zurück und warten Sie einfach noch ein paar Übungsstunden. Wenn es dann klappt, sind Sie soweit und können alle Pilates-Übungen in der neutralen Stellung durchführen. Wenn nicht, warten Sie eben noch ein bisschen.

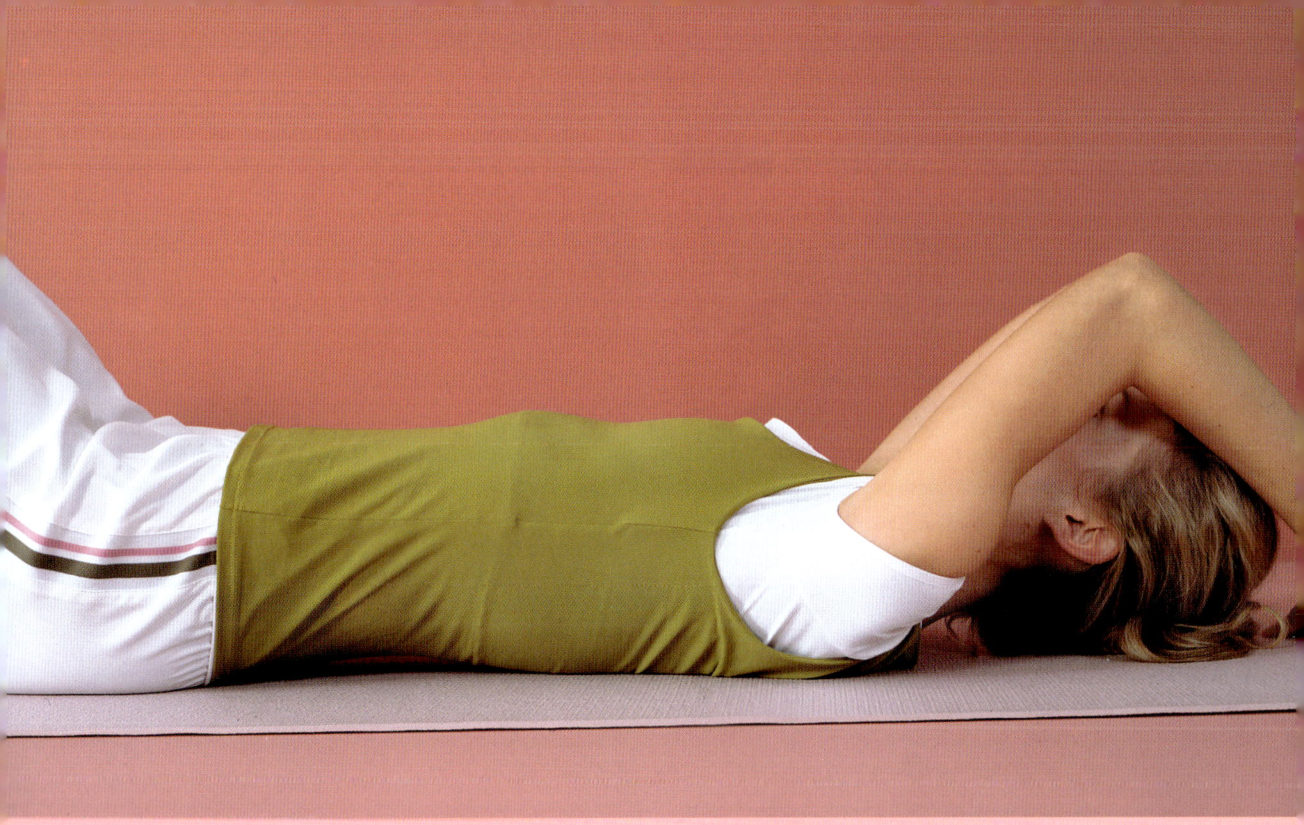

_a In der neutralen Beckenstellung liegen Hüfte und Schambein auf einer Linie. Die Lendenwirbelsäule berührt die Matte nicht (Foto oben).

_b In der Imprint-Stellung liegt die Lendenwirbelsäule auf der Matte auf, die Hüftknochen liegen unter Schambeinniveau (Foto unten).

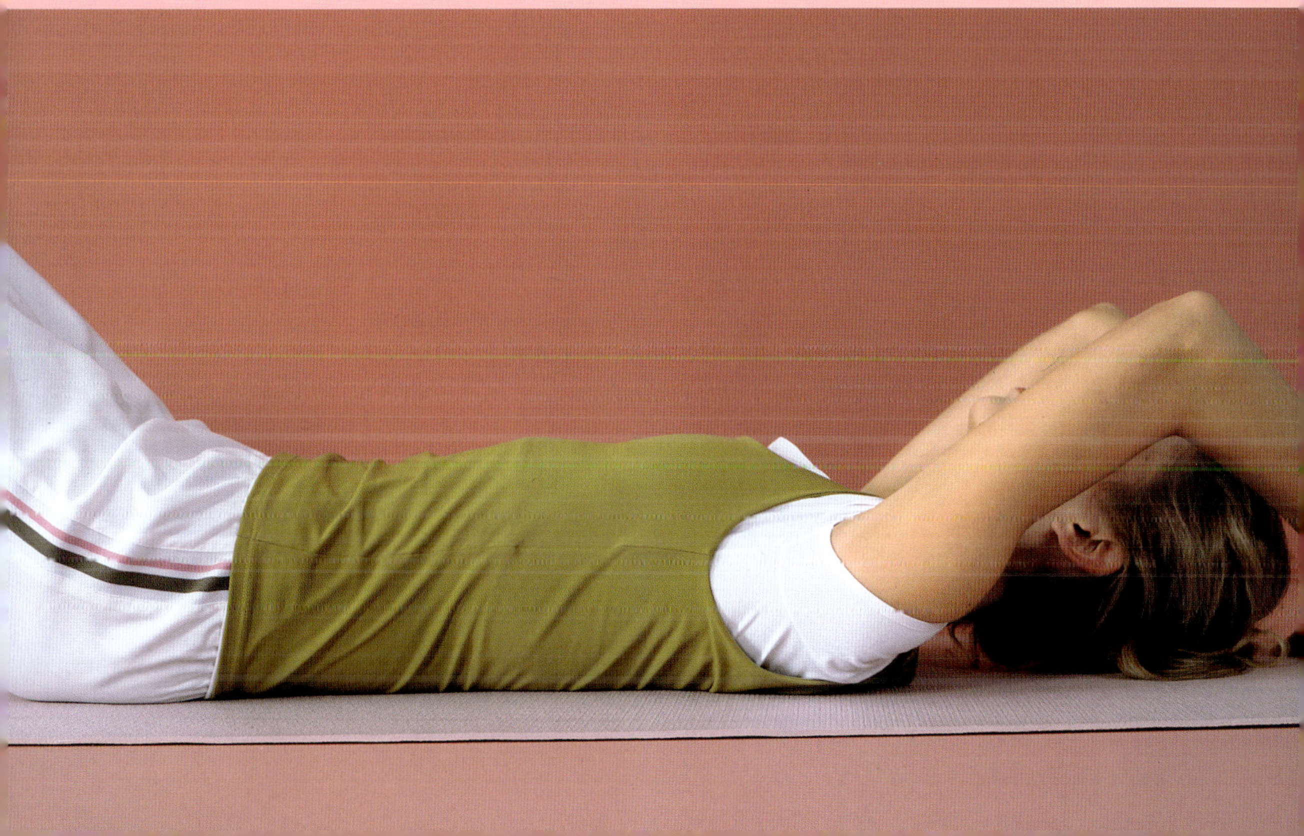

Der Brustkorb

Ebenso wichtig wie die Stellung Ihres Beckens ist auch die des Brustbeins und der Rippen – und auch deren Bewegung. Schließlich soll die Bauchmuskulatur, die Brustkorb und Becken zusammenhält, als wesentlicher Bestandteil Ihres körpereigenen Stabilisationssystems während der gesamten Übung aktiviert bleiben. Vermeiden Sie daher grundsätzlich, Ihr Brustbein unkontrolliert nach vorn zu schieben und Ihre Rippen herauszupressen. Sonst verlieren Sie nicht nur die Spannung der Bauchmuskulatur, sondern auch die natürliche Kurve Ihrer Brustwirbelsäule. Dadurch schaden Sie Ihrem Rücken und die harmonisierende Wirkung von Pilates auf Ihre Haltung kann sich nicht voll entfalten.

Bewegungen des Brustkorbs beim Atmen

Beim Einatmen hebt sich das Brustbein nur leicht. Die Rippen öffnen sich seitlich und nach hinten stärker als nach vorn. Beim Ausatmen senkt sich das Brustbein, die Rippen schieben sich wieder zusammen.

Stabilisierung des Brustkorbs während der Übungen

Achten Sie beim Training besonders darauf, dass sich der Brustkorb nicht nach vorn verschiebt, wenn Sie Ihre Arme während einer Übung über den Kopf nehmen oder im Sitzen üben [_a]. Am besten klappt das, indem Sie sich vorstellen, Brustkorb und Becken wären durch ein festes Band verschnürt und der Abstand zwischen Rippen und Hüften bliebe immer gleich.

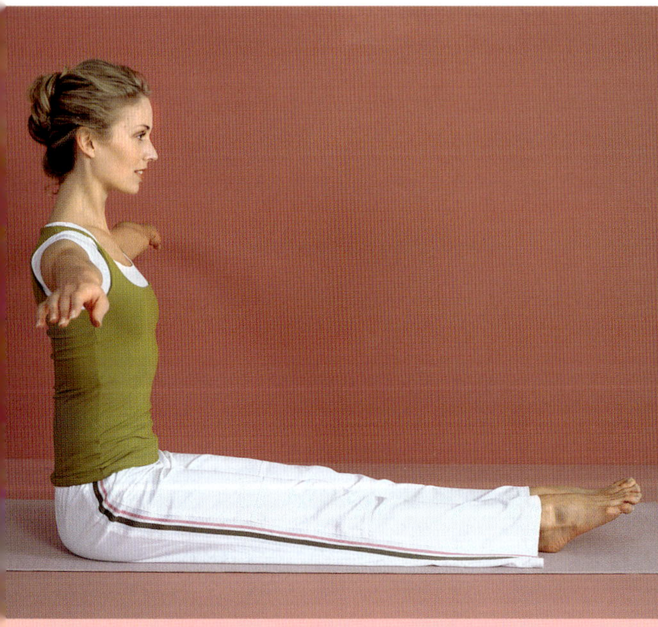

_a Ist der Brustkorb stabil, bleibt der Abstand zwischen Hüfte und Rippen während einer Übung immer gleich.

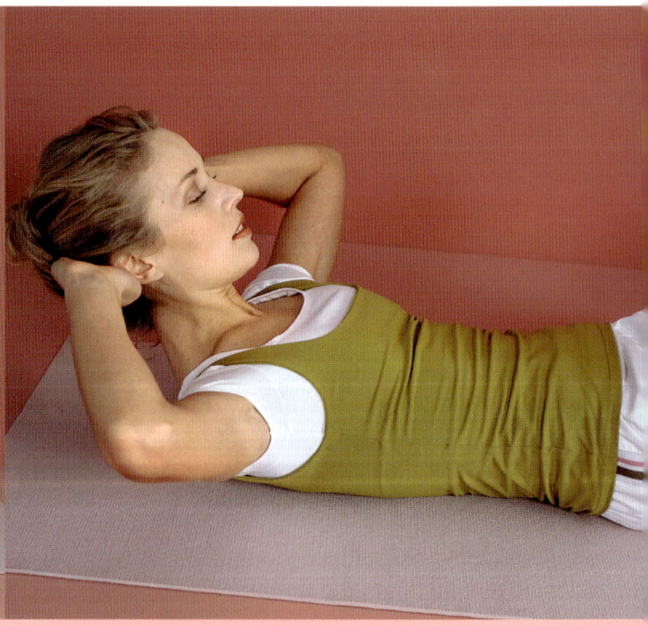

_b Beginnen Sie Aufrollbewegungen, indem Sie Ihr Brustbein weich werden lassen, ehe Sie sich Wirbel für Wirbel nach oben ziehen.

Bewegungen des Brustkorbs bei Aufrollübungen

Rollen Sie während einer Übung den Oberkörper von der Matte auf, so lassen Sie zunächst Ihr Brustbein weich werden und sinken. Dann ziehen Sie Ihre Rippen leicht zueinander und hinunter zur Hüfte – als wollten Sie durch die Rippenbewegung ein »V« zeichnen. Der Abstand zwischen den Rippen sowie zwischen Rippen und Becken wird dabei kleiner [_b].

Wenn Sie alle Aufrollbewegungen beim Pilates mit dieser Exaktheit durchführen, können Sie sicher sein, dass Sie Ihre gesamte Bauchmuskulatur und sogar die kleinen Muskeln zwischen den einzelnen Rippen effektiv trainieren.

Die Schulterblätter

Da sich unsere Schulterblätter auf der Rückseite des Körpers befinden, neigen wir dazu, sie während des Trainings schlicht und einfach zu vergessen. Dabei ist gerade für diesen Bereich das Training besonders wichtig – vor allem dann, wenn Sie viel am Computer sitzen oder mit den Armen vor dem Körper arbeiten.

Die Muskulatur zwischen und unter den Schulterblättern ist häufig zu schwach. Deshalb driften die Schulterblätter auseinander oder Sie ziehen sie unbewusst zu den Ohren. Schmerzhafte Verspannungen sind die Folge.

Während des Trainings heißt es daher, Schultern und Nacken bewusst locker zu lassen und die Schulterblätter in einer guten Position zu stabilisieren. Die Schulterblätter, die Sie sich wie zwei parallele Dreiecke vorstellen können, deren Spitzen nach unten zeigen, liegen dabei ziemlich flach am Rücken – etwa auf der Höhe der zweiten bis siebten Rippe. Sie sind sieben bis zehn Zentimeter voneinander entfernt.

Stabilisierung der Schulterblätter während der Übungen

Um die Schulterblätter zu stabilisieren, ziehen Sie sie zu Beginn jeder Übung leicht zueinander und zur Hüfte hinunter – als wollten Sie durch die Bewegung ein »V« zeichnen [_c]. Eine kleine, aber äußerst effektive Bewegung, durch die Sie die häufig vernachlässigte Muskelpartie zwischen und unter den Schulterblättern aktivieren und die obere überkräftige Schultermuskulatur entspannen. Wenn Sie Ihre Arme während einer Übung bewegen, ist es ganz normal, dass es zu einer Bewegung der Schulterblätter kommt. Schließlich lösen aufgrund der menschlichen Anatomie Armbewegungen automatisch auch Schulterblattbewegungen aus. Achten Sie dennoch immer darauf, dass die Schulterblätter nicht unkontrolliert auseinander driften und dass der obere Teil Ihrer Schultern möglichst entspannt bleibt und nicht zu den Ohren wandert. Stellen Sie sich dazu einfach vor, Sie würden schwere Halsringe tragen, die den Abstand zwischen Schultern und Ohren fixieren.

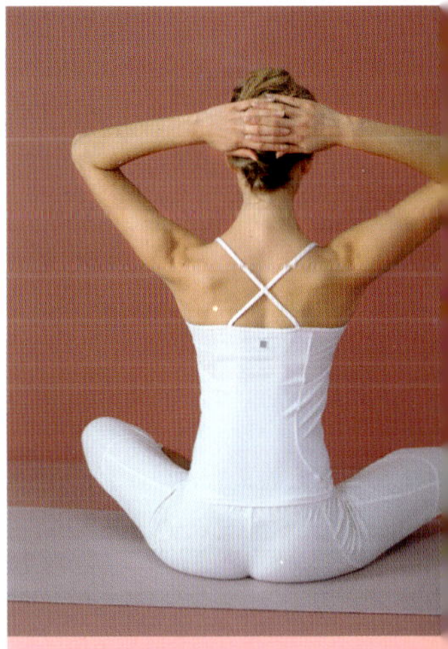

_C Mit stabilen Schulterblättern beugen Sie Verspannungen vor.

Der Kopf und die Halswirbelsäule

Den relativ grazilen Halswirbeln, die das obere Ende der Wirbelsäule bilden, kommt die schwere Aufgabe zu, den Kopf über dem Rumpf zu balancieren. Die Hals- und Nackenmuskulatur steuert dabei die Kopfbewegungen.

Um die Partie wenigstens während des Pilates-Trainigs zu entlasten, sind auch in diesem Bereich eine korrekte Ausrichtung und die richtigen Bewegungen wichtig. Sobald Sie diese nach einer gewissen Zeit verinnerlicht haben, werden Sie auch im Alltag weniger Probleme mit diesem empfindlichen Körperbereich haben. Denn Ihr Körperbewusstsein ist dann so weit ausgebildet, dass Sie Fehlbelastungen (zum Beispiel am Arbeitsplatz) schnell bemerken und korrigieren können.

Bewegung von Kopf und Halswirbelsäule bei Aufrollübungen

Im Pilates führen Sie viele Aufrollbewegungen durch, bei denen Sie Kopf und Nacken von der Matte anheben. Um Nackenverspannungen zu vermeiden, bringen Sie dabei Ihren Kopf vor dem Aufrollen in die so genannte Nickstellung (»Head Nod«) [_a]. Ziehen Sie dazu Ihr Kinn leicht zur Brust, während Ihr Kopf noch auf der Matte liegt. Dies dehnt die hintere Nackenmuskulatur und aktiviert die vorderen Halsmuskeln. Lassen Sie dann den Kopf in dieser Nickstellung und rollen Sie nur durch die Anspannung der Bauchmuskulatur ohne Schwung von der Matte auf. Am Ende der Aufrollbewegung befindet sich das Kinn parallel zur Brust. Vermeiden Sie auf jeden Fall, Ihr Kinn auf die Brust zu pressen. Denken Sie an die Länge Ihrer Wirbelsäule und halten Sie einen etwa faustgroßen Abstand zwischen Kinn und Brust.

Bewegung von Kopf und Halswirbelsäule bei Streckübungen

Nicht minder wichtig als die Haltung bei Aufrollübungen ist die richtige Kopf- und Halswirbelsäulenbewegung bei Pilates-Übungen, die der Rückenstreckung dienen. Bei diesen Trainingssequenzen liegen Sie auf dem Bauch und heben erst Kopf und Hals, dann die Schultern und den Oberkörper von der Matte [_b].

Leiten Sie die Bewegung ein, indem Sie Ihr Kinn leicht von der Brust fort schieben.

tipp

_Nicht zu hoch hinaus

Probieren Sie während der Streckübungen immer wieder einmal aus, ob Sie noch gut schlucken oder sprechen können. Falls nicht, ist die Halswirbelsäule zu stark gestreckt. Testen Sie auch, ob Ihr Bauchnabel von der Matte wegzieht. Ist dies nicht der Fall, ist die Streckung der Lendenwirbelsäule zu stark. Denken Sie in beiden Fällen daran, dass die Längsspannung – also die Länge in der Wirbelsäule – viel wichtiger ist als die Höhe, auf die Sie Kopf und Oberkörper anheben können. Lösen Sie die unkorrekte Stellung noch einmal und bauen Sie die richtige erneut auf.

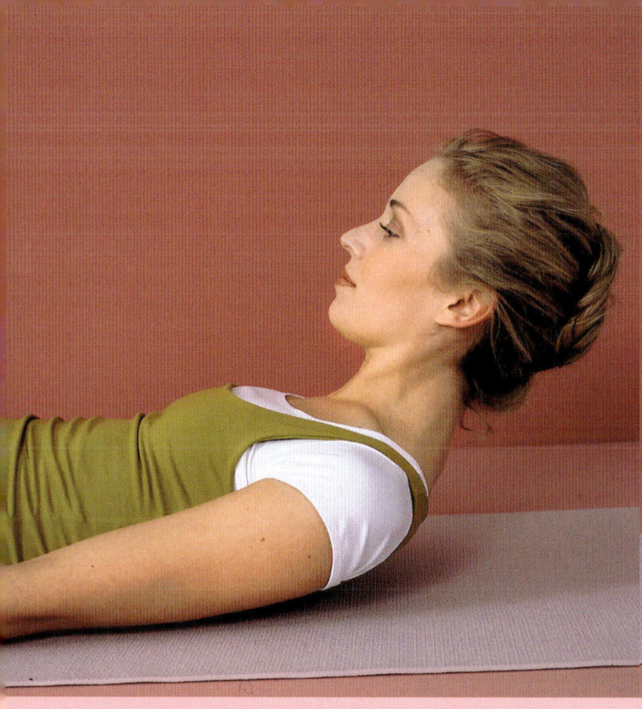

_a Ziehen Sie in Rückenlage das Kinn leicht zur Brust, bevor Sie aufrollen.

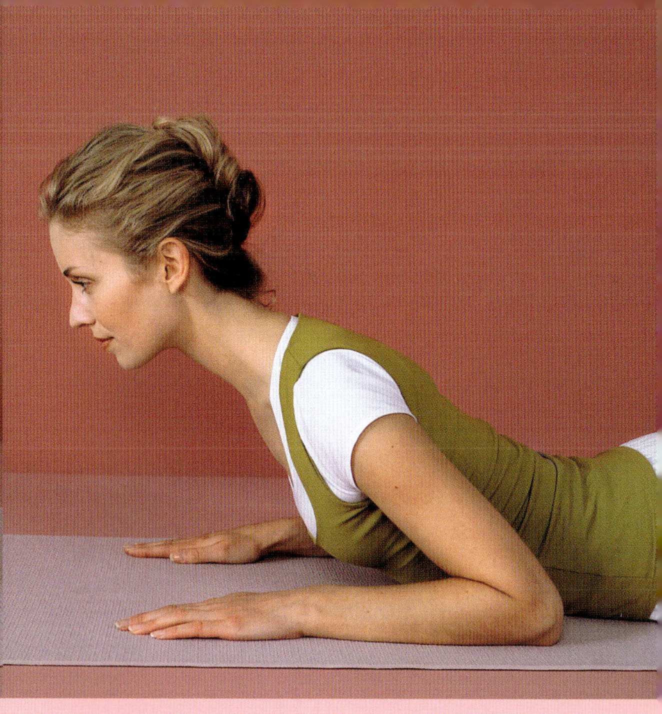

_b Beim Rückenstrecken schieben Sie das Kinn vor, ehe Sie Kopf und Hals anheben.

Dabei stellen Sie sich vor, Sie würden mit der Nasenspitze einen Tennisball wegrollen. Erst dann ziehen Sie Ihren Scheitel zur Decke, um den Kopf von der Matte abzuheben. Machen Sie dabei einen richtigen Schwanenhals. Die Länge, die Sie dadurch in Ihrer Wirbelsäule erzeugen, aktiviert das Stabilisationssystem und die Rückenmuskulatur. Erst dann heben Sie die Schultern und den Oberkörper von der Matte ab.

Achten Sie grundsätzlich auf eine gleichmäßige Streckung Ihres Rückens. Sie beginnt an der Halswirbelsäule und verläuft über die Brustwirbelsäule zur Lendenwirbelsäule. So vermeiden Sie, dass die Rückenstreckung allein aus der Aktivierung der unteren Rückenmuskulatur erfolgt. Das fällt zwar den meisten von uns leichter, belastet aber den unteren Rücken stark. Und gerade diese Partie hat im Alltag durch Fehlbelastungen wie falsches Bücken schon genug zu tragen und wird in der Regel nur allzu gern vernachlässigt.

Blicke steuern die Bewegungen der Halswirbelsäule

Die Bewegungen der Halswirbelsäule lassen sich gut durch die Blickrichtung steuern. Wollen Sie beispielsweise sehen, was sich hinter Ihnen befindet, drehen sich Hals und Kopf automatisch in diese Richtung. Sie müssen sich gar nicht ganz umdrehen. Diese Bewegungsinitiierung nutzen Sie auch beim Pilates-Training. Daher gibt es während der Übungen ab Seite 44 häufig einen Hinweis darauf, wohin Sie schauen sollen oder in welche Richtung Ihr Blick wandern soll.

Das Workout

Nicht nur im Studio, sondern auch zu Hause gilt: Beginnen Sie jede Pilates-Stunde mit ein paar speziellen Vorübungen (Anregungen dazu finden Sie ab Seite 44). Diese lenken den Geist auf den Körper und helfen Ihnen, sich besser zu konzentrieren. So kommen Sie zur Ruhe und stimmen sich auf das anschließende Training ein. Gleichzeitig übernehmen die Vorübungen die Aufgabe, Sie an wichtige Details im Training zu erinnern und Ihre Muskeln ein wenig aufzuwärmen.

Erst dann starten Sie mit den klassischen Übungen. Suchen Sie sich dazu diejenigen aus, die Ihrem Leistungslevel entsprechen. Ab Seite 58 finden Sie einfache Übungen für Einsteiger, etwas schwierigere für Fortgeschrittene und sehr komplexe für Pilates-Profis. Wenn Sie erst mit dem Training anfangen, ist es ratsam, sich zunächst eine Weile an die Einsteigerübungen zu halten, auch wenn Sie sich selbst fit fühlen und auch sonst viel Sport treiben. Aber die Bewegungen bei Pilates unterscheiden sich einfach so stark von anderen Trainingsmethoden, dass es sich lohnt (noch einmal) ganz von vorn anzufangen. Wenn Sie nach einiger Zeit das Gefühl haben, den nächsten Schwierigkeitslevel bestreiten zu können, fahren Sie mit den Übungen für Fortgeschrittene (Seite 74 ff.), später dann mit denen für Super-Fortgeschrittene fort (ab Seite 114).

Wollen Sie hin und wieder Abwechslung in die Pilates-Stunde bringen oder andere Trainingsschwerpunkte setzen, bieten sich spezielle Geräte an, die Sie auch zu Hause einsetzen können: Fitness Circle™, Flex-Band™ und Fitnessball. Auf Seite 134 ff. finden Sie die passenden Übungen.

info

_Das Übungsprogramm auf einen Blick

So finden Sie sich auf den folgenden Übungsseiten ganz schnell zurecht:

- Die Übungen sind mit den englischen Originalnamen bezeichnet. Die Übersetzung oder einen entsprechenden Übungsnamen finden Sie am Beginn zur jeweiligen Anleitung.
- Vor dem Übungsnamen finden Sie das Symbol für den Schwierigkeitsgrad:
  * Einsteiger
  ** Fortgeschrittene
  *** Super-Fortgeschrittene
- Die Muskeldamen in Vorder- und Rückansicht zeigen Ihnen, welche Muskeln Sie trainieren: Dunkles Violett steht für die tiefe, helles Violett für die oberflächliche Muskulatur.
- Die Übungsabfolge in Text und Bild erklärt den Bewegungsablauf und die Atmung.
- Die Wiederholungszahl sagt Ihnen, wie oft Sie die Übung maximal durchführen sollten.
- Ergänzende Bilder zeigen die Übung in einer leichteren oder schwierigeren Variante.
- Unter »Beachten« erhalten Sie besondere Trainingstipps.

Qualität statt Quantität

Pilates ist kein Hochleistungssport. Wiederholen Sie deshalb jede Übung immer nur so oft wie angegeben, auch wenn Sie das Gefühl haben, Sie könnten locker noch ein paar »Runden« hinten anhängen. Achten Sie vielmehr auf die korrekte Ausführung, denn beim Pilates geht Qualität eindeutig vor Quantität. Haben Sie Geduld mit sich und machen Sie sich nicht verrückt, wenn nicht alles auf Anhieb klappt. Sie werden sehen: Mit jeder Trainingseinheit werden Sie besser. Schließlich ist auch beim Pilates noch selten ein Meister vom Himmel gefallen.

Übungshilfen für ein angenehmes Training

Beim Pilates-Training ist es völlig normal, die neutrale Stellung von Becken und Wirbelsäule mit Kissen oder Handtüchern zu unterstützen. Vor allem bei Haltungsschwächen wird das Training dadurch weitaus angenehmer, ohne an Effektivität einzubüßen.
In einem Pilates-Studio überprüft Ihr Trainer die richtige Position der Hilfsmittel. Damit Sie zu Hause auch allein zurechtkommen, erfahren Sie nun, wann und wie Sie Kissen oder Handtücher während des Trainings einsetzen können.

Übungen in Rückenlage

Haben Sie bei Übungen in der Rückenlage festgestellt, dass Ihre Halswirbelsäule überstreckt ist und der Kopf dadurch ein wenig nach hinten wegknickt? In diesem Fall empfiehlt es sich, ein Handtuch oder ein kleines flaches Kissen unter den Kopf zu legen, um die natürliche Kurve der Halswirbelsäule zu unterstützen. Ihr Kopf liegt gut, wenn der Blick zur Decke geht [_a].

Übungen in Bauchlage

Wenn Sie auf dem Bauch liegen und merken, dass Ihre Lendenwirbelsäule überstreckt ist und sich dadurch ein Hohlkreuz bildet, schieben Sie ein Handtuch oder ein Kissen auf Höhe des Bauchnabels unter den Bauch. Auf diese Weise unterstützen Sie die natürliche Kurve der Lendenwirbelsäule. Zusätzlich hilft es, die Beine etwas weiter zu öffnen [_b].

Übungen im Sitzen

Stellen Sie fest, dass Ihr Becken leicht nach hinten kippt, wenn Sie sich aufrecht und mit ausgestreckten Beinen auf die Matte setzen, hilft ein gefaltetes Handtuch oder ein kleines Kissen unter dem Po. Darüber hinaus ist es ratsam, die Beine leicht zu beugen, um die Lendenwirbelsäule in eine neutrale Position zu bringen [_c].

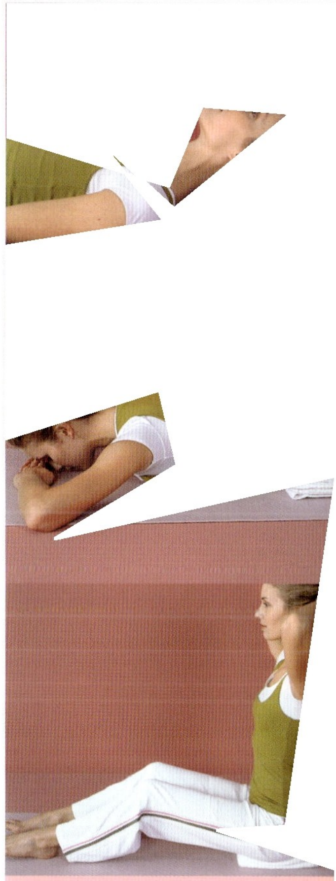

_a Ein Handtuch unter dem Kopf verhindert Fehlhaltungen.

_b Gegen ein Hohlkreuz hilft ein Handtuch unter dem Bauch.

_c Kippt das Becken, setzen Sie sich auf ein Handtuch.

Komplette Übungsprogramme

Natürlich können Sie sich diejenigen Übungen herauspicken, die Ihnen am meisten Spaß machen und die Ihrem Körper besonders gut tun. Sie können sich aber auch an eines der Übungsprogramme auf dem beiliegenden Poster halten. Diese reihen klassische Übungen und ihre Varianten so aneinander, dass Sie fließend von einer zur nächsten übergehen. Und das ist wichtig, um zwischendurch unnötige Pausen zu verhindern, die sich negativ auf Ihre Konzentration auswirken. Denn bei jeder Unterbrechung steigt das Risiko, mit den Gedanken abzuschweifen und so die Körperspannung nicht die gesamte Trainingseinheit über zu halten.

Pläne für jeden Level

Während die Vorübungen bei allen Programmen gleich bleiben, unterscheiden sich die Hauptübungen je nach persönlichem Leistungslevel. Sicher beginnen Sie als Anfängerin mit dem Einsteigerprogramm. Das Fortgeschrittenenprogramm beinhaltet bereits schwierigere Übungsvarianten und zusätzliche Übungen. Im Programm für Super-Fortgeschrittene wird es richtig akrobatisch: Übungen, die Sie schon aus den anderen Leistungsstufen kennen, führen Sie nun in einer schwierigeren Version durch und ergänzen sie noch durch neue.

In jedem der sechs Poster-Programme gewährleistet die Reihenfolge der Übungen, dass Sie die Wirbelsäulenbewegungen häufig wechseln. Das ist sehr wichtig für die Gesunderhaltung Ihrer Bandscheiben. Jedes Programm mobilisiert zudem Ihre Gelenke und trainiert Ihre gesamte Muskulatur äußerst ausgewogen.

Damit Sie konzentriert und die Muskeln aufgewärmt sind, wenn die Übungen komplexer werden, beginnen Sie zunächst stets mit einfachen Übungen. Erst im Verlauf der Trainingseinheit steigert sich dann der Schwierigkeitsgrad.

Darauf kommt es an

Um die Übergänge von einer Übung zur nächsten so fließend wie möglich zu machen, beachten Sie bitte die folgenden Tipps. Dann gleicht Pilates beinahe einem Tanz auf der Matte.

- Um aus der Rückenlage in den Sitz zu kommen, ziehen Sie ein Knie zur Brust und umfassen das Schienbein mit beiden Händen. Drücken Sie es dann in die Hände und rollen Sie auf.
- Um vom Sitzen wieder zurück in die Rückenlage zu gelangen, rollen Sie Wirbel für Wirbel auf die Matte hinunter. Dabei können Sie mit Ihren Händen die Oberschenkelrückseiten umfassen. Das gibt Halt.
- Aus der Rückenlage drehen Sie sich über die Seite in die Bauchlage. Drehen Sie sich über Ihre rechte Seite, strecken Sie vorher Ihr rechtes Bein und Ihren rechten Arm lang vom Körper weg – und umgekehrt.

Aus der Bauchlage gehen Sie in den Shell Stretch (siehe Seite 67) und richten Ihre Wirbelsäule Wirbel für Wirbel wieder auf. Alternativ gehen Sie zunächst in den Vierfüßlerstand und setzen sich erst dann hin.

› Falls Sie die angegebenen Wiederholungen nicht schaffen, gehen Sie möglichst elegant und kontrolliert in die Ausgangsposition zurück. Wenn Sie plötzlich alle Viere von sich strecken, verlieren Sie jede Kontrolle über Ihren Körper und können sich verletzen.

› Legen oder hängen Sie das Poster mit den Übungsprogammen so hin, dass Sie es möglichst gut aus der Rückenlage sehen können, ohne es dabei in die Hand nehmen zu müssen.

Miniprogramm

Haben Sie nicht genug Zeit, regelmäßig ein komplettes Poster-Übungsprogramm durchzuführen? Dann stellen Sie sich doch einfach ein persönliches Miniprogramm zusammen. Schließlich ist für den Erfolg beim Pilates die Regelmäßigkeit wichtiger als die Trainingsdauer. Entscheiden Sie sich daher für ein realistisches Pensum, das gerade so lang ist, dass Sie es zwei- bis dreimal pro Woche einhalten können. Wenn Sie am Ball bleiben, machen Sie selbst bei 20 Minuten Fortschritte. Doch egal wie viel oder wenig Zeit Sie haben: Kalkulieren Sie immer ein paar Minuten für die Vorübungen ein. Erst sie machen das Trainingsprogramm komplett.

Ein Programm zusammenstellen

Wählen Sie dann das Übungsprogramm vom Poster, das Ihrem Leistungsgrad entspricht, und suchen Sie sich daraus einige Übungen aus. Beachten Sie dabei, dass Sie innerhalb Ihrer Trainingseinheit alle Wirbelsäulenbewegungen durchführen und diese häufig wechseln. Jede Einheit sollte also Übungen für Beugung, Streckung, Drehung und Seitbeugung der Wirbelsäule beinhalten. So tun Sie zum einen etwas für Ihre Bandscheiben, zum anderen verhindern Sie ein einseitiges Training der Rumpfmuskulatur.

Welche Wirbelsäulenbewegung stattfindet, erkennen Sie häufig bereits an der Ausgangsposition einer Übung:

› In der Rückenlage beginnen die Aufrollbewegungen (beispielsweise bei Abdominal Preparation, Seite 59, Hundred, Seite 75, und Roll Up, Seite 77). Dabei wird Ihre Wirbelsäule gebeugt.

› Aus der Bauchlage führen Sie die Streckung der Wirbelsäule durch (etwa bei Back Preparation: Hands by Shoulder, Seite 61, Back Preparation: Hands by Hips, Seite 63, und Swan Dive Seite 119).

› Wirbelsäulendrehung (wie bei Spine Twist, Seite 69, und Saw, Seite 71) und Wirbelsäulenseitbeugung (zum Beispiel beim Side Bend, Seite 111) beginnen dagegen im Sitzen.

tipp

_Ein 20-Minuten-Miniprogramm

› Vorübungen
› Abdominal Preparation, Seite 59 (Beugung)
› Back Preparation: Hands under Forehead, Seite 65 (Streckung)
› Shell Stretch, Seite 67
› Hundred, Seite 75 (Beugung)
› Spine Twist, Seite 69 (Drehung)
› Teaser, Seite 103 (Beugung)
› Swan Dive, Seite 119 (Streckung)
› Shell Stretch, Seite 67
› Side Bend, Seite 111 (Seitbeugung)

Die wichtigsten Begriffe

Damit die Übungsanleitungen möglichst kurz und dennoch sehr präzise sind, benutzen Pilates-Trainer im Unterricht eine Art Fachsprache. Mithilfe von Schlüsselwörtern beschreiben sie dabei die exakte Ausrichtung und Bewegungsweise. Einige Begriffe daraus wie »imprint« oder »Head Nod« haben Sie bereits kennen gelernt. Und da sich die Schlüsselwörter häufig in den Übungsanleitungen wiederholen, werden Sie Ihnen sicher schnell in Fleisch und Blut übergehen.

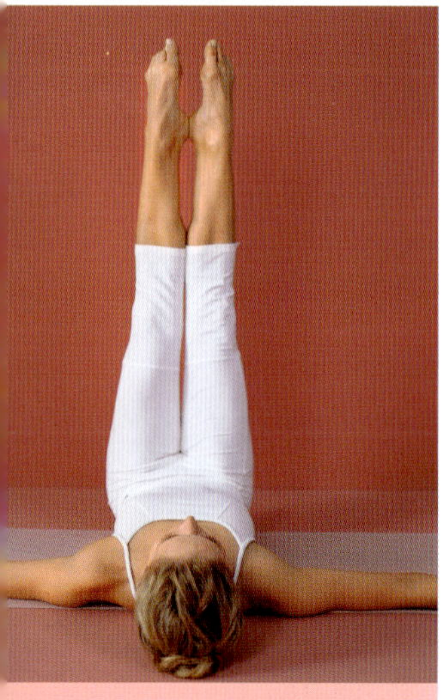

_a Beine in die Luft und außenrotiert

Die Haltungen von A bis Z

Gerade am Anfang lohnt es sich jedoch, die einzelnen Begriffe einmal nachzulesen, ehe Sie mit dem Üben beginnen. Und auch wenn Sie sich nicht ganz sicher sind, ob Sie eine bestimmte Haltung oder Bewegung wirklich korrekt ausführen, können Sie sie auf den folgenden vier Seiten einfach noch einmal nachschlagen.

Bauchlage

Sie liegen auf dem Bauch. Die Stellung des Beckens und der Wirbelsäule ist neutral. Sie spüren die vorderen Hüftknochen und das Schambein schwer auf der Matte.

Beine außenrotiert

Drehen Sie Ihre Beine nach außen, wobei die Stellung auf einer Drehung des Oberschenkelhalses im Hüftgelenk beruht. In Bauchlage spüren Sie die Kniescheiben nicht mehr ganz auf der Matte, da sie sich durch die Bewegung in der Hüfte mit nach außen drehen. Die Füße befinden sich in einer V-Stellung, wobei die Fersen dicht beieinander liegen und die Zehenspitzen zur Seite zeigen [_a].

Beine parallel

Beine und Füße liegen parallel zueinander. In Rückenlage zeigen die Kniescheiben zur Decke, in Bauchlage fühlen Sie sie auf der Matte. Je nach Übung sind die Beine dabei entweder geschlossen oder hüftbreit geöffnet. In dieser Stellung befindet sich der zweite Zeh jeweils in einer Linie mit dem vorderen Hüftknochen.

Beine tabletop

Heben Sie beide Füße von der Matte. Die Beine sind parallel, geschlossen und gebeugt. Von der Seite bilden Rumpf und Oberschenkel sowie Ober- und Unterschenkel jeweils einen rechten Winkel. Beide Unterschenkel befinden sich parallel zum Boden [_b].

Fuß flex

Stellen Sie die Füße senkrecht auf die Matte auf, wobei die Bewegung aus dem Sprunggelenk kommt. Drücken Sie die Fersen vom Körper weg und versuchen Sie trotzdem, die Zehen locker zu halten [_c].

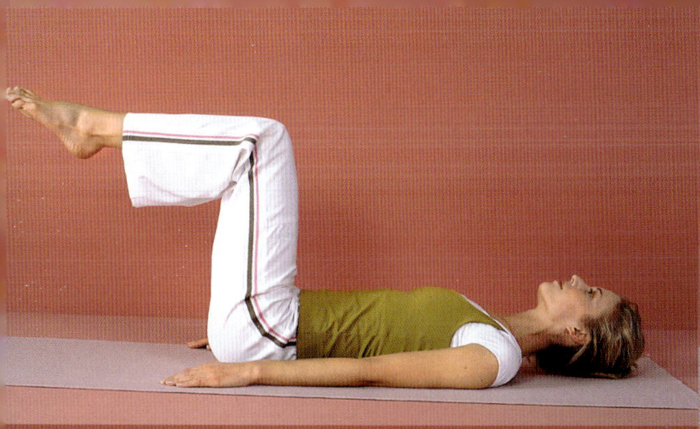

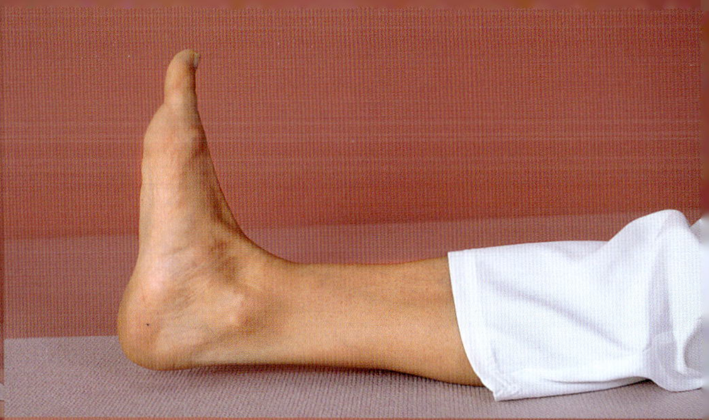

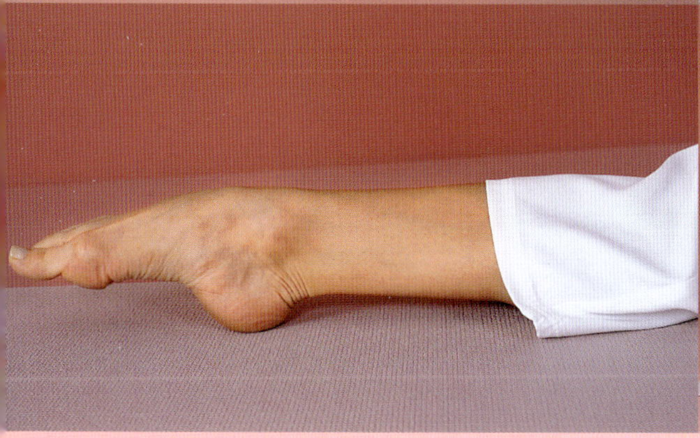

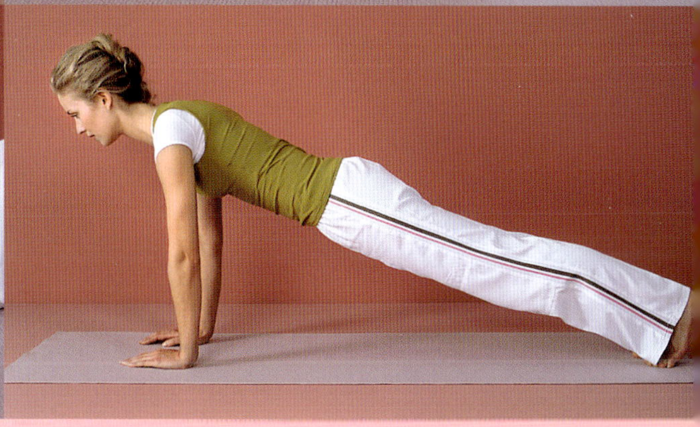

_b Beine tabletop

_c Fuß flex

_d Fuß point

_e Liegestütz

Fuß point

Die Füße sind gespitzt, wobei die Stellung wiederum auf einer Bewegung im Sprunggelenk beruht. Ziehen Sie die Fersen zu den Waden und strecken Sie die Zehen leicht [_d].

Kniestand

Sie knien mit aufrechtem Oberkörper. Die Stellung des Beckens und der Wirbelsäule ist neutral. Von vorn betrachtet zieht sich eine senkrechte Linie durch Knie, vorderen Hüftknochen und Schultergelenk. Beide Schultern sind auf der gleichen Höhe, beide Taillenseiten gleich lang.

Liegestütz

In dieser Position sind Sie lang ausgestreckt und balancieren Ihr gesamtes Körpergewicht auf den Händen und den Zehen. Die Brust zeigt zur Matte. Die Stellung des Beckens und der Wirbelsäule ist neutral. Der Blick geht nach vorn unten. Die Hände befinden sich genau unter den Schultern, die Fingerspitzen zeigen nach vorn. Die Beine sind fest geschlossen, ganz gestreckt und verlaufen parallel zueinander. Auf diese Weise bildet Ihr gesamter Körper eine lange, schräge Linie. An deren höchstem Punkt befindet sich Ihr Kopf, am niedrigsten Punkt sind Ihre Füße [_e].

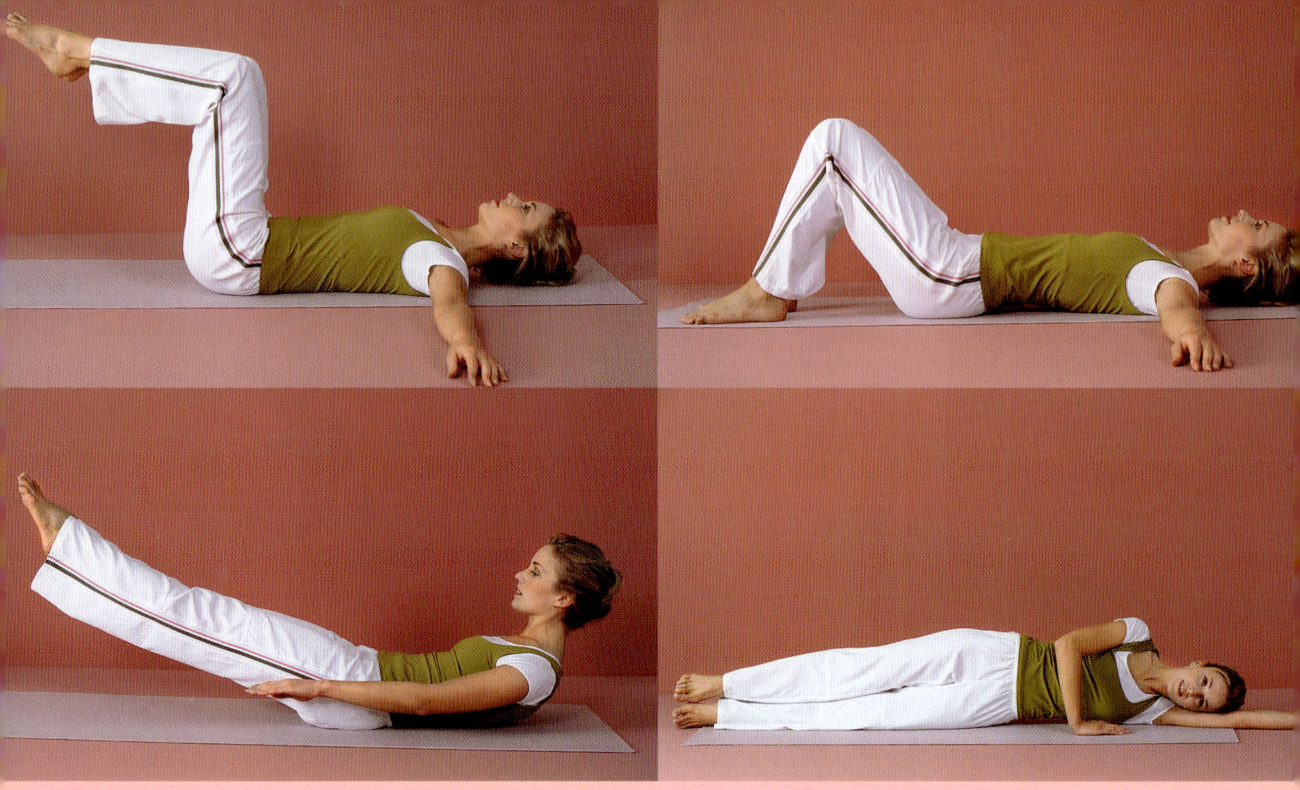

_a Rückenlage Imprint-Stellung
_b Rückenlage neutrale Stellung
_c Scoop
_d Seitlage

Rückenlage Imprint-Stellung

Sie heben in Rückenlage die Füße von der Matte. Das Becken ist infolge der Bauchspannung etwas nach hinten gekippt. Sie fühlen Ihr Steißbein leicht auf der Matte. Die vorderen Hüftknochen liegen etwas tiefer als das Schambein [_a].

Rückenlage neutrale Stellung

Sie liegen auf dem Rücken. Die Beine sind gebeugt und die Füße stehen auf der Matte. Becken und Wirbelsäule sind neutral. Sie fühlen Ihr Steißbein schwer auf der Matte. Die vorderen Hüftknochen und das Schambein liegen auf einer Höhe [_b].

Scoop

Sie liegen imprint auf dem Rücken. Bauchmuskeln anspannen und den Oberkörper anheben. Das Kinn ist parallel zur Brust, der Blick geht zu den Schenkeln. Arme mit anheben. Strecken Sie die Beine in die Luft. Senken Sie sie wieder so tief, dass Sie imprint gerade noch halten können [_c].

Seitlage

Sie liegen auf der Seite. Becken und Wirbelsäule sind neutral. Von oben betrachtet liegen Knöchel, Hüfte, Schulter und Ohr in einer Linie. Zwischen Matte und Taille ist ein kleiner Abstand [_d].

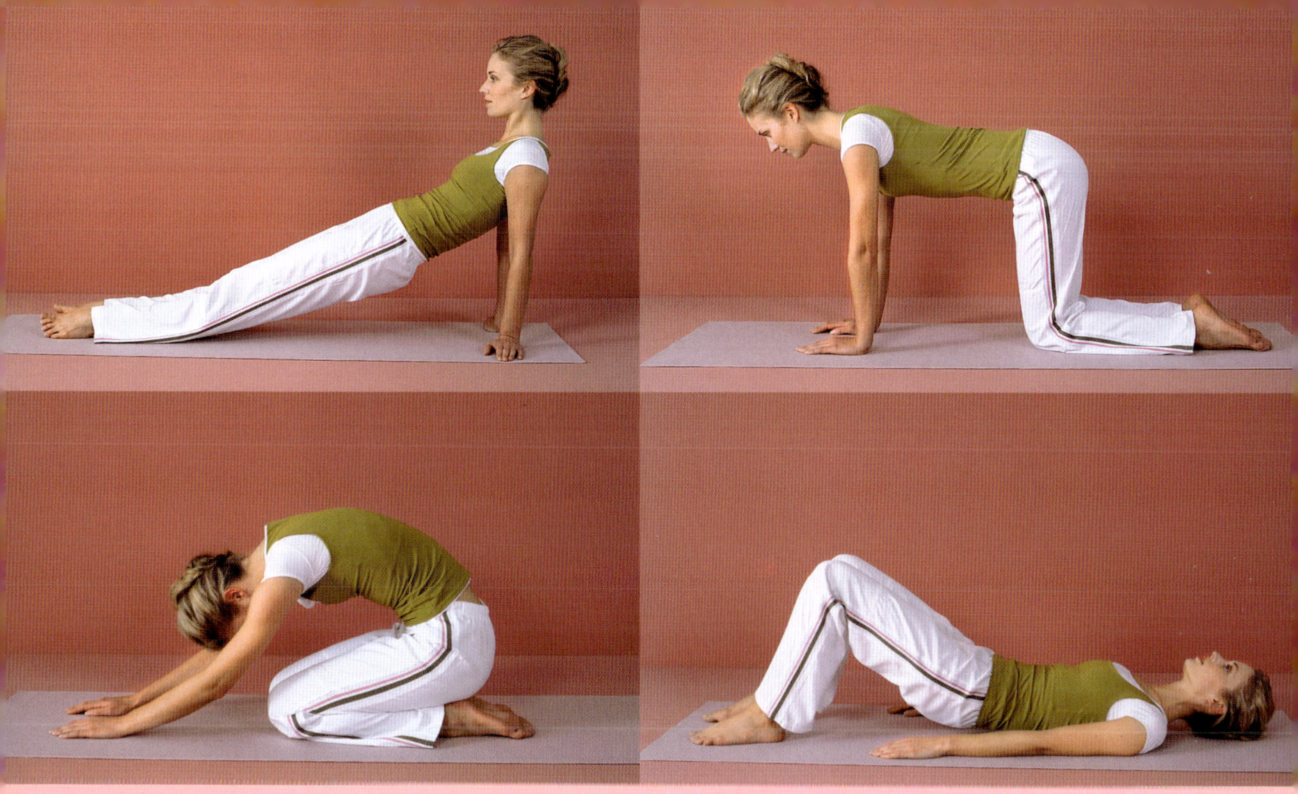

_e Umgedrehter Liegestütz
_f Vierfüßlerstand
_g Wirbel für Wirbel aufrichten
_h Wirbel für Wirbel rollen

Umgedrehter Liegestütz

Sie sind lang ausgestreckt, die Brust zeigt zur Decke und Sie balancieren Ihren Körper auf Händen und Fersen. Die Hände sind unter den Schultern, die Fingerspitzen zeigen zur Seite. Die Beine sind geschlossen, gestreckt und nach außen rotiert. Becken und Wirbelsäule sind neutral [_e].

Vierfüßlerstand

Sie knien auf Händen und Unterschenkeln. Die Stellung des Beckens und der Wirbelsäule ist neutral. Die Hände befinden sich unter den Schultern, die Knie unter der Hüfte [_f].

Wirbel für Wirbel aufrichten

War der Oberkörper nach vorn gebeugt, richten Sie die Wirbelsäule Wirbel für Wirbel auf – vom »Steißbein« (unterster Wirbel der Lendenwirbelsäule) bis zum »Scheitel« (Halswirbelsäule) [_g].

Wirbel für Wirbel rollen

Heben Sie die Wirbel einzeln von der Matte auf und legen Sie sie einzeln wieder auf die Matte zurück. Beginnen Sie einmal am obersten Wirbel der Halswirbelsäule (in den Übungen Scheitel), einmal am untersten Wirbel der Lendenwirbelsäule (der Einfachheit halber Steißbein genannt) [_h].

Die Vorübungen – so stimmen Sie sich richtig ein

Haben Sie Lust, Ihre Figur, Ihre Haltung, Ihre Muskulatur und Ihre Bewegungsweise zu verbessern und Ihr Körperbewusstsein zu vertiefen? Dann beginnen Sie am besten noch heute mit Pilates. Nach der STOTT PILATES®-Methode beginnen Sie Ihr Programm mit sehr leichten Bewegungen, bei denen Sie sich auf die Atmung, die Aktivierung der tiefen Muskulatur und die gute Ausrichtung Ihres Körpers konzentrieren. Diese Vorübungen sind außerdem so aufgebaut, dass Sie alle Punkte, auf die Sie während des Trainings achten sollten, schon einmal nacheinander durchgehen. Führen Sie deshalb die folgenden elf Übungen immer in der angegebenen Reihenfolge durch.

info

_Was habe ich von den Vorübungen?

Auch wenn Sie nur ein begrenztes Zeitbudget zum Üben haben, sollten Sie immer ein paar Minuten für die Vorübungen einplanen. Denn dieses Programm

- hilft Ihnen, abzuschalten und belastende Alltagsprobleme zurückzulassen,
- lenkt Ihre Gedanken und Ihre volle Konzentration auf den Körper,
- lockert schmerzhafte Verspannungen im Körper,
- weckt Ihre Muskulatur auf und erwärmt sie für die nachfolgenden Übungen und
- schult nicht zuletzt Ihr Körperbewusstsein.

* Breathing

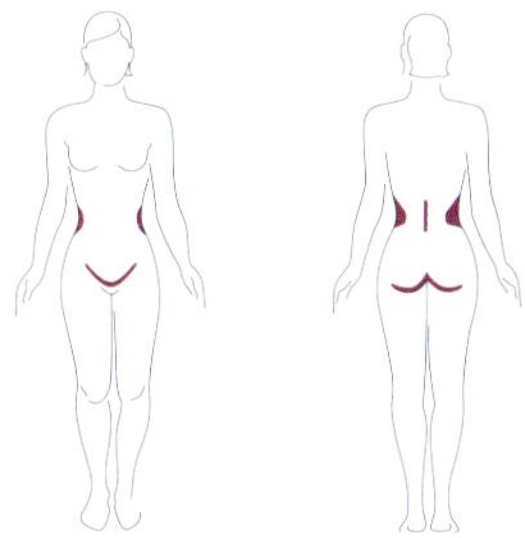

Beim »Atmen« üben Sie, ganz bewusst in den Brustkorb zu atmen und die tiefe Muskulatur zu aktivieren. Dadurch stabilisieren Sie die Körpermitte, was auch für alle weiteren Übungen wichtig ist.

_1 Ausgangsposition: Rückenlage in neutraler Stellung. Die Beine sind gebeugt und hüftbreit geöffnet. Die Füße stehen flach auf der Matte. Die Arme sind abgewinkelt und die Hände liegen seitlich am Brustkorb.

_2 Einatmen: Atmen Sie tief durch die Nase ein und spüren Sie, wie sich der seitliche und hintere Teil Ihres Brustkorbes in die Hände drückt. Der vordere Teil hebt sich nur leicht. Schultern und Nacken bleiben entspannt.

_3 Ausatmen: Atmen Sie fest durch den Mund aus. Die Lippen sind dabei leicht geschlossen. Aktivieren Sie Ihre tiefe Muskulatur und spüren Sie, wie Ihr Bauch flacher wird und die Rippen wieder weich werden.

Wiederholung. Atmen Sie 3 bis 5 mal tief ein und aus.

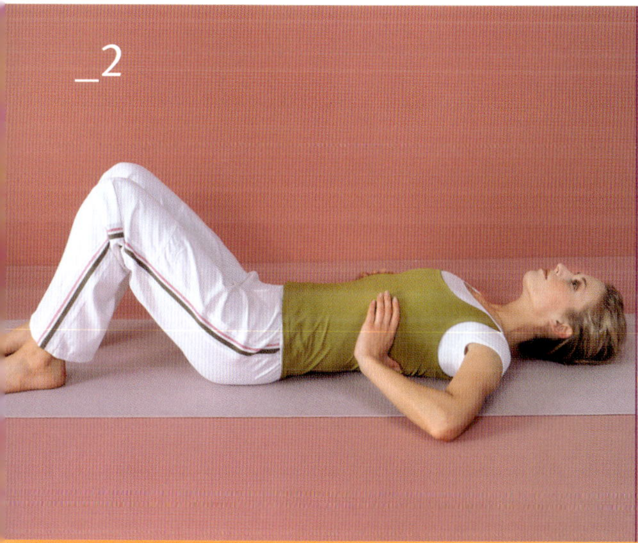

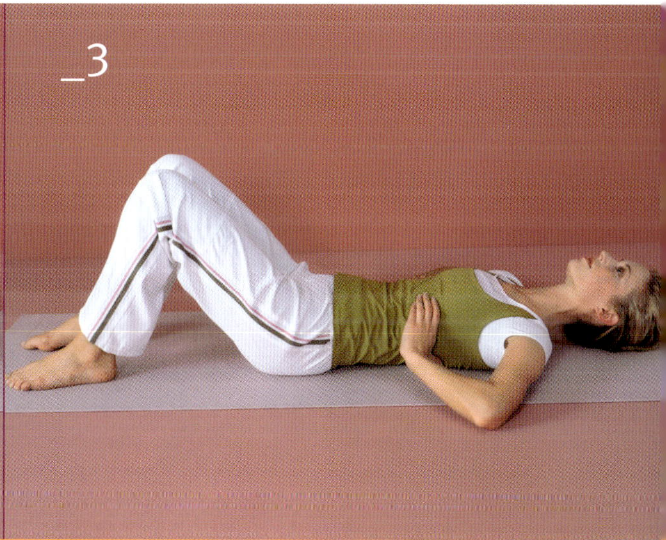

beachten

_details: Halten Sie Ihr Becken während der Übung ganz still – es wird nicht gekippt. Die Wirbelsäule bleibt lang.

_inneres bild: Stellen Sie sich beim Ausatmen vor, ein Reißverschluss zwischen Beckenboden und Brustbein würde sich schließen. Gleichzeitig wird ein Korsett um Ihre Taille enger geschnürt.

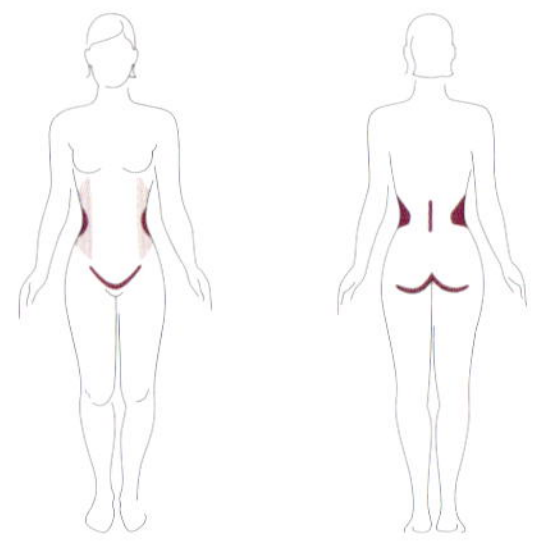

⋆ Imprint and Release

Beim »Beckenschaukeln« wechseln Sie mehrmals zwischen den zwei Beckenstellungen neutral und imprint. Entwickeln Sie ein Körpergefühl für beide Stellungen, damit es Ihnen während des Trainings leicht fällt, sie einzunehmen.

_1 Ausgangsposition: Sie liegen in Rückenlage in neutraler Stellung. Beide Beine sind gebeugt und hüftbreit geöffnet. Die Füße stehen flach auf der Matte. Legen Sie Ihre Hände so auf den Bauch, dass die Zeigefinger auf den vorderen Hüftknochen und die Daumen auf der untersten Rippe liegen.

_2 Ausatmen: Aktivieren Sie die tiefe Muskulatur, um Ihr Becken leicht nach hinten zu kippen. Die Lendenwirbelsäule verlängert sich sanft zur Matte und der Abstand zwischen vorderen Hüftknochen und unterster Rippe wird etwas kleiner. Zeigefinger und Daumen sind dadurch etwas näher zusammengekommen. Die Beckenstellung ist jetzt imprint.

_3 Einatmen: Lassen Sie die Muskulatur sich wieder entspannen und Ihr Becken zur neutralen Stellung zurückgehen.

Wiederholung: Schaukeln Sie Ihr Becken 3- bis 5-mal von neutral zu imprint.

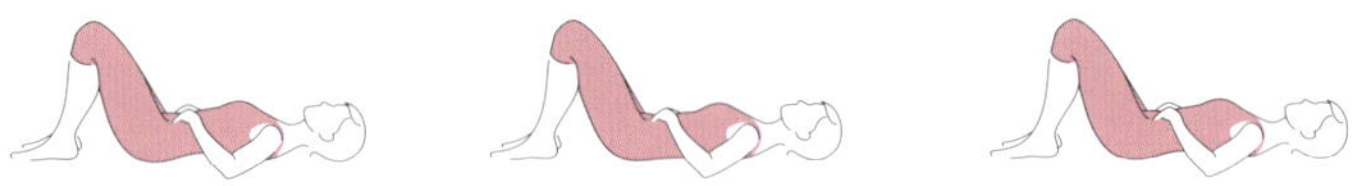

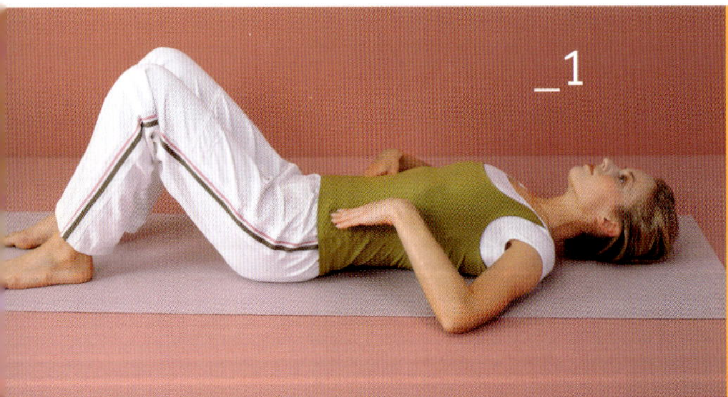

_1

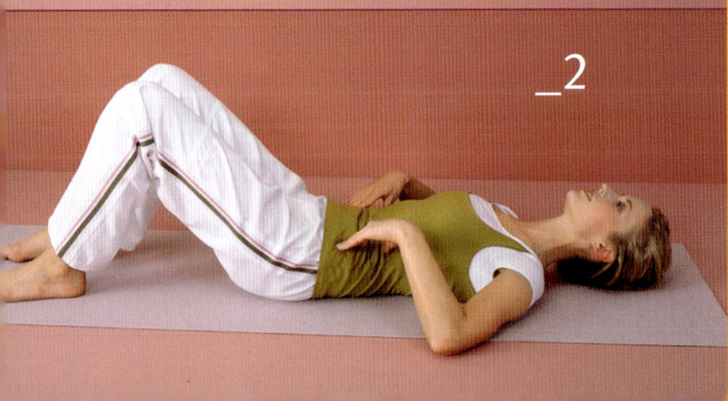

_2

beachten

_details: Ihre Pomuskulatur bleibt während der Bewegung ganz locker, damit Sie Ihr Becken nicht zu stark nach hinten kippen und die Lendenwirbel in die Matte pressen.
Imprint stellt anatomisch nur eine kleine Abweichung von der neutralen Stellung dar. Sie werden daher keine große Veränderung wahrnehmen.

* Leg Slides

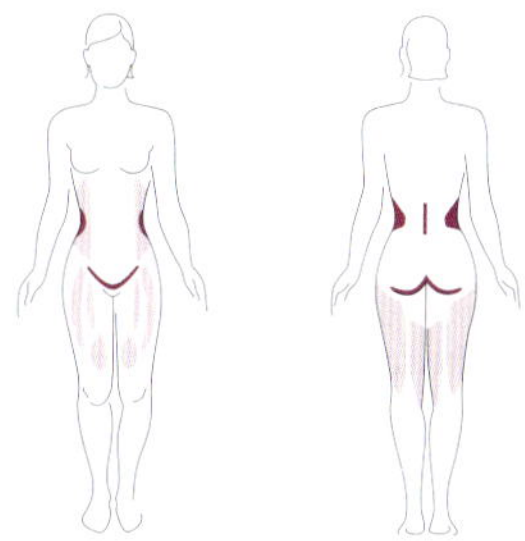

Beim »Fußschieben« stabilisieren Sie die neutrale Stellung in der Rückenlage, während Sie Ihre Beine leicht bewegen. Ihr körpereigenes Stabilisationssystem wird dadurch zunächst zwar nur aufgeweckt. Doch dies ist die Basis für die Rumpfstabilisierung, wenn die Übungen später schwieriger werden.

_1 Ausgangsposition: Bleiben Sie in der neutralen Rückenlage. Die Beine sind gebeugt, hüftbreit geöffnet und die Füße stehen flach auf der Matte.

_2 Einatmen: Schieben Sie den linken Fuß auf der Matte nach vorn, bis das Bein ganz gestreckt ist. Jetzt hat nur noch die Ferse Bodenkontakt.

_3 Ausatmen: Ziehen Sie den linken Fuß über die Matte in die Ausgangsposition zurück.

_4 Einatmen: Schieben Sie den rechten Fuß auf der Matte nach vorn, bis das Bein gestreckt ist.

_5 Ausatmen: Ziehen Sie den rechten Fuß über die Matte in die Ausgangsposition zurück.

Wiederholung: Schieben Sie Ihren linken und rechten Fuß immer abwechselnd je 5-mal über die Matte.

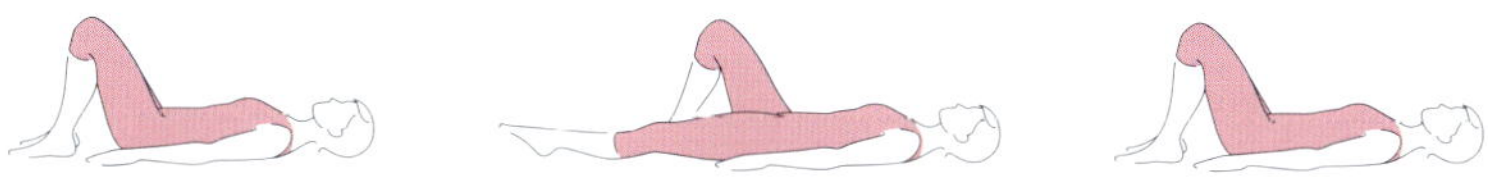

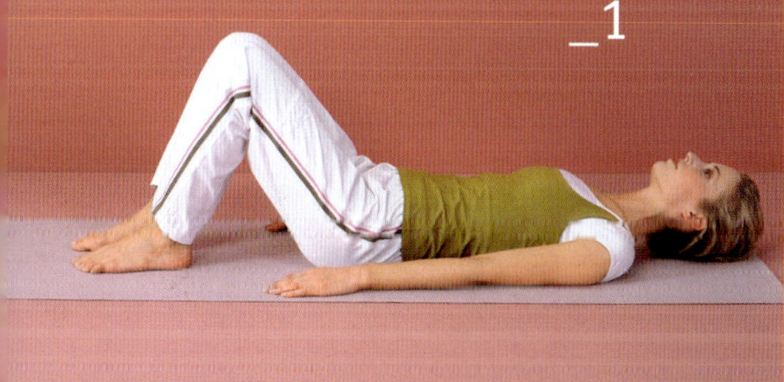

_1

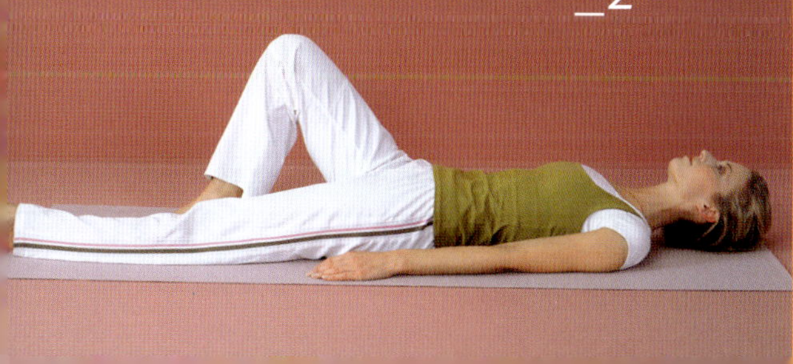

_2

beachten

_details: Ziel dieser Übung ist die Stabilisierung der neutralen Stellung. Halten Sie Ihre Wirbelsäule und Ihr Becken während der Bewegung absolut ruhig.

⋆ Leg Lifts

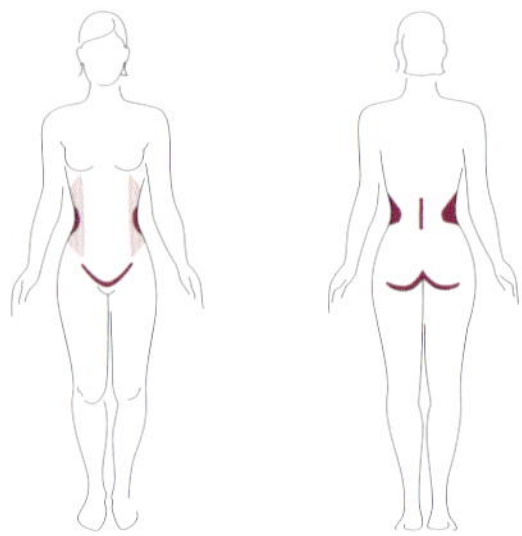

Während Sie bei der vorangegangenen Übung die neutrale Stellung stabilisiert haben, geht es beim »Beinheben« um die Imprint-Stellung. Das bereitet Ihre Muskulatur darauf vor, diese Stabilisierung auch bei schwierigeren Übungen halten zu können.

_1 Ausgangsposition: Sie starten aus der Rückenlage in der Imprint-Stellung. Die Beine sind gebeugt und hüftbreit geöffnet. Beide Füße stehen flach auf der Matte.

_2 Ausatmen: Heben Sie nun das linke Bein zu tabletop.

_3 Einatmen: Überprüfen Sie Ihre Position: Ist die tiefe Muskulatur aktiviert und das Becken in imprint?

_4 Ausatmen: Heben Sie zusätzlich auch das rechte Bein zu tabletop.

_5 Einatmen: Überprüfen Sie Ihre Position. Sind Sie immer noch in imprint? Haben Sie das Gefühl, das imaginäre Korsett um Ihre Taille sei eng geschnürt?

_6 Ausatmen: Setzen Sie beide Füße gleichzeitig zurück auf die Matte. Halten Sie dabei die Imprint-Stellung.

Wiederholungen: Führen Sie die Übung insgesamt 6-mal durch. Wechseln Sie dabei jedes Mal das Bein, mit dem Sie beginnen.

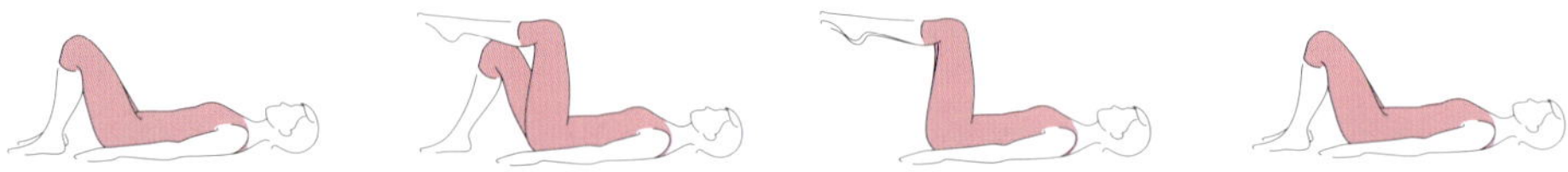

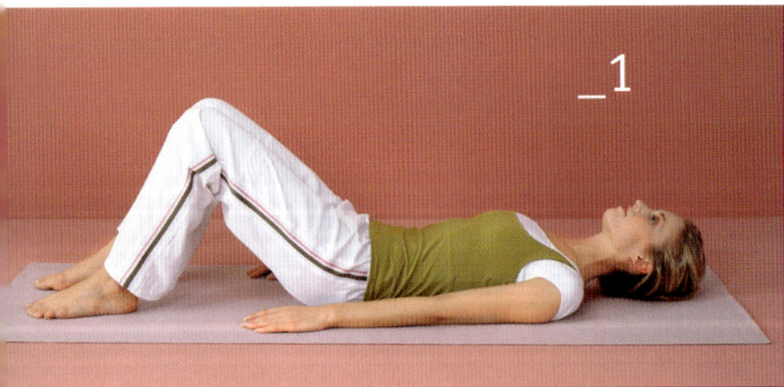

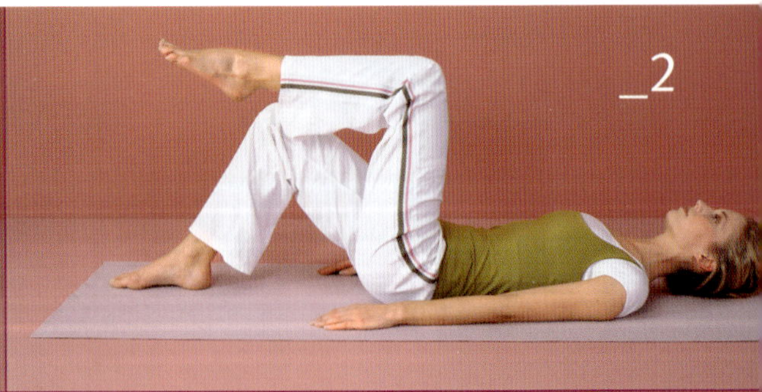

beachten

_details: Diese Übung dient der Stabilisierung der Imprint-Stellung. Halten Sie Wirbelsäule und Becken während der Beinbewegung absolut ruhig.

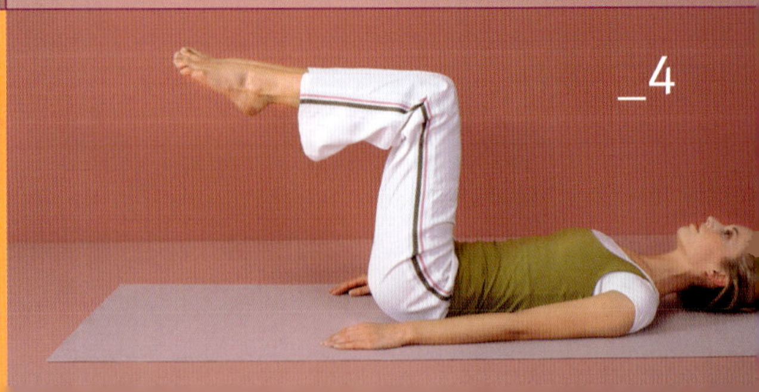

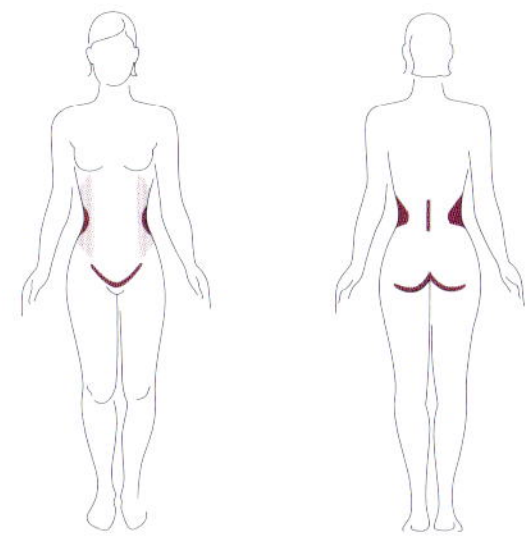

* Supine Spinal Rotation

Der »Wirbelsäulendreher« auf dem Rücken rotiert und mobilisiert Ihre Wirbelsäule leicht. Da beide Füße von der Matte abgehoben sind, bleiben Sie in der Imprint-Stellung.

_1 Ausgangsposition: Rückenlage in der Imprint-Stellung. Heben Sie beide Beine zu tabletop. Die Arme liegen im rechten Winkel zum Körper auf der Matte und die Handinnenflächen zeigen zur Decke. Dorthin geht auch Ihr Blick.

_2 Ausatmen: Drehen Sie den Unterkörper nach rechts. Die linke Hüfte verliert den Kontakt zur Matte und die Beine sinken nach rechts. Lassen Sie die Beine nur so tief gehen, wie Sie Ihr Becken in imprint halten können. Ihr Blick geht währenddessen zur linken Hand.

_3 Einatmen: Überprüfen Sie Ihre Position. Halten Sie imprint und vermeiden Sie unbedingt, ins Hohlkreuz zu gehen.

_4 Ausatmen: Aktivieren Sie Ihre Bauchmuskulatur, um den Unterkörper wieder zur Ausgangsposition zurückzuziehen. Ihr Blick geht jetzt wie am Anfang zur Decke.

_5 Einatmen: Machen Sie eine kurze Pause, bevor Sie die Übung nach links wiederholen.

Wiederholungen: Drehen Sie Ihren Unterkörper 2- bis 3-mal zu jeder Seite. Wechseln Sie dabei jedes Mal die Seite.

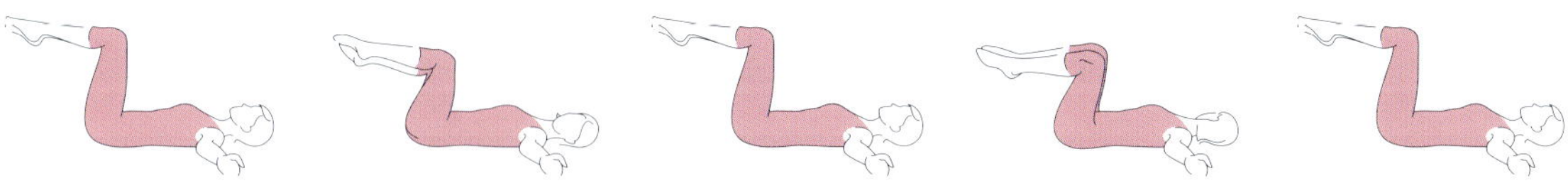

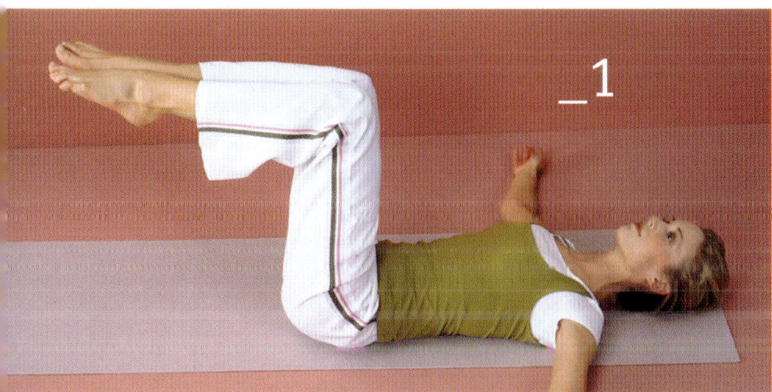

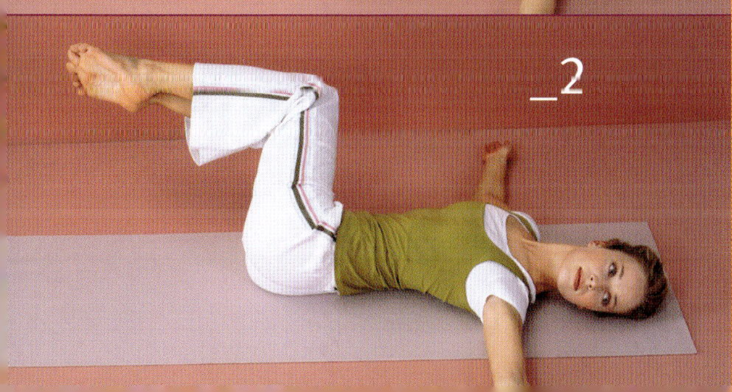

beachten

_details: Während der gesamten Übung bleiben die beiden Schulterblätter fest auf der Matte.

⋆ Cat Stretch

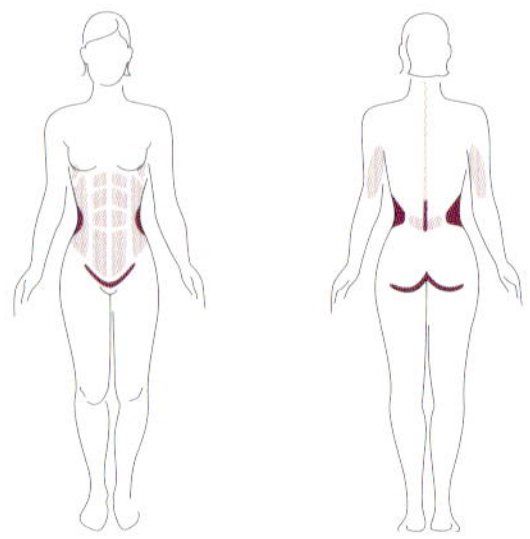

Der »Katzenbuckel« mobilisiert die Wirbelsäule und trainiert die Rückenmuskeln durch die leichte Wirbelsäulenbeugung und -streckung. Konzentrieren Sie sich darauf, die Bewegung Wirbel für Wirbel durchzuführen. Dieses Bewegungsprinzip brauchen Sie beim Training häufig.

_1 Ausgangsposition: Gehen Sie in den Vierfüßlerstand.

_2 Ausatmen: Machen Sie den Rücken Wirbel für Wirbel gleichmäßig rund. Beginnen Sie mit der Bewegung am Steißbein und beenden Sie sie am Scheitel. Zum Schluss ist Ihr Rücken rund und Sie schauen zum Bauchnabel.

_3 Einatmen: Atmen Sie tief in den seitlichen und hinteren Teil des Brustkorbs und spüren Sie die Rückendehnung. Überprüfen Sie Ihre Position: Konnten Sie die tiefe Muskulatur aktivieren? Ist der Bauchnabel zur Wirbelsäule gezogen? Sind die Schultern weit weg von den Ohren?

_4 Ausatmen: Gehen Sie Wirbel für Wirbel über die neutrale Vierfüßlerstellung in eine leichte Rückenstreckung. Beginnen Sie die Bewegung wie beim Rundwerden am Steißbein und beenden Sie sie wiederum am Scheitel. Der Blick ist nun nach vorn gerichtet.

Wiederholungen: 3- bis 5-mal.

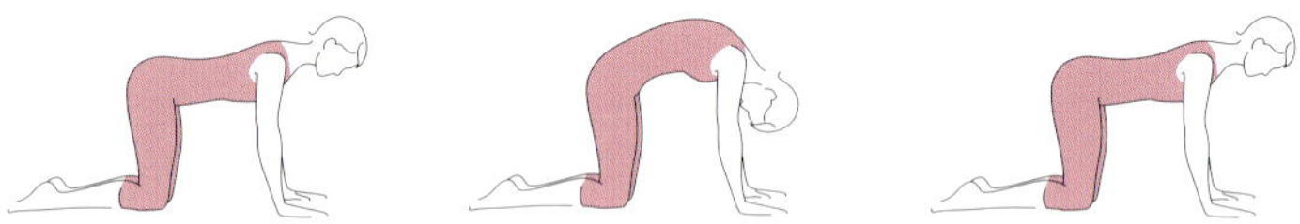

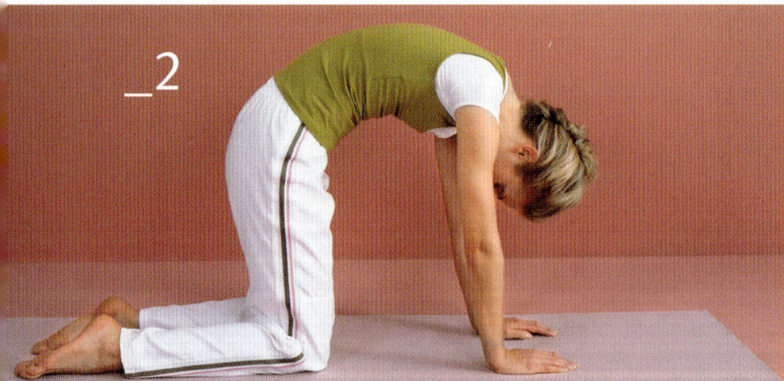

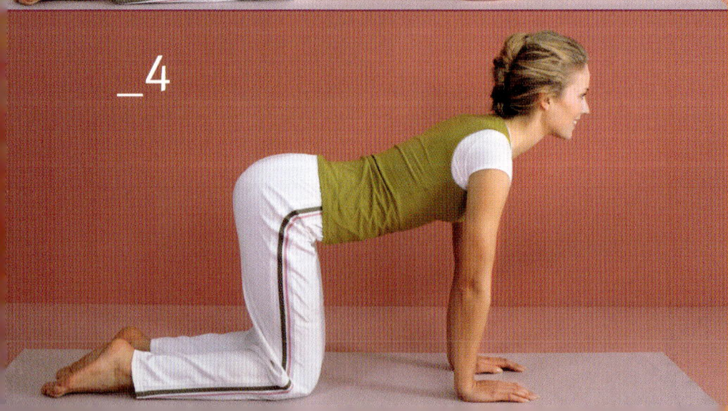

beachten

_details: Die Bewegung ist nie ruckartig, sondern immer sanft und fließend.

_inneres bild: Bewegen Sie sich geschmeidig wie eine Katze, die sich rund macht und wieder streckt.

* Hip Rolls

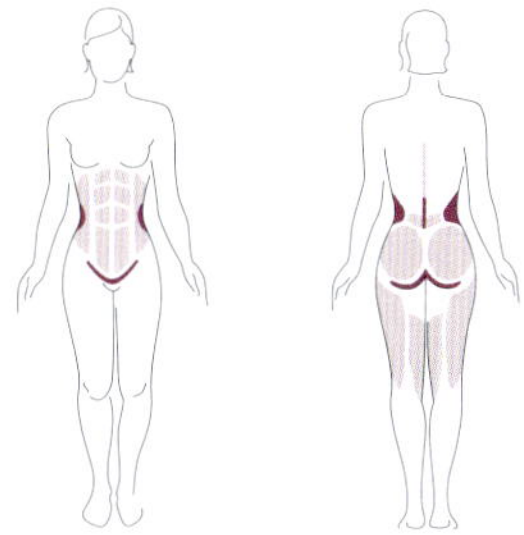

Bei der »Hüftrolle« konzentrieren Sie sich darauf, Wirbel für Wirbel zu rollen. Dabei beginnen Sie die Rollbewegung am Steißbein. Sie kommt zunächst aus Ihrer tiefen Muskulatur. Erst dann setzen Sie Hüft- und Pomuskulatur ein, um das Becken anzuheben.

_1 Ausgangsposition: Neutrale Rückenlage. Die Beine sind gebeugt, hüftbreit geöffnet und die Füße flach auf der Matte. Die Arme liegen am Körper, die Handinnenflächen zeigen zur Matte. Die Schulterblätter sind stabilisiert.

_2 Einatmen: Ziehen Sie Ihre Wirbelsäule ganz lang ohne eine Bewegung durchzuführen.

_3 Ausatmen: Heben Sie Wirbel für Wirbel von der Matte hoch. Beginnen Sie die Bewegung am Steißbein und beenden Sie sie, wenn das Körpergewicht auf den Schulterblättern ruht.

_4 Einatmen: Atmen Sie tief in den seitlichen und hinteren Teil des Brustkorbes. Haben Sie die tiefe Muskulatur aktiviert? Ist der Bauch flach? Der Brustkorb nicht herausgepresst?

_5 Ausatmen: Ziehen Sie jeden Wirbel einzeln wieder zurück. Zuerst wird das Brustbein weich, als Letztes sinkt das Steißbein auf die Matte.

Wiederholungen: Insgesamt 3- bis 5-mal.

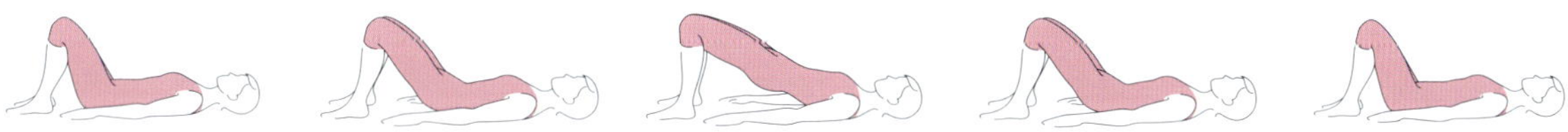

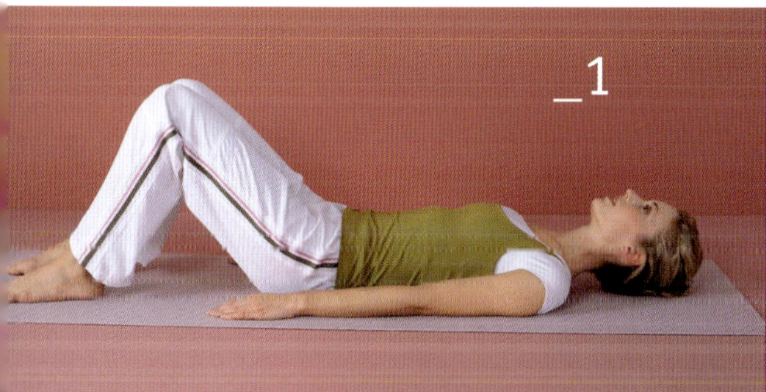

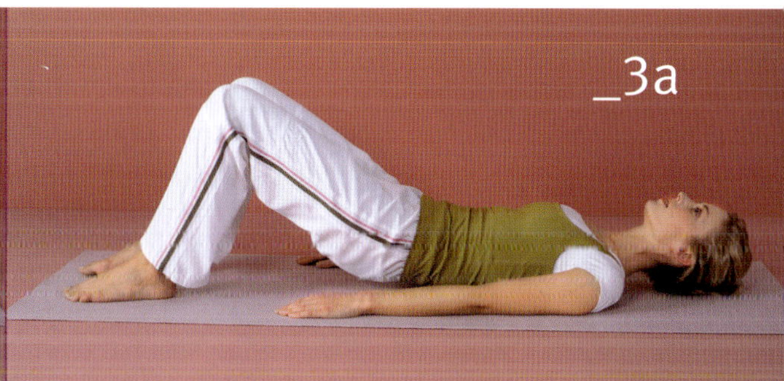

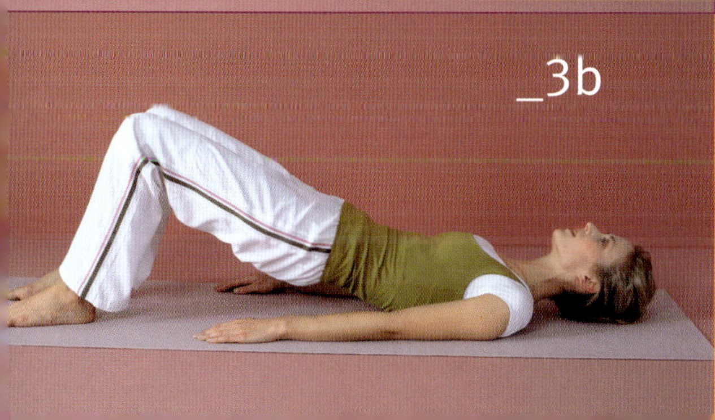

beachten

_vorsicht: Bringen Sie kein Gewicht auf den Nacken! Die Schultern bleiben locker.

_details: Drücken Sie jeden Wirbel sanft in die Matte – beim Auf- und beim Abrollen.

_inneres bild: Stellen Sie sich vor, die Wirbel wären Perlen einer Kette. Sie heben jede einzeln auf und legen sie sorgsam wieder ab.

* Arm Raises

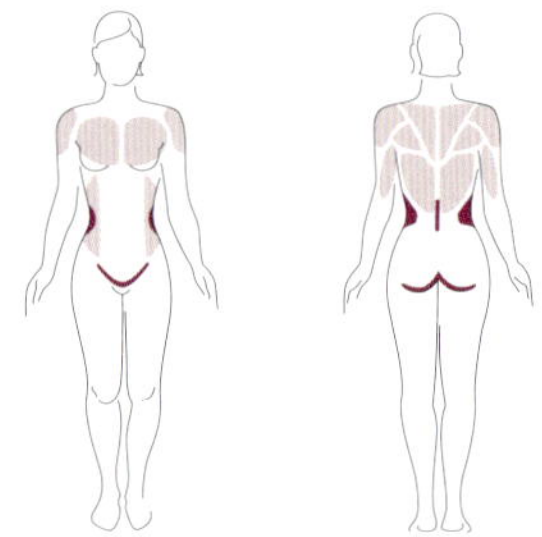

Beim »Arm über Kopf heben« konzentrieren Sie sich darauf, den oberen Teil Ihres Rumpfes zu stabilisieren und den Brustkorb nicht nach oben herauszupressen.

_1 Ausgangsposition: Sie liegen in der neutralen Stellung auf dem Rücken. Die Beine sind gebeugt und hüftbreit geöffnet. Beide Füße stehen flach auf der Matte. Die Arme strecken Sie entlang Ihres Körpers auf der Matte aus. Die Handflächen zeigen zur Matte, die Schulterblätter sind stabilisiert.

_2 Einatmen: Heben Sie beide Arme gestreckt an, bis die Fingerspitzen zur Decke zeigen. Die Handflächen zeigen zueinander.

_3 Ausatmen: Führen Sie die Arme so weit über Kopf nach hinten, wie Ihre Rippen gerade noch flach bleiben. Gehen Sie dabei nicht ins Hohlkreuz.

_4 Einatmen: Heben Sie die Arme langsam wieder nach oben, bis Ihre Fingerspitzen erneut zur Decke zeigen.

_5 Ausatmen: Führen Sie die Arme zurück zur Ausgangsposition.

Wiederholungen: Heben Sie die Arme 3- bis 5-mal über den Kopf.

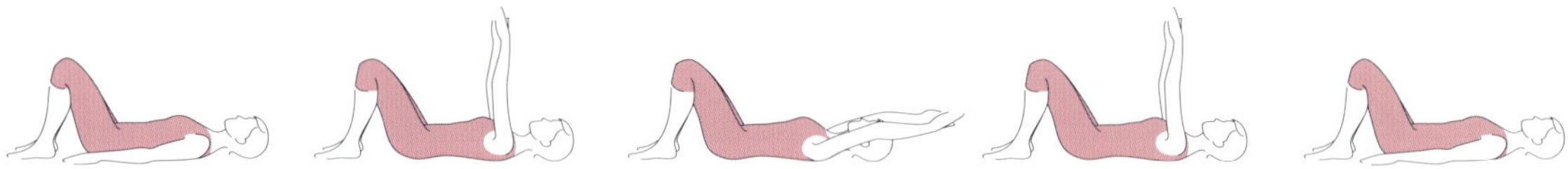

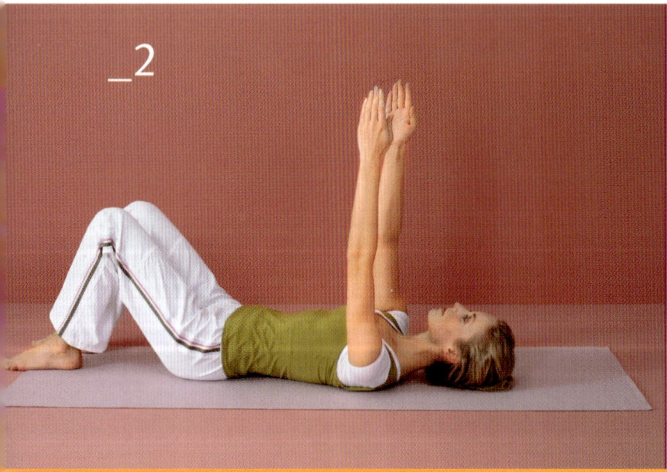

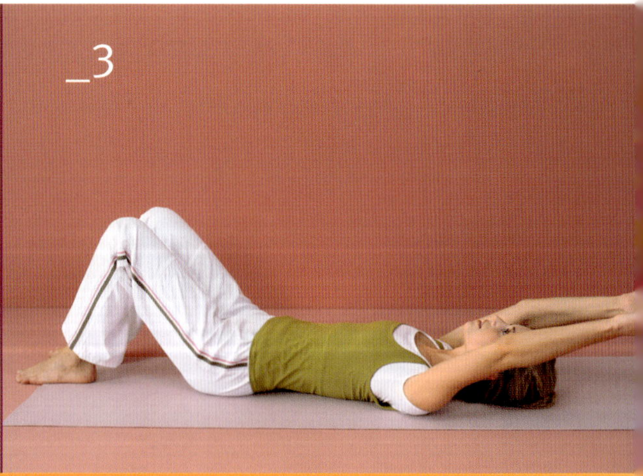

beachten

_details: Wenn Sie spüren, dass Sie die neutrale Stellung nicht stabilisieren können und Ihr Brustkorb sich herauspresst, dann machen Sie die Armbewegung kleiner. Halten Sie die Hände während der ganzen Übung im schulterbreiten Abstand zueinander.

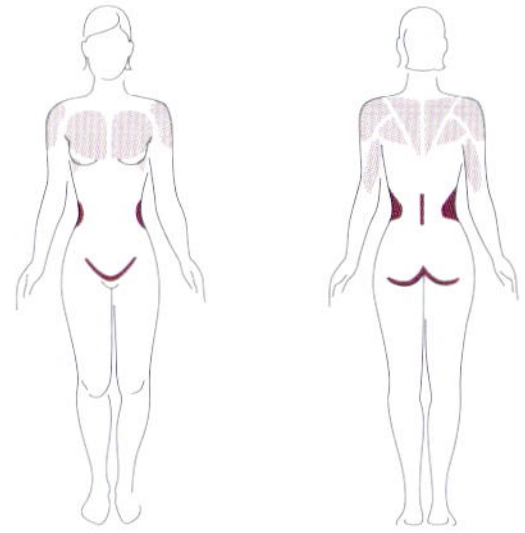

* Scapula Isolation

Die »Schulterblatt-Konzentration« lenkt Ihre Aufmerksamkeit auf die Körperrückseite, damit Sie diese während des Trainings nicht vergessen. Besonders wichtig ist, dass Sie ein Gefühl dafür entwickeln, wie Sie Ihre Schulterblätter leicht zusammenziehen. Sie brauchen dieses Wissen, um die Schulterblätter während der Übungen zu stabilisieren.

_1 Ausgangsposition: Rückenlage in neutraler Stellung. Die Beine sind gebeugt und hüftbreit geöffnet. Die Füße stehen flach auf der Matte. Die Arme sind gestreckt. Die Fingerspitzen zeigen zur Decke, die Handflächen nach innen.

_2 Einatmen: Heben Sie Ihre Schulterblätter leicht von der Matte an. Der Abstand zwischen ihnen vergrößert sich dabei.

_3 Ausatmen: Lassen Sie die Schulterblätter wieder auf die Matte sinken.

_4 Einatmen: Ziehen Sie die Schulterblätter zueinander. Dabei drücken sie sich leicht in die Matte und der Abstand wird kleiner.

_5 Ausatmen: Lassen Sie die Schulterblätter wieder auseinander gehen.

Wiederholungen: Führen Sie die Übung insgesamt 3- bis 5-mal durch.

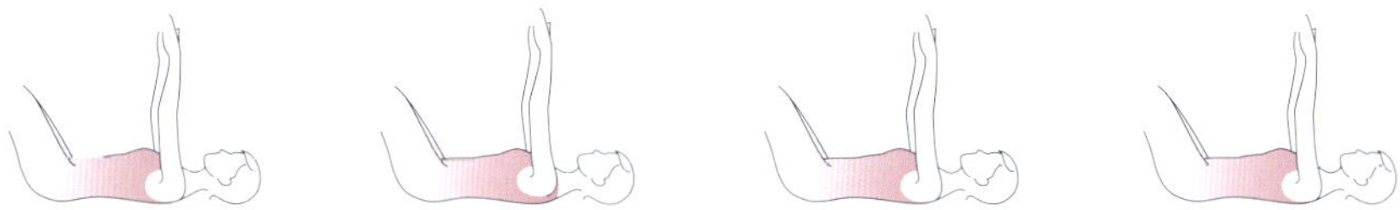

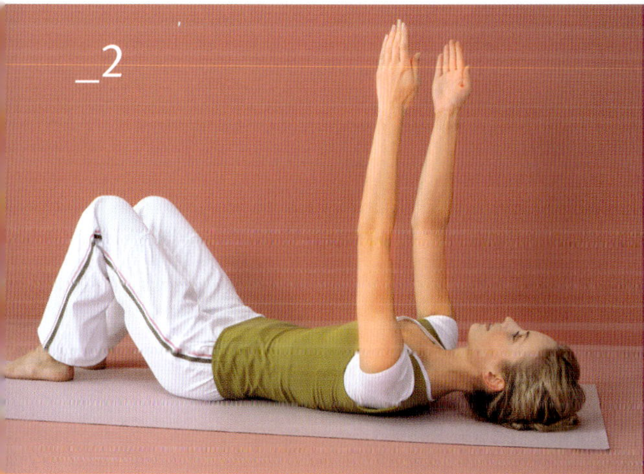

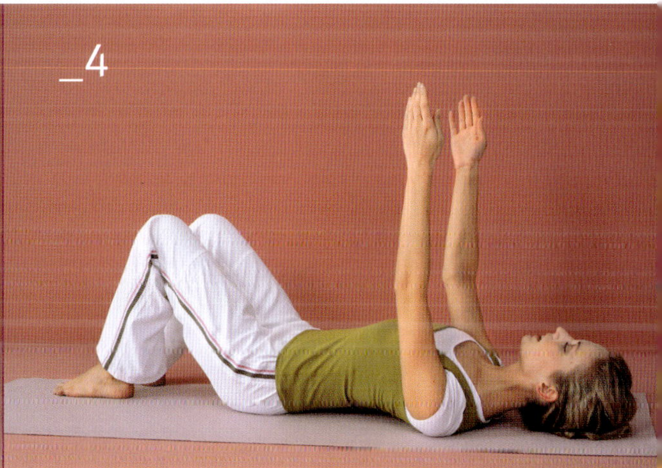

beachten

_details: Machen Sie die Bewegungen nur so groß, wie Ihr Nacken entspannt bleiben kann. Die Übung dehnt und kräftigt die Muskulatur zwischen Ihren Schulterblättern und schult das Körperbewusstsein für diesen Bereich.

⋆ Elevation and Depression of Scapulae

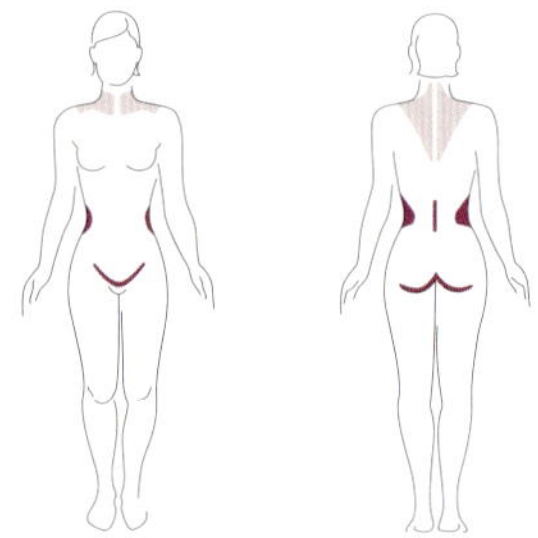

Beim »Schulternschieben« konzentrieren Sie sich darauf, die Schultern von den Ohren weg zu schieben. So verinnerlichen Sie, den Abstand zwischen diesen Körperteilen während der Übungen groß zu halten. Das ist ein wichtiger Bestandteil der Schulterblattstabilisierung.

_1 Ausgangsposition: Neutrale Rückenlage. Die Beine sind gebeugt, hüftbreit geöffnet und die Füße flach auf der Matte. Die Arme liegen am Körper, die Handinnenflächen zeigen zur Matte.

_2 Einatmen: Ziehen Sie die Schultern zu den Ohren, um den Abstand zwischen den Körperteilen zu verringern. Die Schultern bleiben dabei am Boden.

_3 Ausatmen: Schieben Sie die Schultern wieder von den Ohren weg, um den Abstand zu vergrößern. Pressen Sie dabei beide Hände leicht in die Matte.

Wiederholungen: Führen Sie die Übung insgesamt 3- bis 5-mal durch.

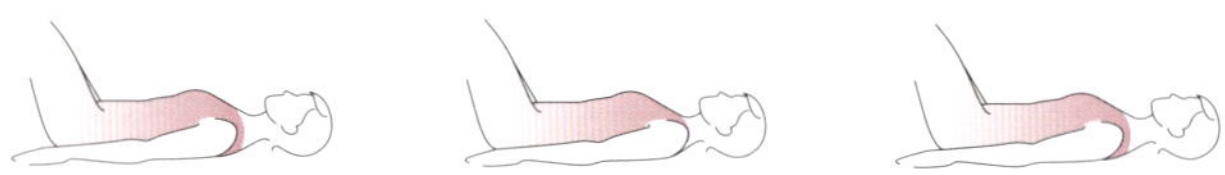

beachten

_details: Achten Sie darauf, dass beide Schulterblätter flach am Rücken liegen und über die Matte gleiten. Dies öffnet die Brust und macht das Schlüsselbein groß.

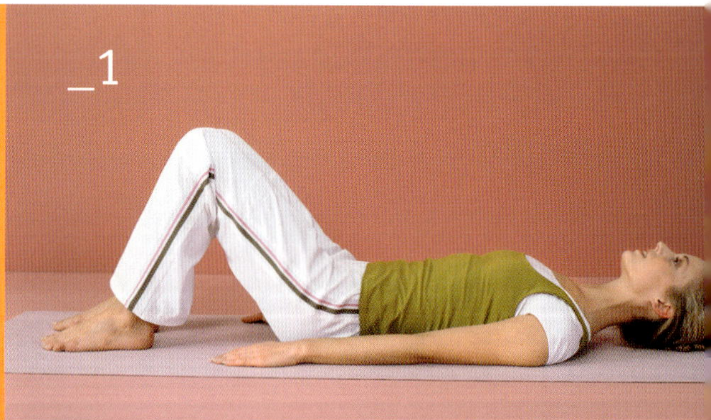

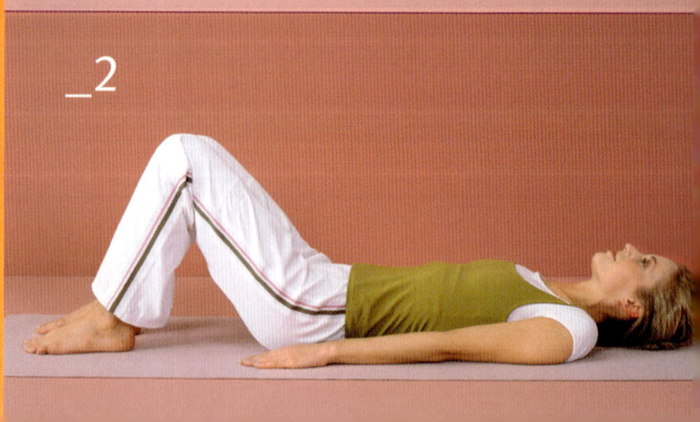

* Head Nods

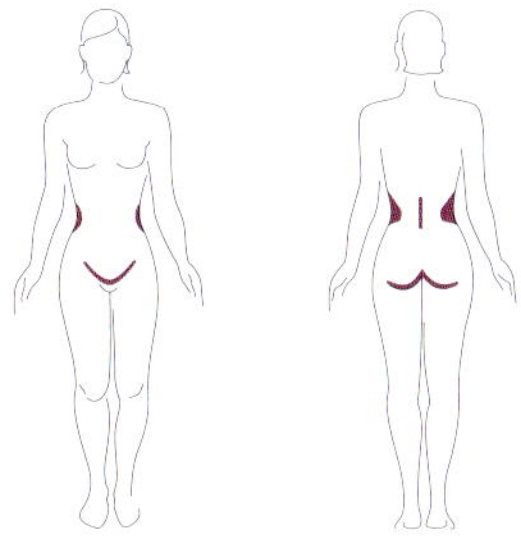

Beim »Kopfnicken« lernen Sie, Kopf und Nacken in eine gute Position zu bringen, bevor Sie Ihren Oberkörper während der Aufrollbewegungen anheben.

_1 Ausgangsposition: Bleiben Sie in der neutralen Rückenlage. Die Beine sind gebeugt und hüftbreit geöffnet. Die Füße stehen flach auf der Matte. Die Arme liegen seitlich am Körper, die Handinnenflächen zeigen zur Matte und die Schulterblätter sind stabilisiert. Sie schauen senkrecht zur Decke.

_2 Einatmen: Lassen Sie den Kopf auf der Matte, machen Sie Ihren Nacken lang und ziehen Sie Ihr Kinn ganz leicht zur Brust. Ihr Blick wandert an der Decke entlang etwas nach vorn.

_3 Ausatmen: Lassen Sie den Kopf zur Ausgangsposition zurückgehen. Sie schauen wieder senkrecht zur Decke.

Wiederholungen: Nicken Sie insgesamt 3- bis 5-mal mit dem Kopf.

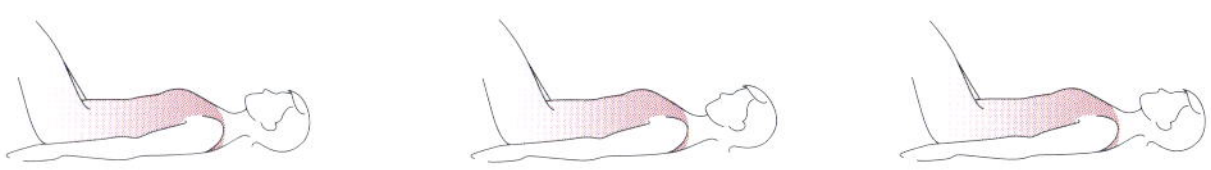

beachten

_details: Sie spüren die Länge in der Wirbelsäule und die Dehnung der hinteren Nackenmuskulatur, wenn Sie Ihr Kinn zur Brust ziehen.

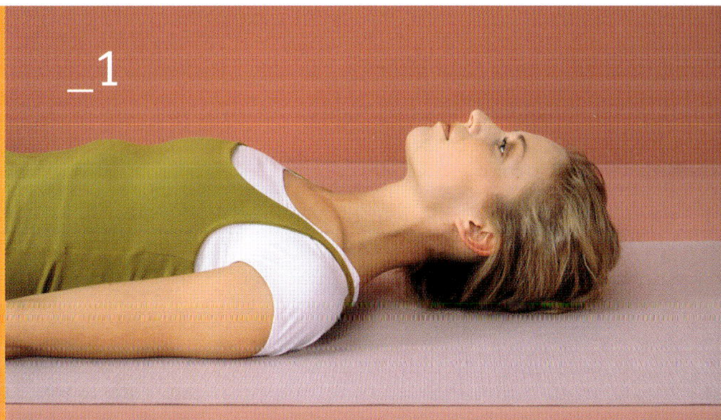

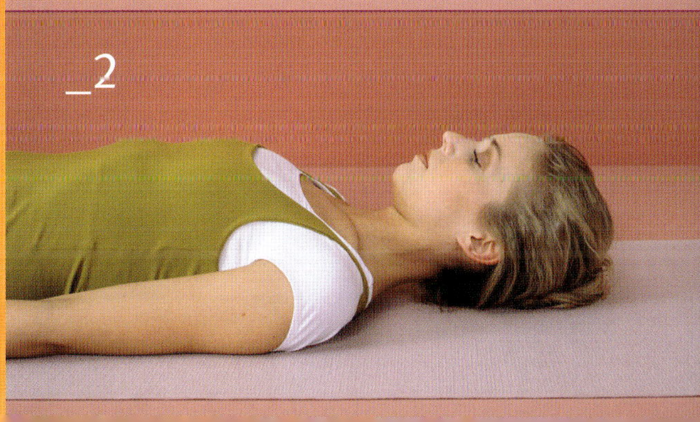

Die klassischen Pilates-Übungen

Die Bodenübungen, die Sie auf den nächsten Seiten finden, orientieren sich am klassischen Mattenprogramm von Joseph Pilates, das er in seinem Buch »Contrology« beschrieben hat. Da einige der 34 Originalübungen jedoch recht schwierig sind und bereits eine gute Körperbeherrschung voraussetzen, haben große Pilates-Organisationen einfachere Varianten entwickelt, die den Einstieg in das Training erleichtern.

Nach der STOTT PILATES®-Methode sind die klassischen Übungen und deren Varianten in drei Schwierigkeitsstufen unterteilt: Einsteiger, Fortgeschrittene und Super-Fortgeschrittene.

Egal wie fit Sie sind, sollten Sie sich an die Einsteigerübungen halten, wenn Sie noch nie Pilates gemacht haben. Einige Male gut überstanden? Prima! Dann vertiefen Sie Ihr Können zuerst mit dem Fortgeschrittenen-, später dann mit dem Super-Fortgeschrittenenprogramm.

Im folgenden Kapitel werden Ihnen die klassischen Übungen genauestens erklärt. Darüber hinaus finden Sie am Anfang des Workouts vier Übungen, die nicht zum Originalrepertoire gehören (Abdominal Preparation und dreimal Back Preparation). Sie dienen als Technikübungen, mit denen Sie Flexion (Beugung) und Extension (Streckung) trainieren.

Auf dem beiliegenden Poster finden Sie Trainingsprogramme, bei denen sich die klassischen Übungen so aneinander reihen, dass Sie ohne Unterbrechung trainieren können. Wenn Sie sich lieber selbst ein Miniprogramm zusammenstellen möchten, erfahren Sie auf Seite 39, wie es geht.

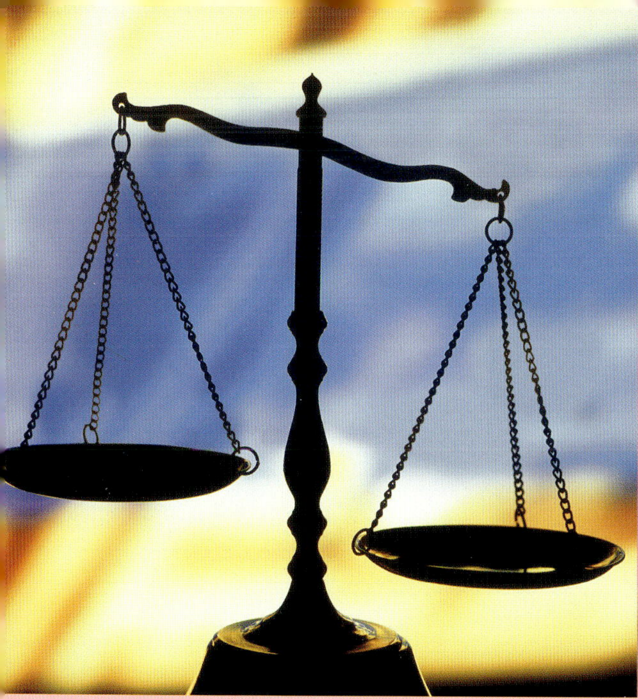

_a Mit Pilates finden Sie die innere Balance wieder, die im Alltag oft verloren geht.

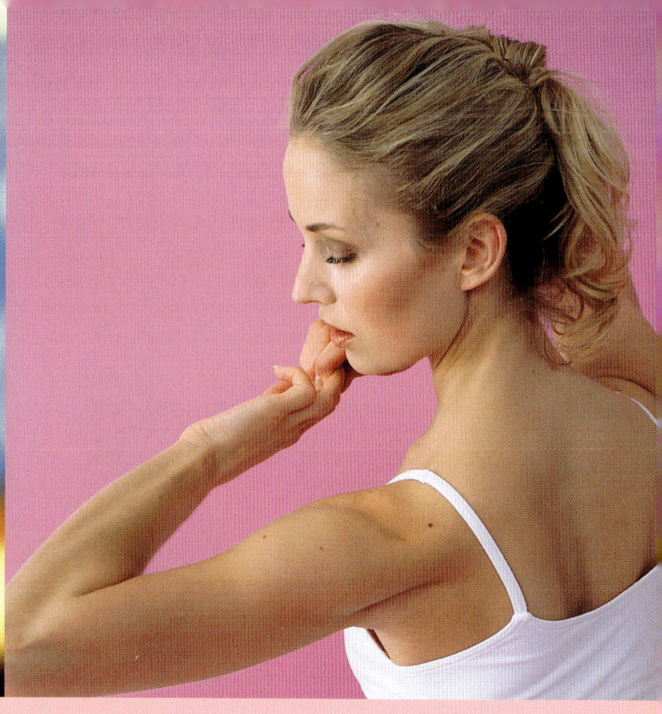

_b Harmonische, straffe Konturen statt Muskelberge – ein Wunsch vieler Frauen.

Gesund, fit und schlank mit Pilates

Auch wenn Sie bereits sportlich aktiv sind, können Sie durch Pilates für eine kräftigere und stabilere Körpermitte sorgen oder eine einseitige Muskelbelastung ausgleichen. Egal ob Sie Ihr Erscheinungsbild und Ihre Ausstrahlung verbessern möchten, Abstand zum stressigen Alltag suchen oder nach einer Verletzung wieder zu Ihrer alten Form zurückfinden wollen: Pilates hilft Ihnen dabei, Fitness, Gesundheit und Ausgeglichenheit (wieder) zu erreichen [_a].

Sogar wenn Sie abnehmen möchten, kann Pilates Ihre Pläne unterstützen. Denn die Übungen regen die Fettverbrennung an und wandeln Fett- in Muskelmasse um. Diese wiederum verbrennt mehr Kalorien als Fett – und zwar nicht nur während des Trainings, sondern auch im Alltag. Ein besonders positiver (Neben-)Effekt: Mit Pilates bauen Sie Ihre Muskeln sehr gelenkschonend auf und schützen sich so wirksam vor Verletzungen [_b].

Doch so gut das Training auch tut: Allein durch Pilates schmelzen die Pfunde leider nicht. Dazu wäre zusätzlich zwei- bis dreimal wöchentlich ein Ausdauertraining erforderlich, etwa Schwimmen, (Nordic) Walking oder Radfahren. Auch eine Ernährungsumstellung ist wichtig, damit Sie weniger Energie aufnehmen als verbrauchen. Mit so einem Rundumprogramm kommen Sie Ihrer Traumfigur garantiert näher.

_1

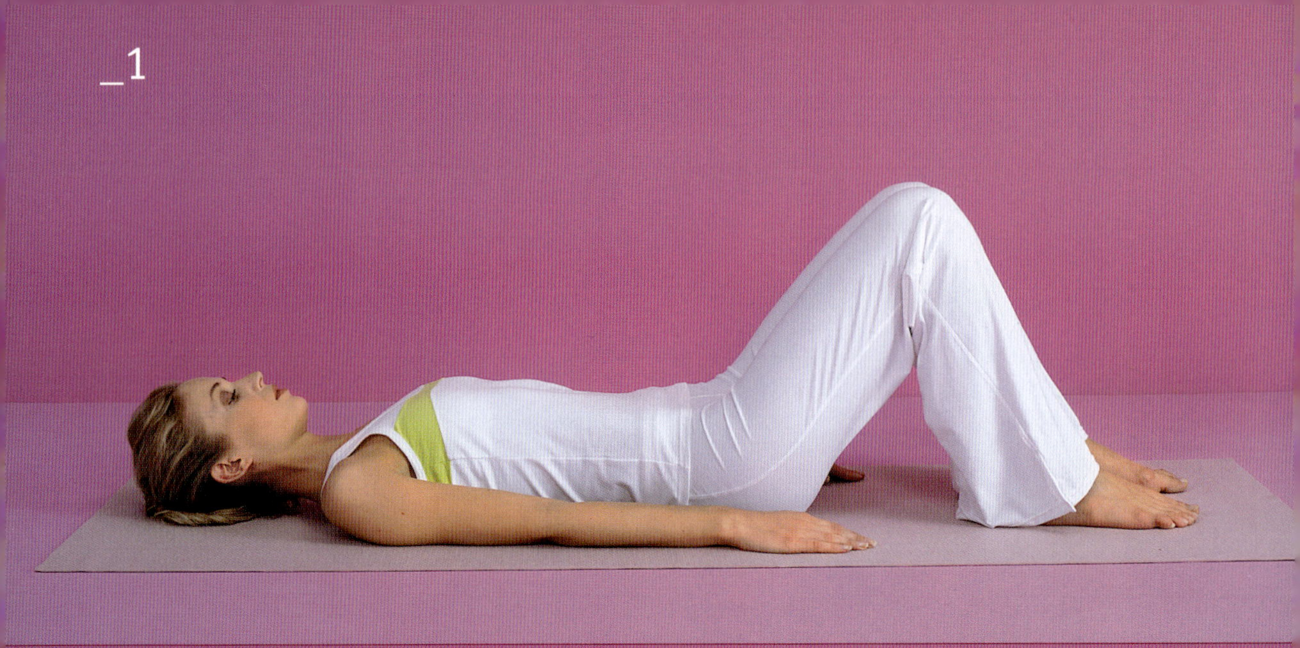

_2

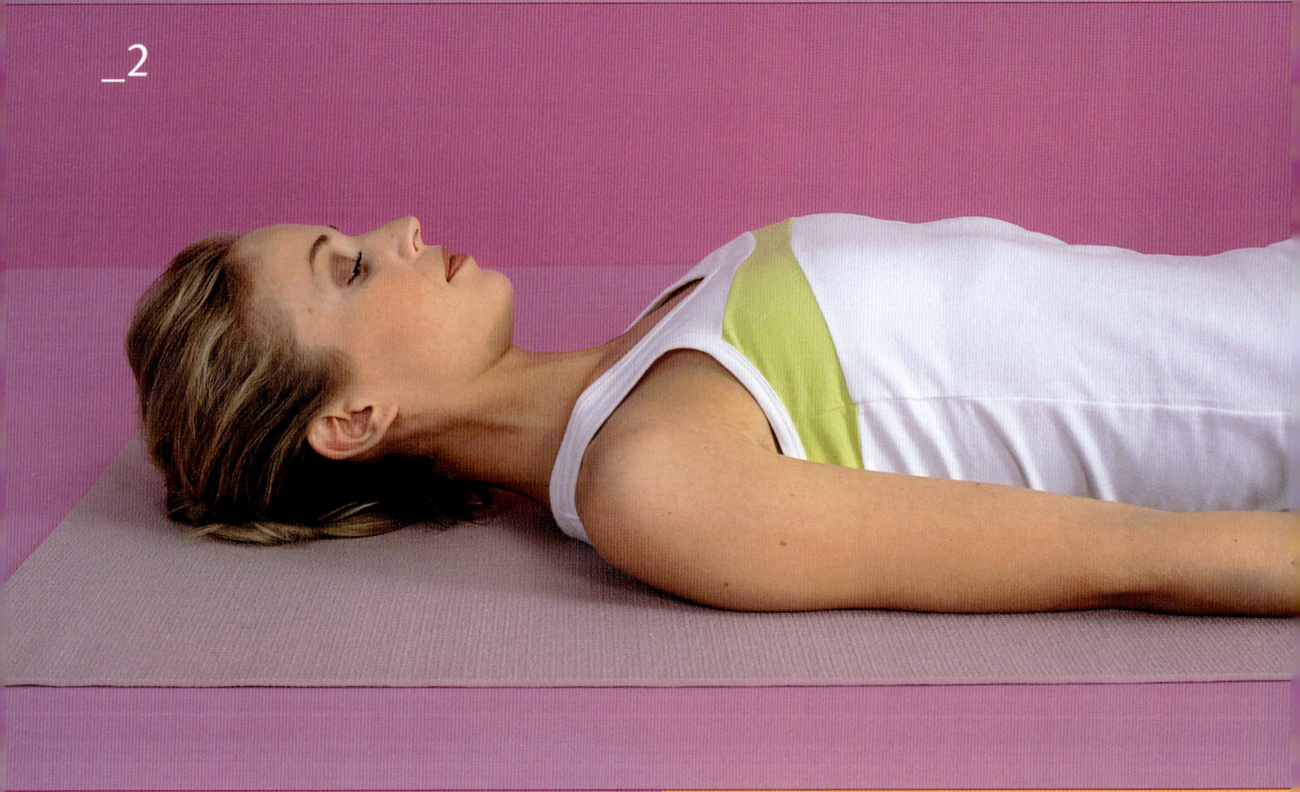

_3

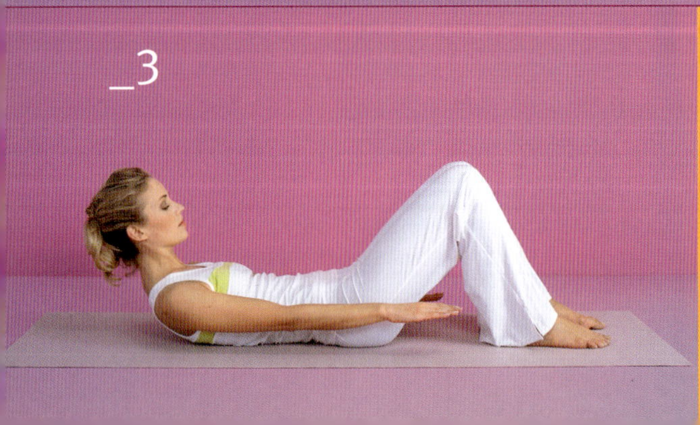

beachten

_details: Wenn Sie auf- und abrollen, bleibt Ihr Becken neutral. Es kippt weder nach hinten noch nach vorn. Nehmen Sie die Kraft zur Durchführung der Übung aus der Körpermitte. Die Po- und Oberschenkelmuskulatur bleibt ganz locker.

* Abdominal Preparation

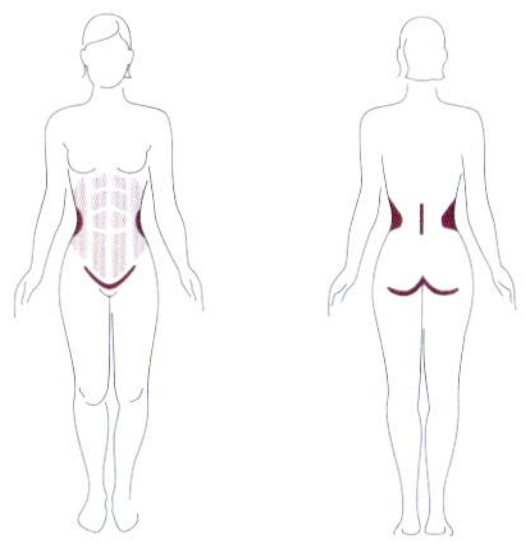

Der »Gerade Bauchstraffer« wärmt Ihre Bauchmuskulatur auf. Prägen Sie sich die vielen kleinen Details der Aufrollbewegung gut ein. Denn viele Pilates-Übungen zur Kräftigung der Bauchmuskulatur haben einen ähnlichen Bewegungsablauf. Konzentrieren Sie sich auf die Aktivierung der tiefen Muskulatur und bringen Sie Ihren Kopf in die Nickstellung (Head Nods), bevor Sie von der Matte aufrollen.

_1 Ausgangsposition: Rückenlage in neutraler Stellung. Die Beine sind gebeugt und hüftbreit geöffnet. Die Füße stehen flach auf der Matte. Ihre Arme liegen gestreckt seitlich am Körper, die Handinnenflächen zeigen zur Matte. Ihr Blick geht senkrecht zur Decke.

_2 Einatmen: Ziehen Sie Ihr Kinn leicht zur Brust. Ihr Blick geht zu den Knien.

_3 Ausatmen: Benutzen Sie Ihre Bauchmuskulatur, um Kopf und Schultern Wirbel für Wirbel von der Matte zu lösen, bis Ihre Schulterblätter keinen Kontakt mehr zur Matte haben. Schieben Sie dabei Ihre Rippen zusammen und zur Hüfte. Der Bauch wird flach. Heben Sie gleichzeitig die Arme von der Matte an, so dass die Hände auf einer Linie mit dem Schultergelenk sind. Ziehen Sie die Fingerspitzen in Richtung der Füße und lassen Sie Ihre Brust offen. Am Ende der Bewegung blicken Sie auf Ihre Oberschenkel. Das Kinn ist parallel zur Brust.

_4 Einatmen: Halten Sie die Position und überprüfen Sie sich: Fühlt sich Ihre Wirbelsäule lang an? Ist Ihr Bauch flach? Das Becken neutral?

_5 Ausatmen: Rollen Sie Wirbel für Wirbel zur Ausgangsposition zurück.

Wiederholungen: Rollen Sie 5- bis 10-mal von der Matte auf.

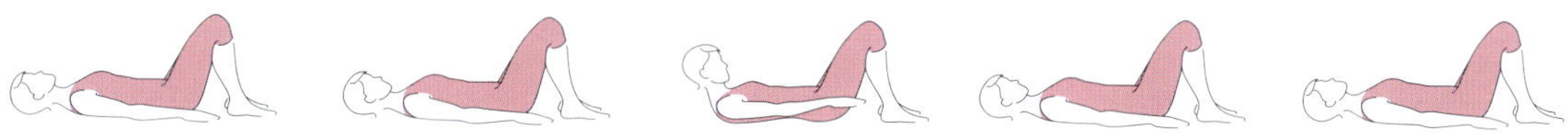

Variante

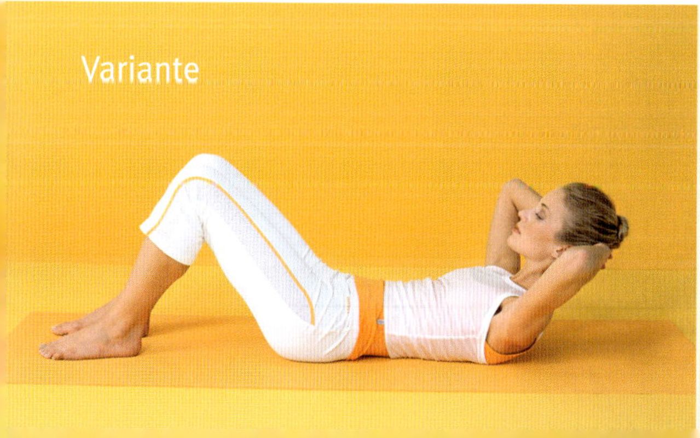

* Variante: Verschränken Sie die Hände hinter dem Kopf. Stützen Sie dadurch sein Gewicht ab und entlasten Sie Ihre Nacken- und Halsmuskulatur. Die Bauchmuskeln werden bei dieser Variante genauso effektiv trainiert.

_1

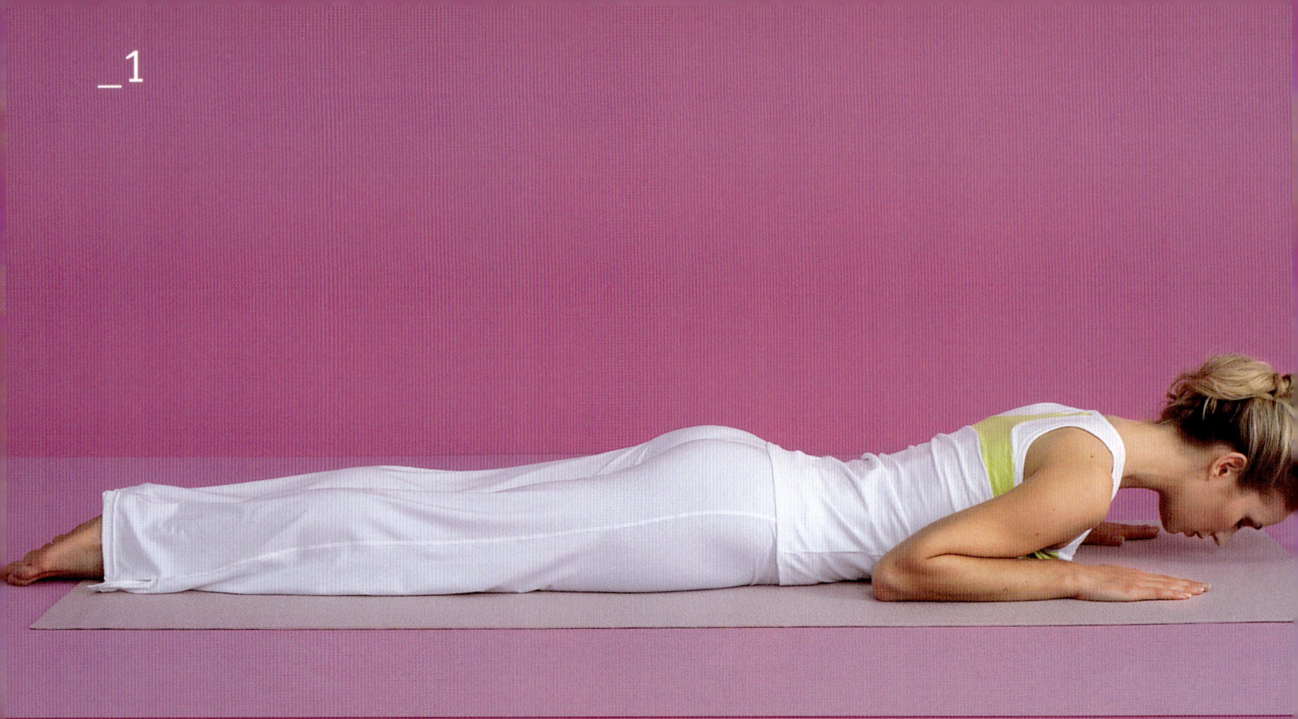

_3

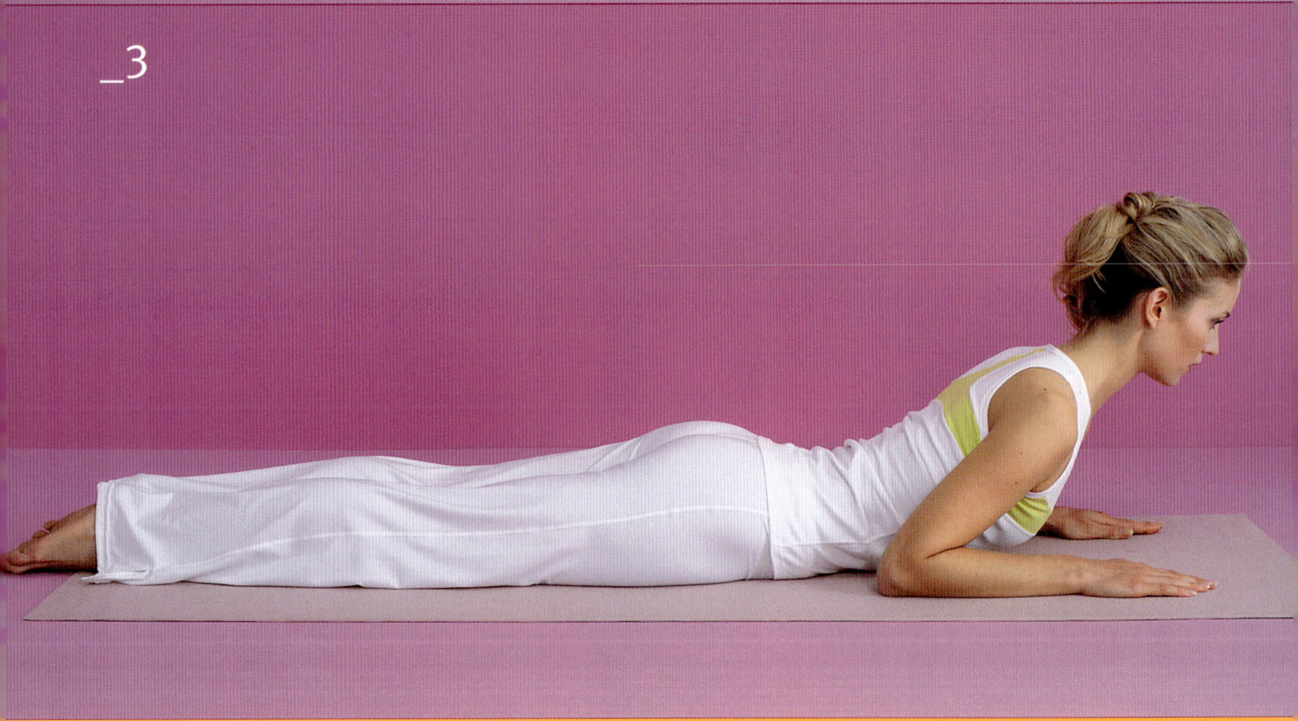

beachten

_details: Die Beine und Füße bleiben während der gesamten Übung auf der Matte.

_inneres bild: Damit Sie daran denken, Ihren Nabel von der Matte zu ziehen, stellen Sie sich vor, eine Reißzwecke läge unter Ihrem Bauch. Die wollen Sie sicher nicht berühren.

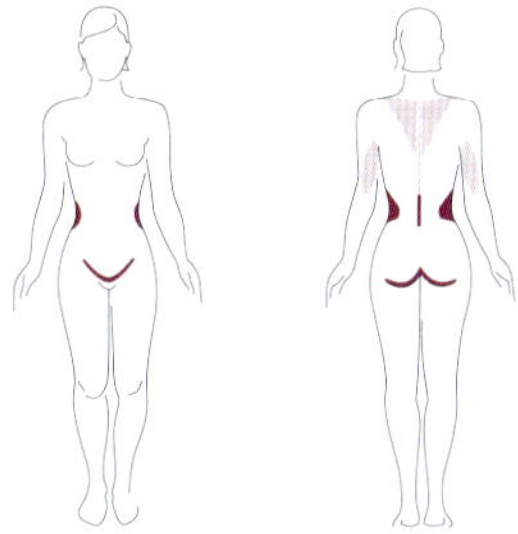

* Back Preparation: Hands by Shoulder

Der »Kleine Schwan« wärmt Ihre Rückenmuskulatur durch eine leichte Rückenstreckung auf. Führen Sie deshalb die Übung bei jedem Training durch. Konzentrieren Sie sich vor allem auf die richtige Übungstechnik: Aktivieren Sie zuerst die tiefe Muskulatur. Erst dann heben Sie Kopf und Schultern von der Matte. Denn je präziser Sie sich bei dieser Übung bewegen, desto genauer führen Sie alle weiteren und schwierigeren Rückenstreckungen im Programm durch.

_1 Ausgangsposition: Bauchlage. Die Hände sind unter der Schulter, die Handinnenflächen zur Matte gedreht. Der Abstand zwischen den Schultern und Ohren ist groß. Die Beine sind gestreckt, geschlossen und parallel.

_2 Einatmen: Machen Sie sich richtig schön lang, ohne dabei jedoch eine sichtbare Bewegung auszuführen.

_3 Ausatmen: Heben Sie den Bauchnabel von der Matte. Ziehen Sie Ihre Schulterblätter leicht zusammen und zur Hüfte. Drücken Sie die Hände leicht in die Matte und heben Sie Kopf und Schultern an. Gehen Sie maximal so hoch, dass Sie Ihre unteren Rippenbögen noch auf der Matte spüren. Ihr Blick geht nach vorn zum Boden.

_4 Einatmen: Machen Sie sich noch einmal ganz lang und überprüfen Sie Ihre Position. Ist der Bauchnabel leicht von der Matte gehoben? Fühlt sich Ihr Hals schön lang an? Sind beide Füße am Boden?

_5 Ausatmen: Senken Sie Kopf und Schultern zur Matte ab.

Wiederholungen: Strecken Sie Ihren Rücken 3- bis 5-mal.

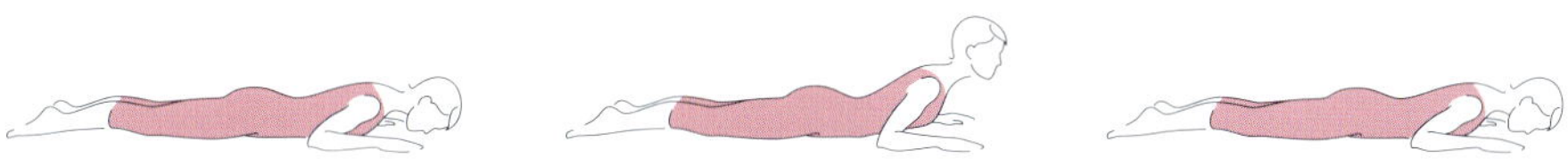

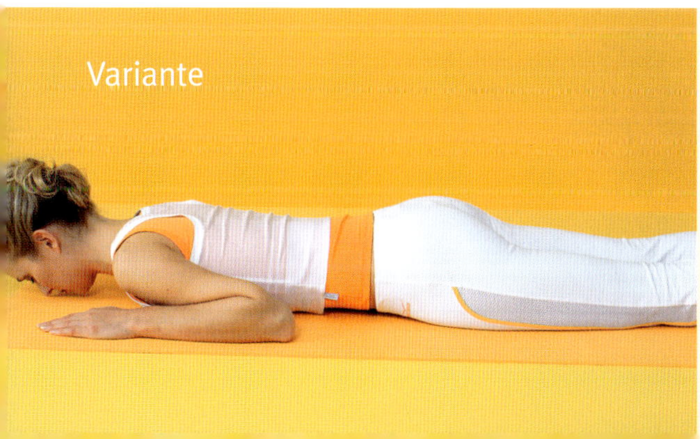

* Variante: Die Anspannung der inneren Muskelschichten ist wichtig für jede Übung, die in der Bauchlage beginnt. Bei dieser einfacheren Variante lassen Sie den Oberkörper auf der Matte. Aktivieren Sie beim Ausatmen die tiefe Muskulatur. Spüren Sie, wie sich Ihr Nabel ganz leicht von der Matte hebt und zur Wirbelsäule zieht? Dann machen Sie es richtig.

_1

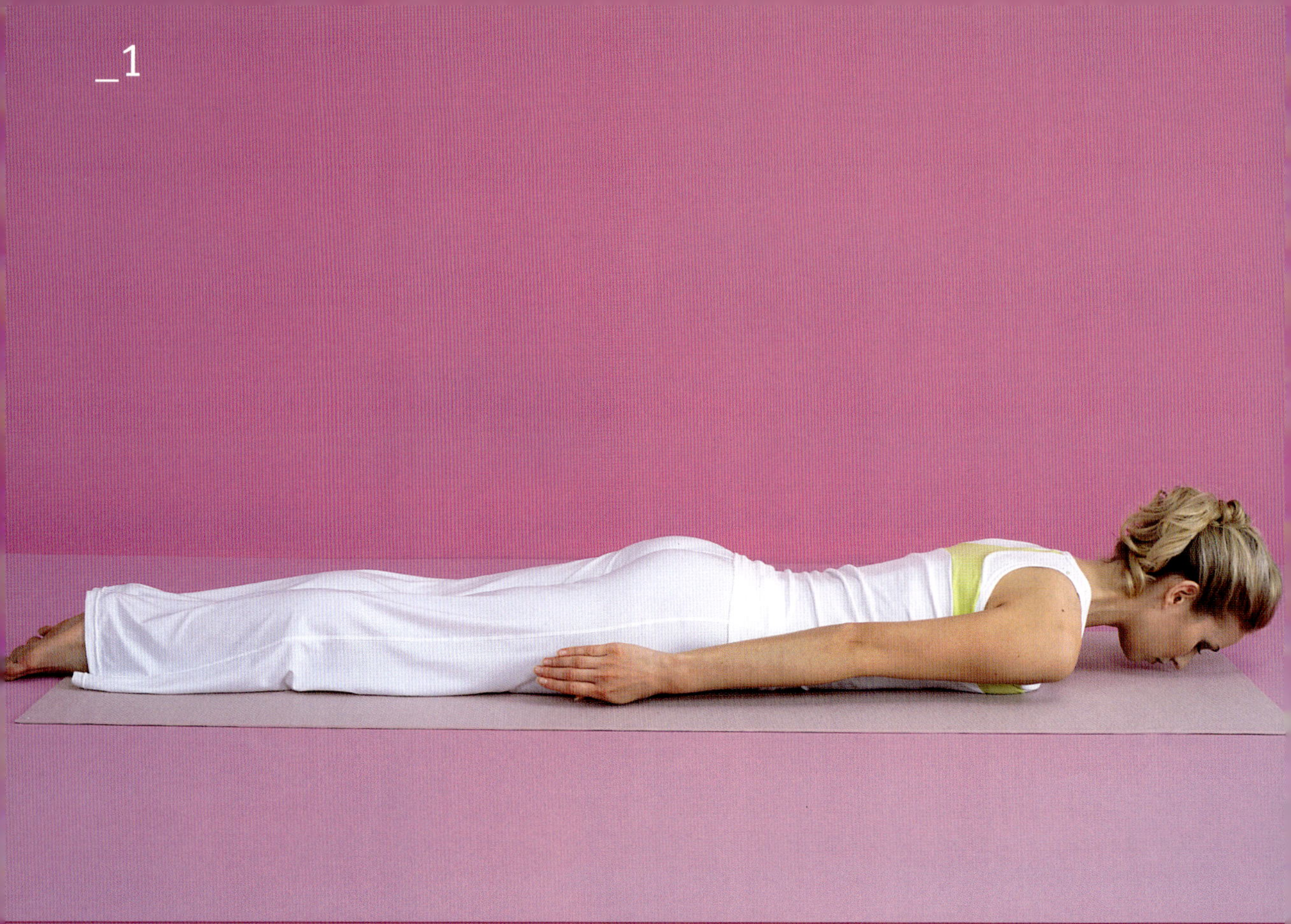

_3

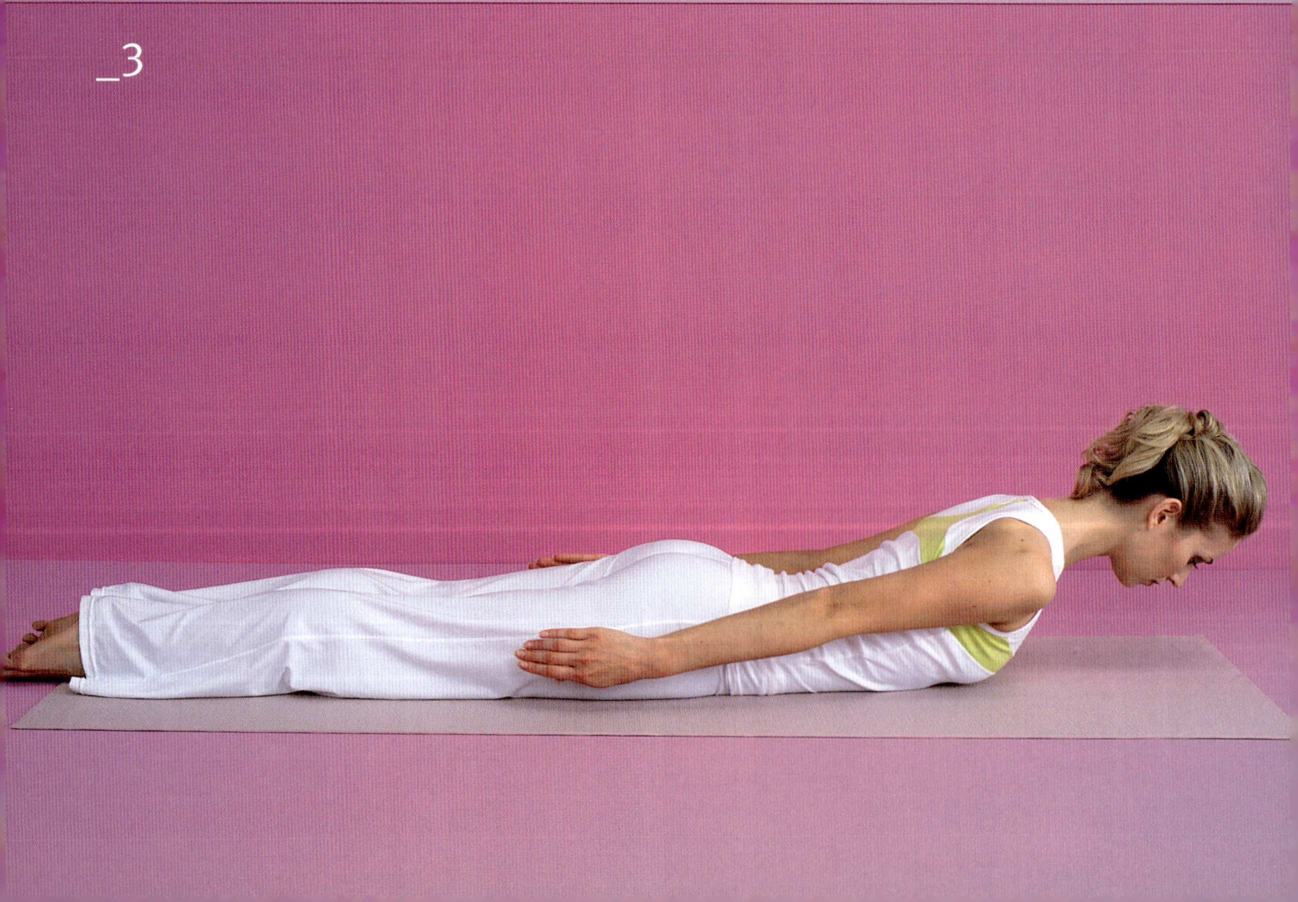

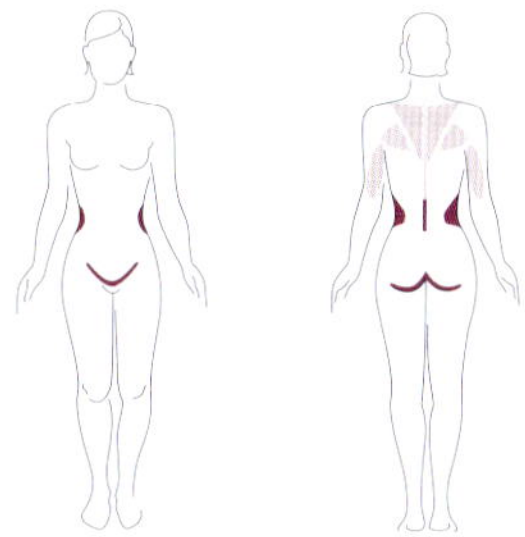

⋆ Back Preparation: Hands by Hips

Konzentrieren Sie sich bei der Übung »Harpune« auf die Länge in der Wirbelsäule. Aktivieren Sie zunächst die tiefe Muskulatur. Die Bewegung an sich ist dann sehr klein.

_1 Ausgangsposition: Bauchlage. Die Arme liegen rechts und links des Körpers, die Handinnenflächen zeigen zur Hüfte. Die Beine sind gestreckt, geschlossen und parallel.

_2 Einatmen: Machen Sie sich richtig schön lang, ohne dabei jedoch eine sichtbare Bewegung auszuführen.

_3 Ausatmen: Heben Sie erst den Nabel, dann Kopf, Schultern und Arme von der Matte. Dabei ziehen Sie die Schulterblätter leicht zusammen und zur Hüfte. Die Fingerspitzen ziehen Sie in Richtung der Füße.

_4 Einatmen: Machen Sie sich noch einmal ganz lang und überprüfen Sie Ihre Position. Ist der Bauchnabel leicht von der Matte gehoben? Fühlen Sie sich lang und fest wie eine Harpune, die durch das Wasser schießt? Sind die Füße auf dem Boden?

_5 Ausatmen: Senken Sie Kopf, Schultern und Arme wieder zur Matte ab.

Wiederholungen: Machen Sie sich 3- bis 5-mal ganz lang.

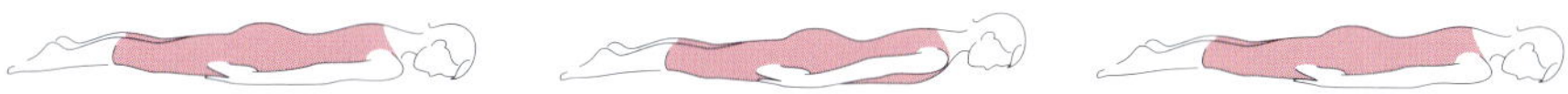

beachten

_details: Entwickeln Sie ein Körpergefühl für die Länge in Ihrer Wirbelsäule. Sie heben den Oberkörper nur so leicht an, dass Sie über der Matte schweben. Halten Sie Ihr Kinn parallel zur Brust. Der Blick geht nach unten auf die Matte.

_1

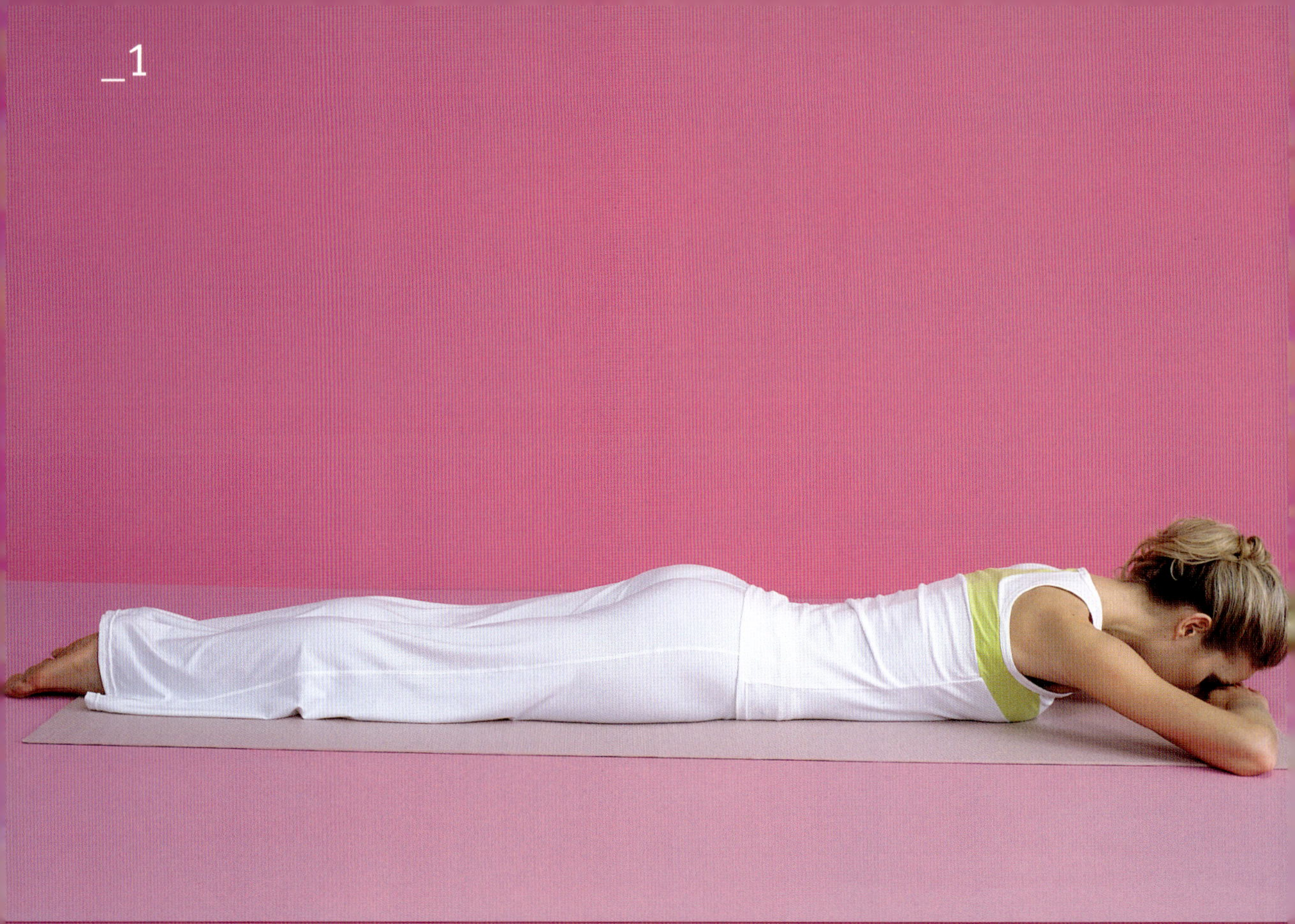

_3

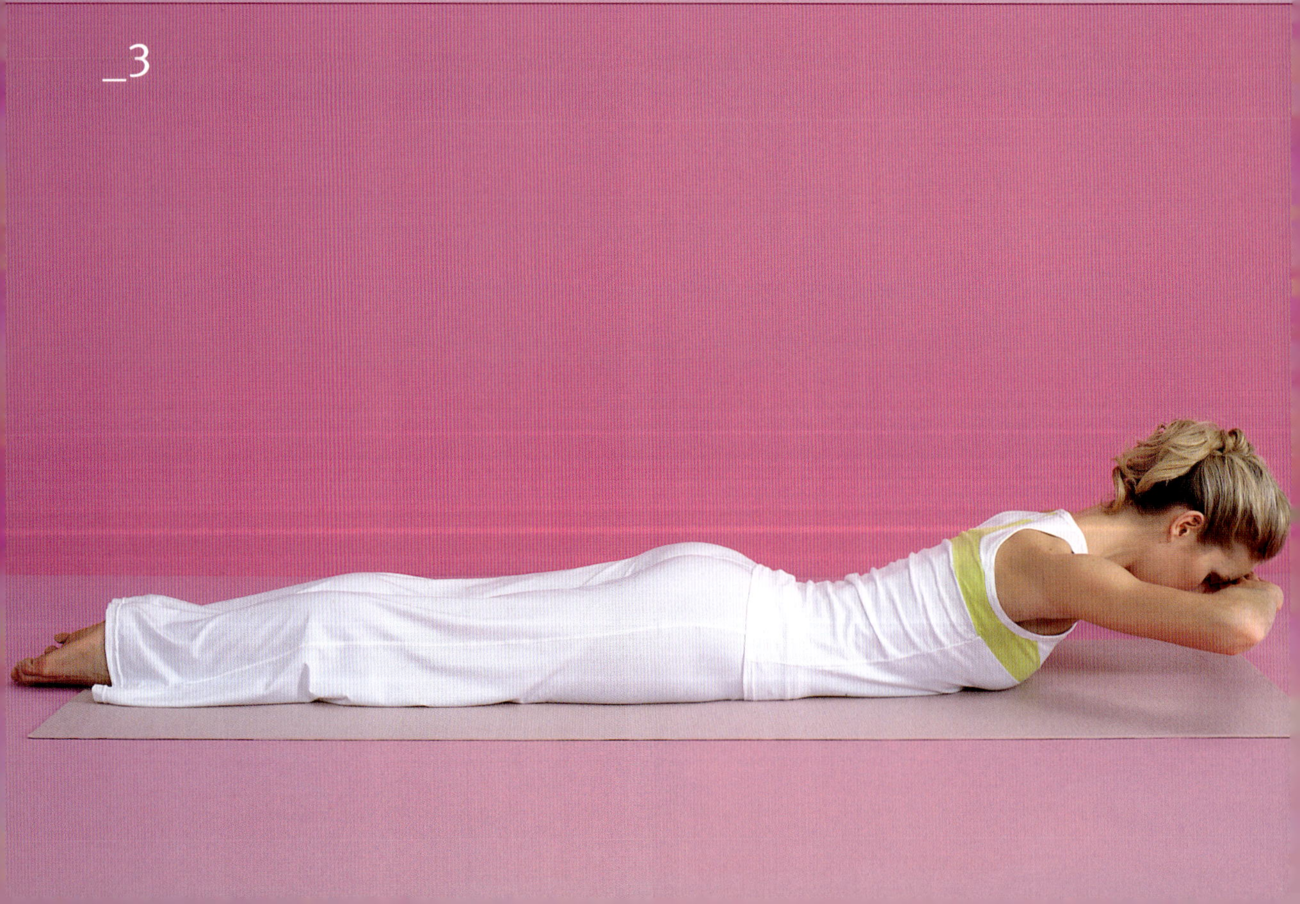

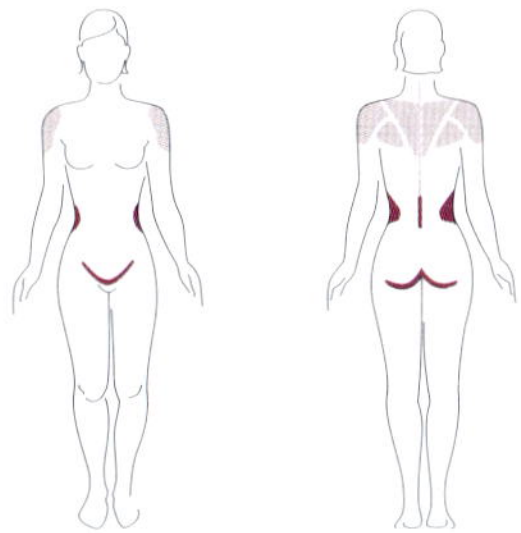

⋆ Back Preparation: Hands under Forehead

Der »Rochen« wärmt die Rückenmuskulatur weiter auf. Die Übung ist jedoch schon etwas schwieriger als die beiden vorangegangenen. Achten Sie wieder auf die Aktivierung der Tiefenmuskulatur, ehe Sie mit der Bewegung starten.

_1 Ausgangsposition: Sie liegen noch immer auf dem Bauch. Die Arme sind gebeugt, die Stirn liegt auf den Fingern. Der Abstand zwischen Schultern und Ohren ist groß. Die Beine sind gestreckt, geschlossen und parallel.

_2 Einatmen: Machen Sie sich ganz lang, ohne dabei eine sichtbare Bewegung auszuführen.

_3 Ausatmen: Heben Sie erst den Bauchnabel, dann Kopf und Schultern von der Matte. Die Arme bewegen sich dabei mit nach oben, die Finger bleiben an der Stirn.

_4 Einatmen: Machen Sie sich noch einmal ganz lang und überprüfen Sie Ihre Position. Ist der Bauchnabel leicht von der Matte gehoben? Fühlen Sie sich lang und fest? Sind die Füße auf dem Boden?

_5 Ausatmen: Senken Sie Kopf und Schultern wieder zur Matte ab.

Wiederholungen: Führen Sie die Rückenstreckung 3- bis 5-mal durch.

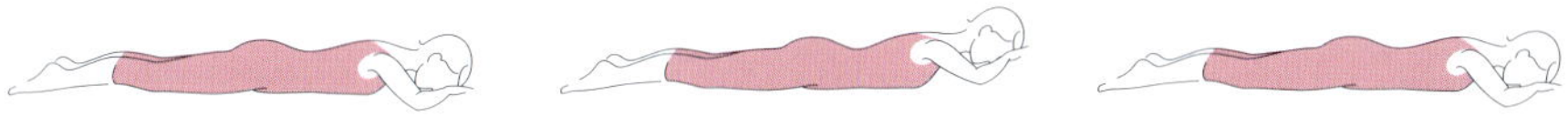

beachten

_details: Falls Ihre Schultern zu den Ohren gehen, vergrößern Sie den Abstand zwischen den Fingerspitzen und ziehen Sie Ihre Ellbogen in Richtung Hüfte.

_1

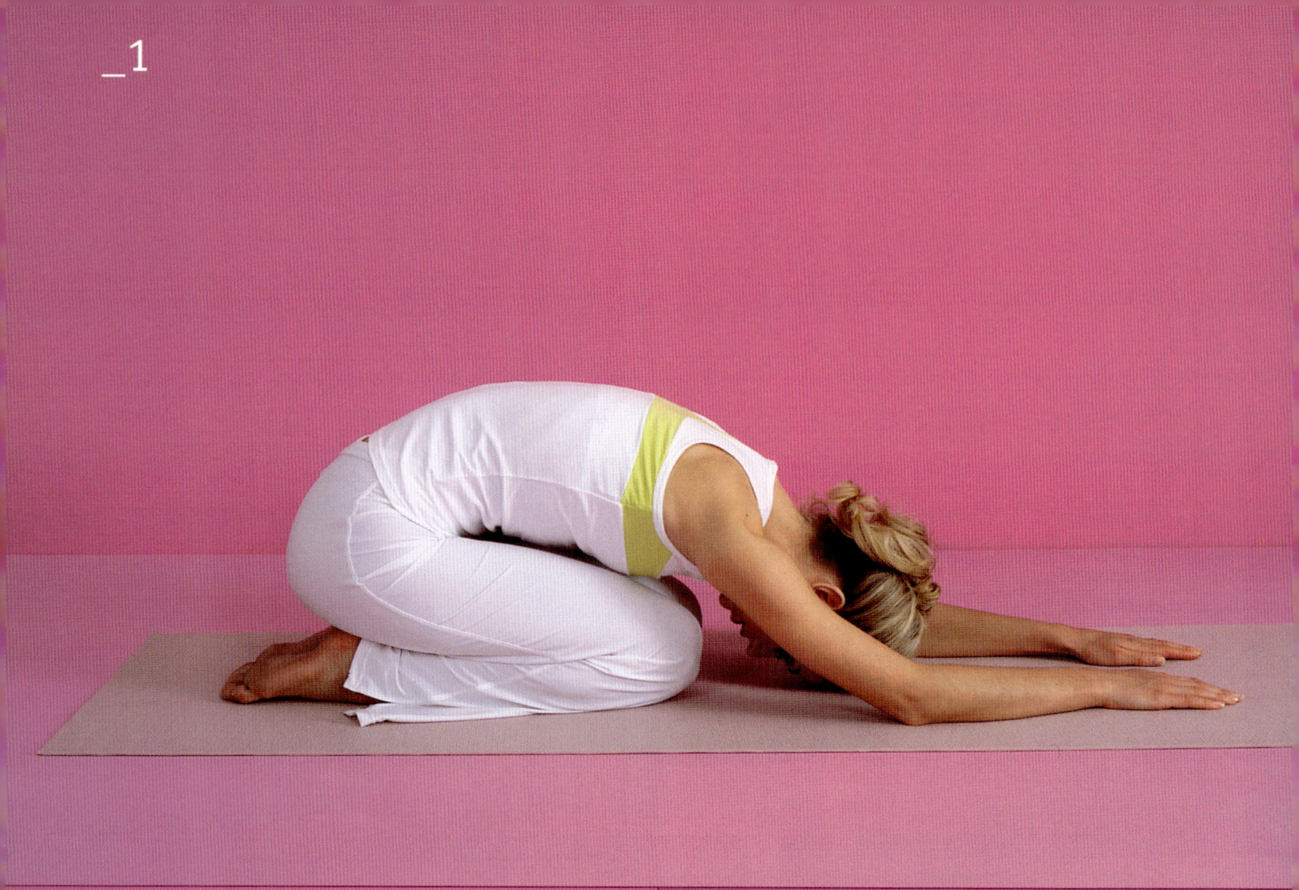

_3a

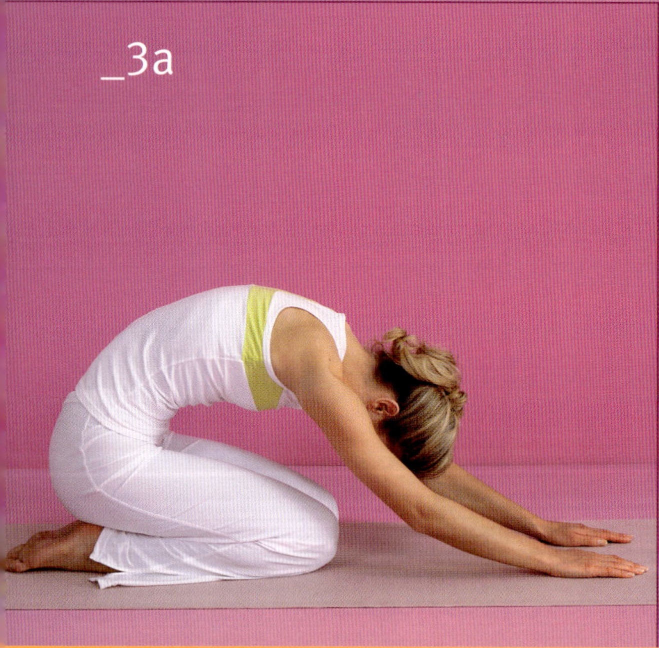

_3b

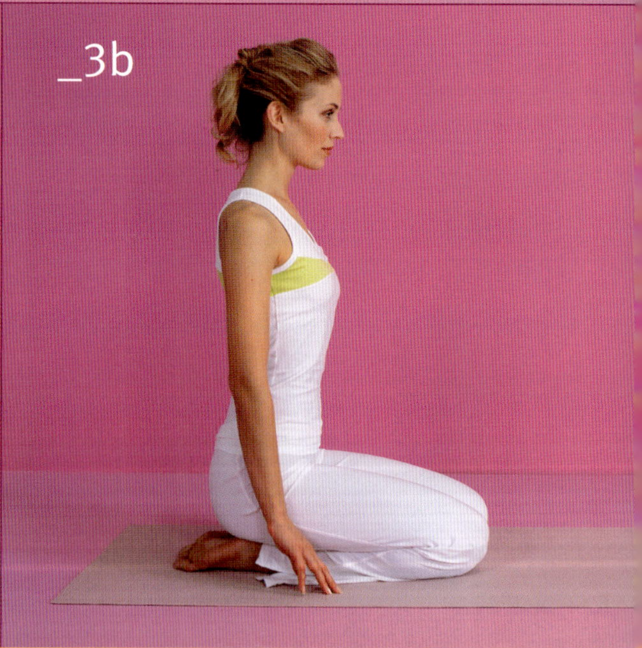

beachten

_details: Machen Sie Ihren Rücken durch Anspannung der Bauchmuskulatur aktiv rund. Sie sind eine Muschel, die innen hohl ist.

_inneres bild: Wenn Sie Ihre Wirbelsäule aufrichten, stellen Sie sich vor, Sie würden jeden Wirbel einzeln an eine Wand hinter Ihnen zurückrollen, bis der Oberkörper wieder ganz aufrecht ist.

⋆ Shell Stretch

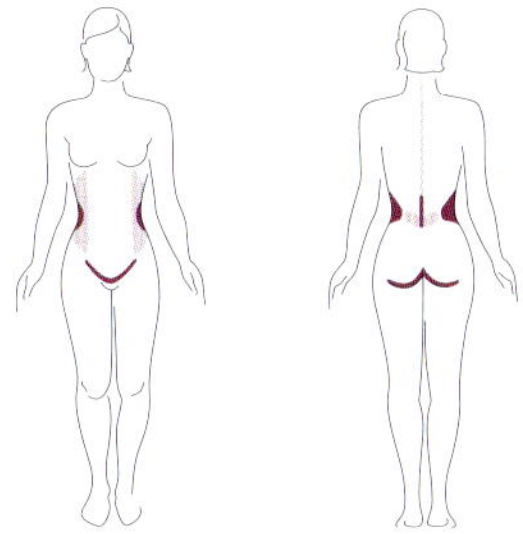

Der »Muschel-Stretch« dehnt und entspannt Ihre Rückenmuskulatur. Führen Sie ihn nach jeder Rückenstreckung durch. So bleiben Bandscheiben und Rücken gesund.

_1 Ausgangsposition: Sie sitzen mit dem Po auf den Fersen. Der Rücken ist rund. Die Knie sind leicht geöffnet. Die Arme sind lang vor dem Körper gestreckt. Die Handflächen zeigen nach unten, die Fingerspitzen nach vorn.

_2 Ein- und Ausatmen: Verbleiben Sie für einige Atemzüge in dieser Position. Atmen Sie in den seitlichen und hinteren Teil des Brustkorbs. Spüren Sie, wie Ihre Rückenmuskulatur intensiv gedehnt wird?

_3 Einatmen: Um den Shell Stretch zu beenden, richten Sie Ihre Wirbelsäule Wirbel für Wirbel auf. Bleiben Sie dabei mit dem Po auf den Fersen sitzen.

Wiederholung: 3 bis 5 Atemzüge in der Position bleiben, dann aufrichten.

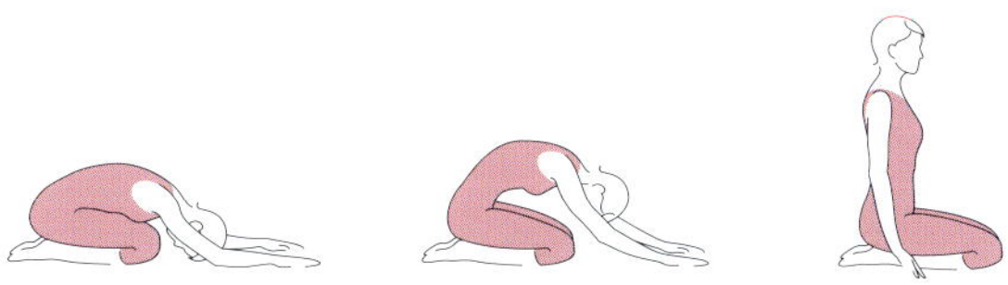

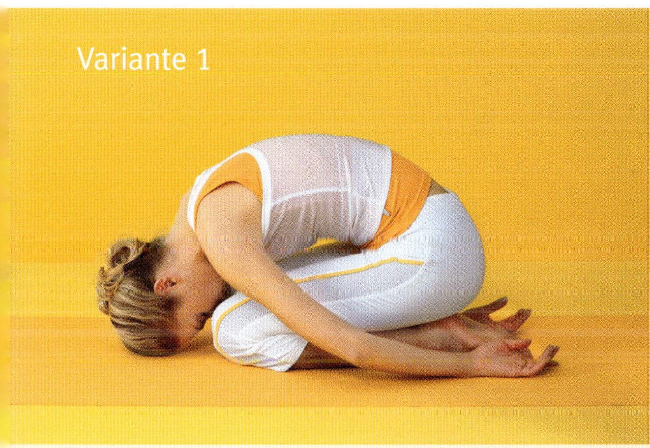

Variante 1

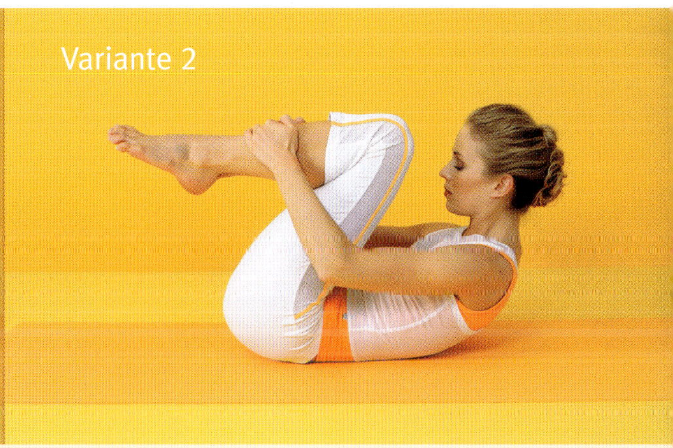

Variante 2

⋆ Variante 1: Anstatt die Arme nach vorn zu strecken, legen Sie sie nach hinten. Probieren Sie aus, welche Stellung Ihnen angenehmer ist.

⋆ Variante 2: Ist der Fersensitz für Ihre Knie unangenehm, ist es besser, Sie machen Ihren Rücken aus der Rückenlage rund.

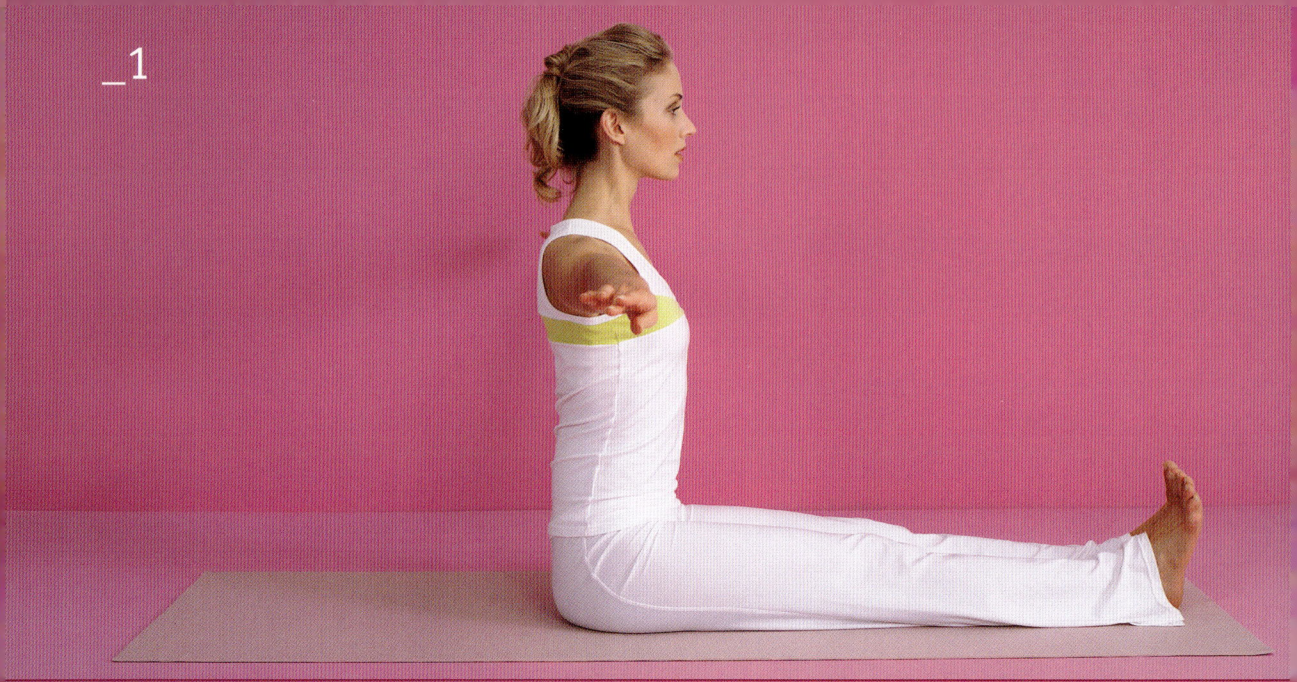

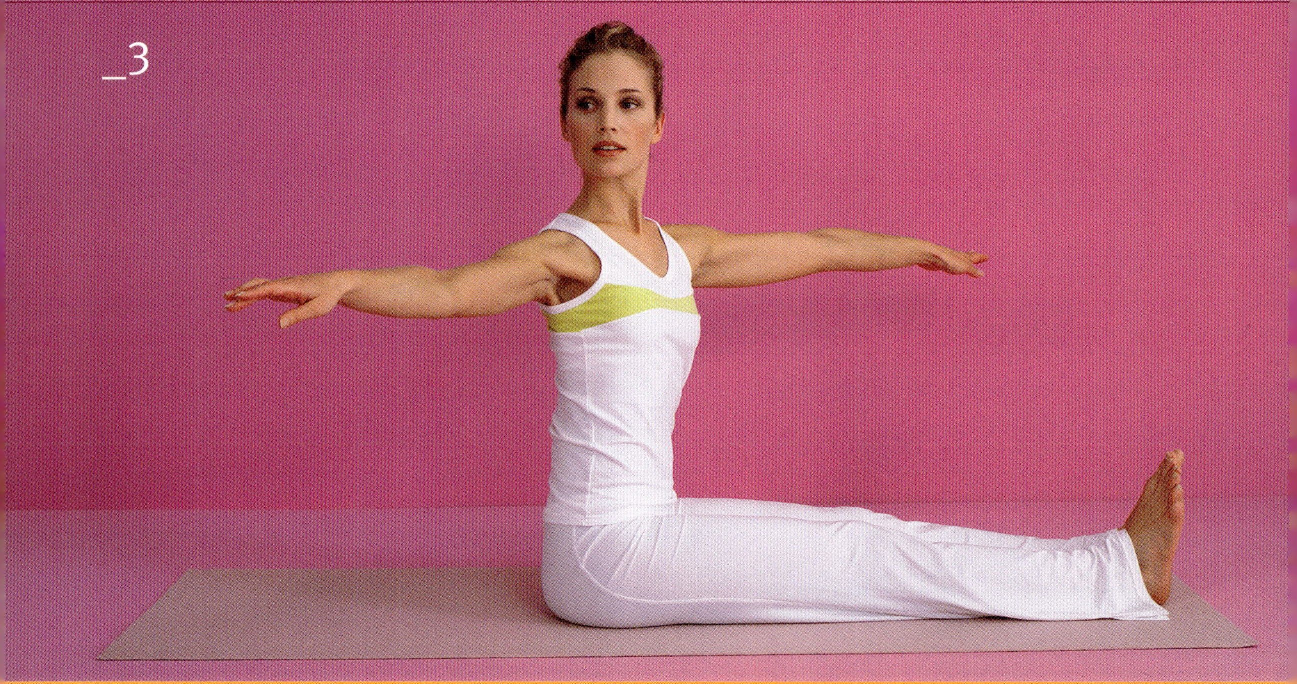

beachten

_vorsicht: Die Wirbelsäule bleibt während der ganzen Übung aufgerichtet, sonst bringen Sie bei der Drehung zu viel Druck auf Ihre Bandscheiben. Die Drehung erfolgt aus der Körpermitte durch Anspannung der Muskulatur, nicht aus dem Schwung der Arme. Spüren Sie Druck in den Kniekehlen, sind die Kniegelenke überstreckt. Beugen Sie Ihre Beine dann ganz leicht!

_details: Halten Sie das Becken ganz ruhig und sitzen Sie auf beiden Sitzbeinhöckern. Falls das Becken nach hinten kippt, setzen Sie sich auf ein Kissen oder Handtuch. Gehen die Schultern zu den Ohren, senken Sie die Arme etwas ab und verstärken den imaginären Druck Richtung Matte.

_inneres bild: Stellen Sie sich vor, Sie wären ein Korkenzieher, der sich in die Decke schrauben will.

⋆ Spine Twist

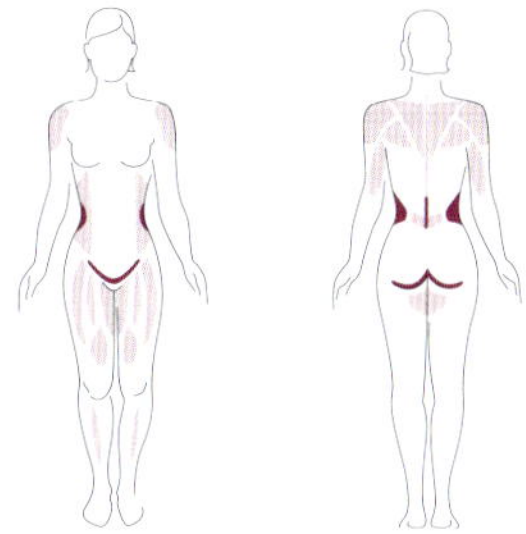

Mit dem »Wirbelsäulendreher« rotieren Sie Ihre Wirbelsäule durch Anspannung der Bauch- und Rückenmuskeln. Das kräftigt und dehnt die tiefe und seitliche Rumpfmuskulatur und verbessert zugleich die Beweglichkeit der Wirbelsäule.

_1 Ausgangsposition: Sie sitzen aufrecht, Becken und Wirbelsäule sind neutral. Wählen Sie die Beinstellung so, dass Sie Ihre Sitzbeinhöcker auf der Matte spüren. Die Beine sind möglichst gestreckt, parallel und geschlossen, die Füße flex. Heben Sie die Arme seitlich auf maximal Schulterhöhe an. Ziehen Sie die Fingerspitzen so lang, bis Sie spüren, dass die Oberarmmuskulatur aktiviert wird. Die Handinnenflächen zeigen und drücken leicht nach unten. Stabilisieren Sie Ihre Schulterblätter.

_2 Einatmen: Ziehen Sie den Scheitel zur Decke, bis Sie das Gefühl haben, richtig gewachsen zu sein. Ihr Brustbein hebt sich dabei und der Abstand zwischen Rippen und Kreuzbein wird größer.

_3 Ausatmen: Drehen Sie Oberkörper und Kopf nach rechts. Ihr Blick geht zur rechten Hand. Federn Sie zweimal langsam und kontrolliert nach und werden Sie jedes Mal noch etwas größer.

_4 Einatmen: Drehen Sie den Oberkörper wieder in die Ausgangsposition. Der Blick ist jetzt nach vorn gerichtet.

_5 Ausatmen: Drehen Sie Oberkörper und Kopf nach links. Ihr Blick geht zur linken Hand. Federn Sie zweimal langsam und kontrolliert nach und wachsen Sie erneut ein bisschen.

_6 Einatmen: Drehen Sie Ihren Oberkörper wieder in die Ausgangsposition und schauen Sie wieder nach vorn.

Wiederholungen: 3 bis 5 Drehungen zu jeder Seite.

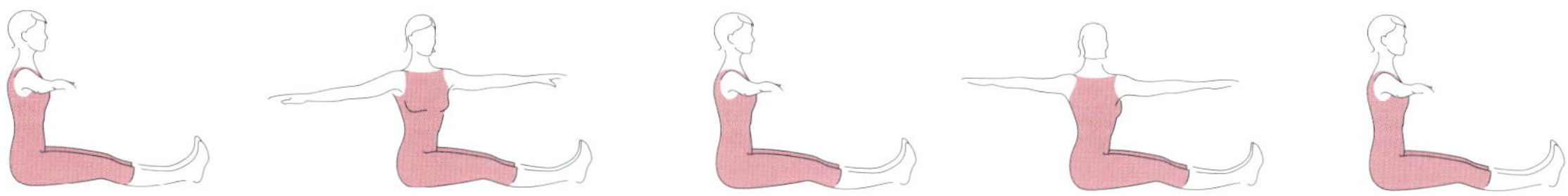

Variante

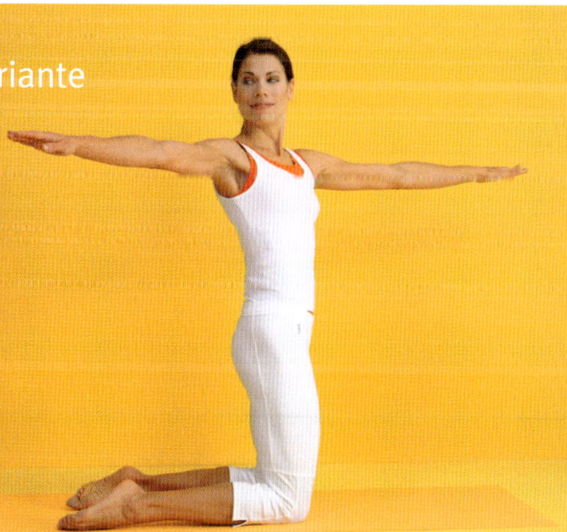

⋆⋆⋆ Variante: Führen Sie die Übung im Kniestand durch. Um das Becken während der Übung ruhig halten zu können, aktivieren Sie zusätzlich die Pomuskulatur.

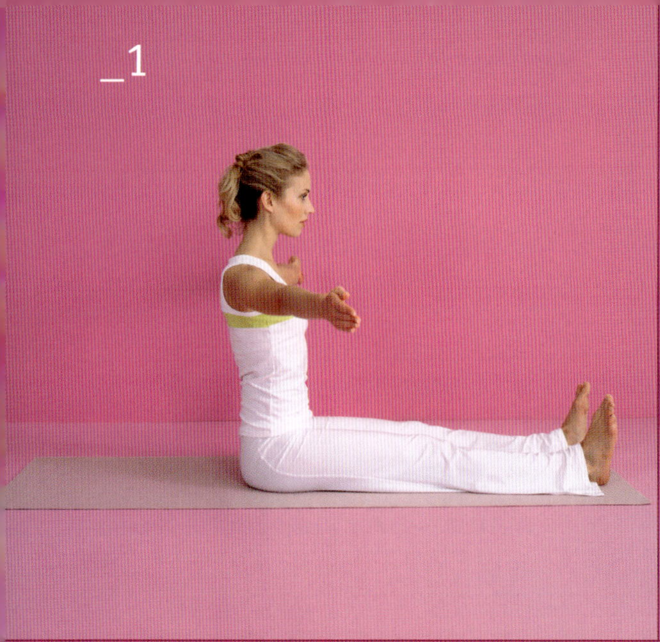
_1
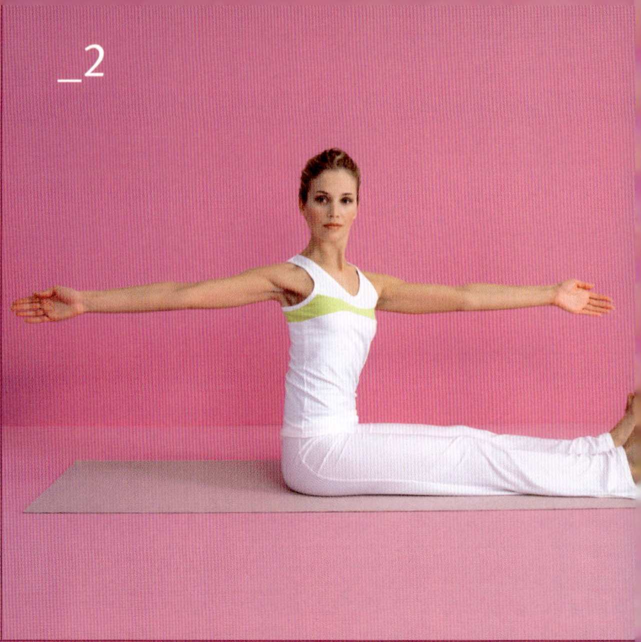
_2
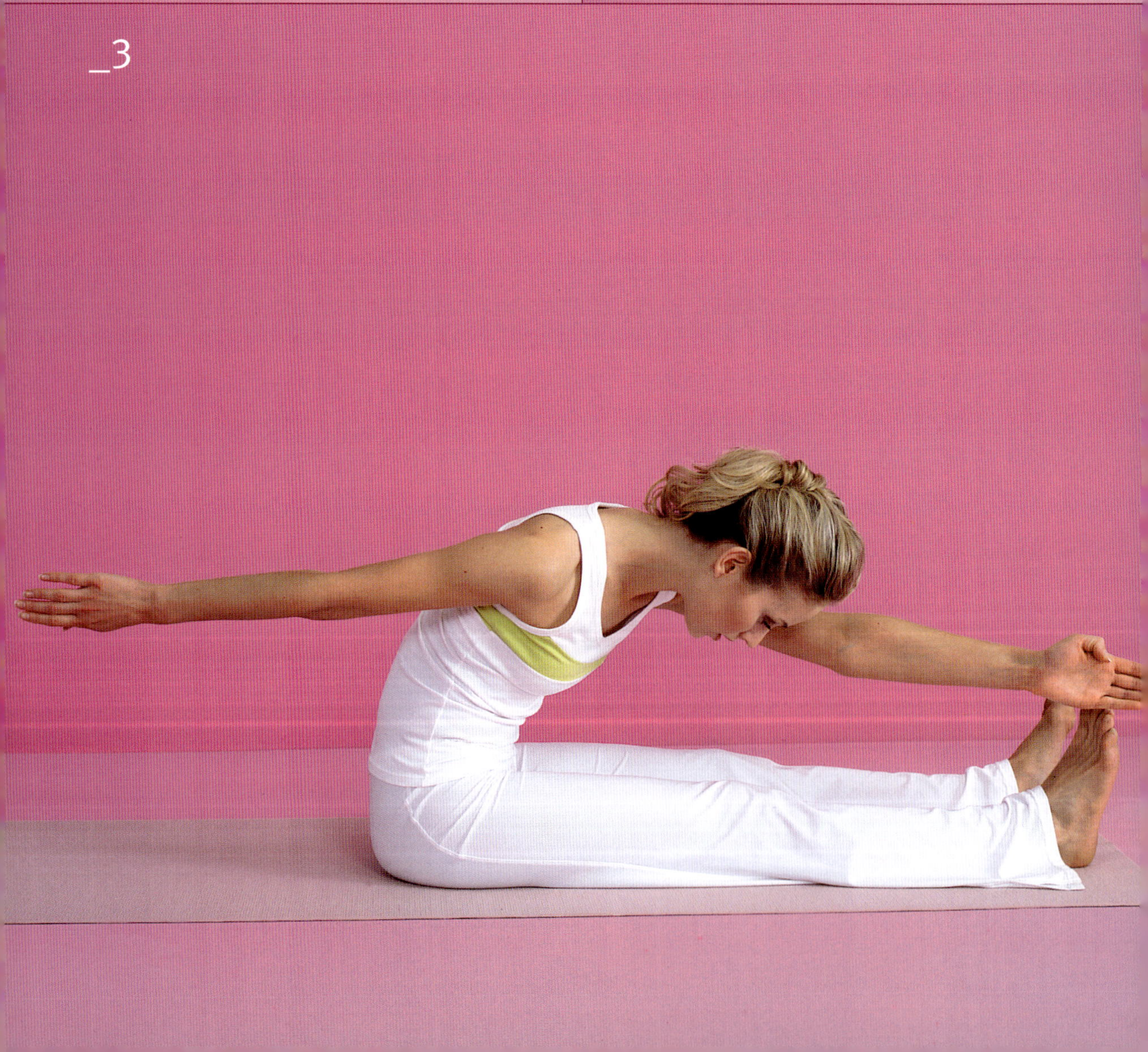
_3

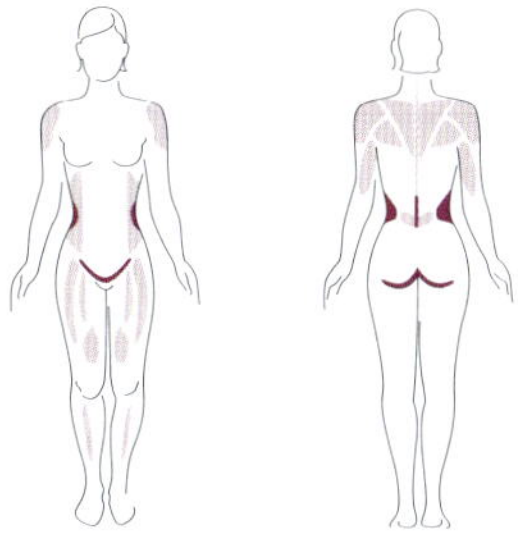

* Saw

Die »Säge« kombiniert die Drehung, Beugung und Aufrichtung der Wirbelsäule und verbessert dadurch ihre Beweglichkeit. Sie trainiert zum einen durch die Drehung Ihre tiefe und seitliche Rumpfmuskulatur, zum anderen Ihre Rückenmuskeln durch die Beugung und Aufrichtung. Wenn Sie die Übung mit gestreckten Beinen durchführen, dehnen Sie zusätzlich die Rückseite der Oberschenkel.

_1 Ausgangsposition: Sie sitzen aufrecht, Becken und Wirbelsäule sind neutral. Wählen Sie die Beinstellung so, dass Sie Ihre Sitzbeinhöcker auf der Matte spüren. Die Beine sind möglichst gestreckt und schulterbreit geöffnet, die Füße flex. Heben Sie die Arme seitlich auf maximal Schulterhöhe an. Ziehen Sie die Fingerspitzen so lang, bis Sie spüren, dass Ihre Oberarmmuskulatur aktiviert wird. Die Handinnenflächen zeigen nach vorn, die Fingerspitzen nach außen. Stabilisieren Sie Ihre Schulterblätter.

_2 Einatmen: Ziehen Sie den Scheitel zur Decke, als würden Sie noch ein bisschen wachsen. Machen Sie Ihre Wirbelsäule ganz lang und drehen Sie Oberkörper und Kopf nach rechts. Ihre Arme drehen mit.

_3 Ausatmen: Rollen Sie Wirbel für Wirbel ab, bis Ihr Oberkörper über die Beine gebeugt ist. Strecken Sie den kleinen Finger der linken Hand zum kleinen Zeh des rechten Fußes. Ihr kleiner Finger sägt am kleinen Zeh. Die rechte Handinnenfläche drehen Sie zum Körper. Beide Arme sind lang und fest, als würde Sie ein unsichtbarer Helfer an den Fingerspitzen ziehen. Der Blick geht zu den Knien, der Scheitel zeigt nach vorn.

_4 Einatmen: Richten Sie Ihre Wirbelsäule Wirbel für Wirbel auf, bis Sie aufrecht sitzen.

_5 Ausatmen: Drehen Sie Ihren Oberkörper zur Mitte zurück. Die Arme drehen mit. Die Handinnenflächen und der Blick gehen wieder nach vorn.

Wiederholungen: 3 bis 5 Drehungen zu jeder Seite.

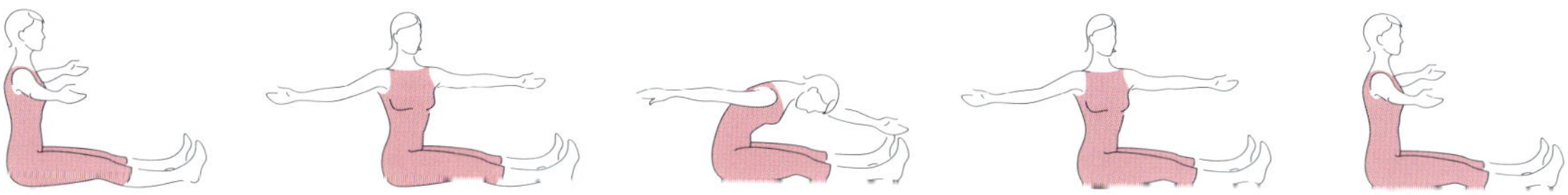

beachten

_vorsicht: Spüren Sie Druck in den Kniekehlen, sind die Gelenke überstreckt. Beugen Sie die Beine leicht!

_details: Wenn die Beine gestreckt sind, achten Sie darauf, dass die Füße flex bleiben, sonst verlieren Sie die Dehnung für die Oberschenkelrückseite.

_inneres bild: Sie spüren die Dehnung im Rücken besser, wenn Sie sich vorstellen, Sie müssten sich über einen großen Ball beugen. Das Becken bleibt während der ganzen Übung neutral und ruhig. Es dreht sich nicht mit und kippt nicht nach vorn. Halten Sie beide Pobacken fest auf der Matte. Stellen Sie sich vor, Ihr Becken wäre in Zement gegossen.

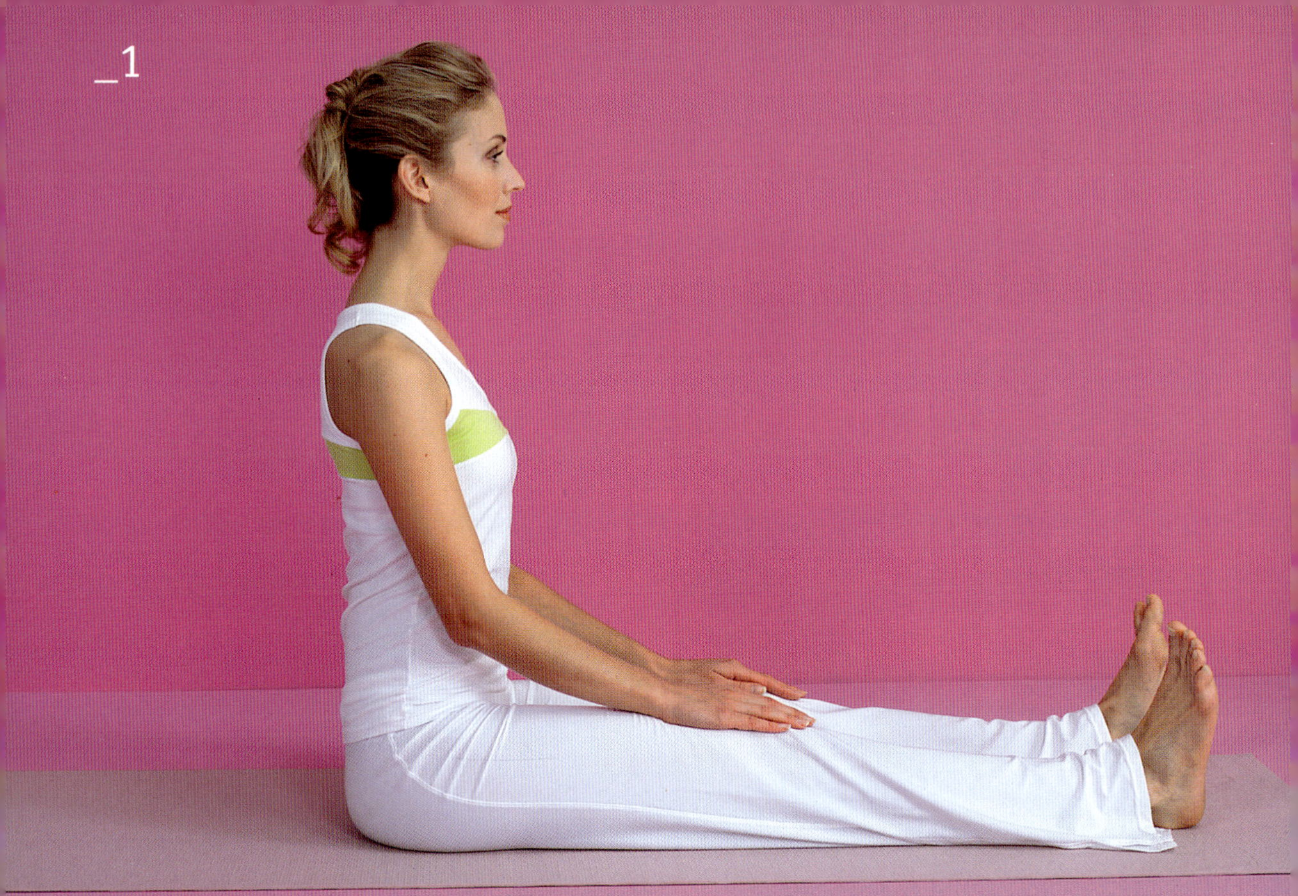
_1

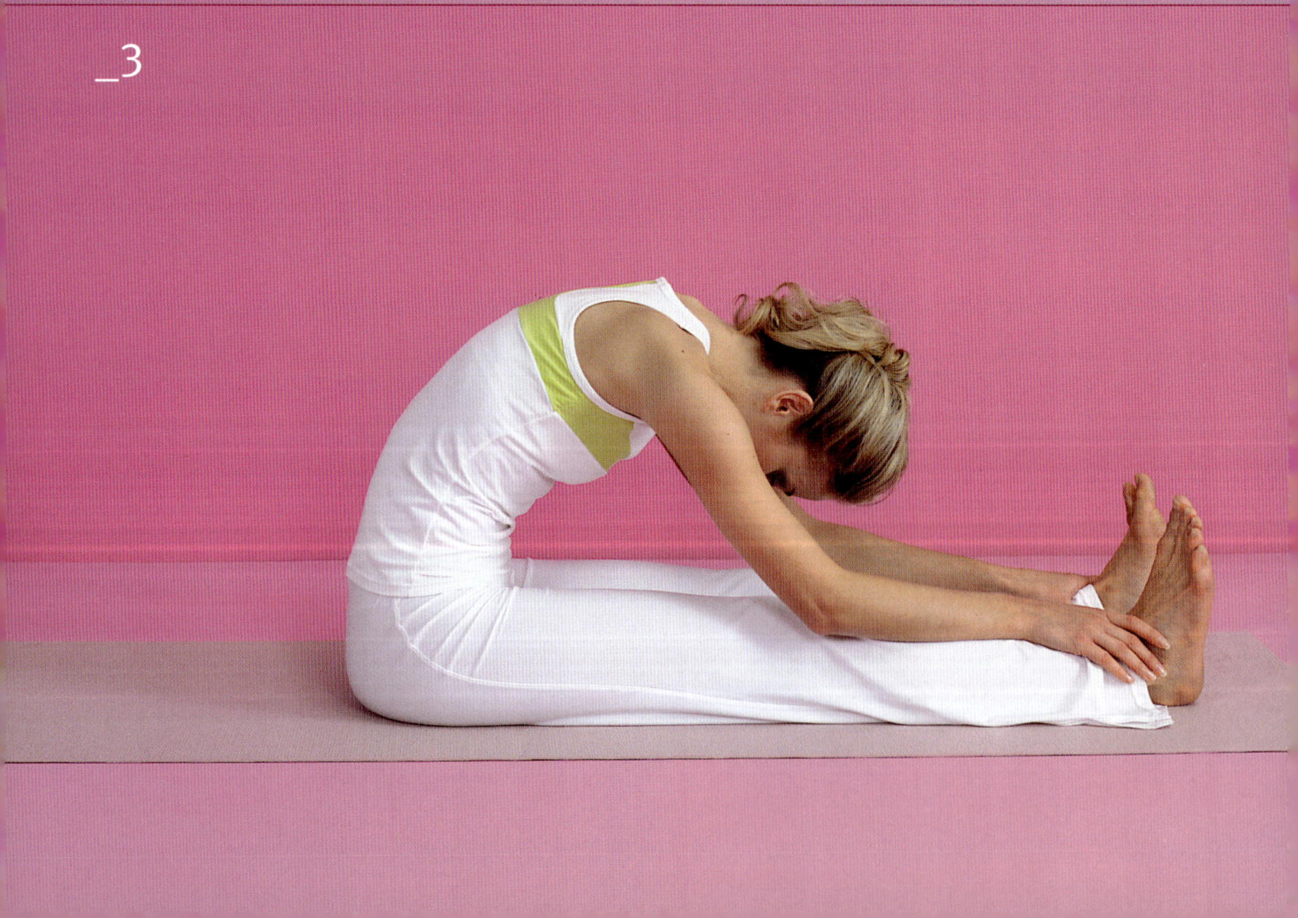
_3

⋆ Spine Stretch Forward

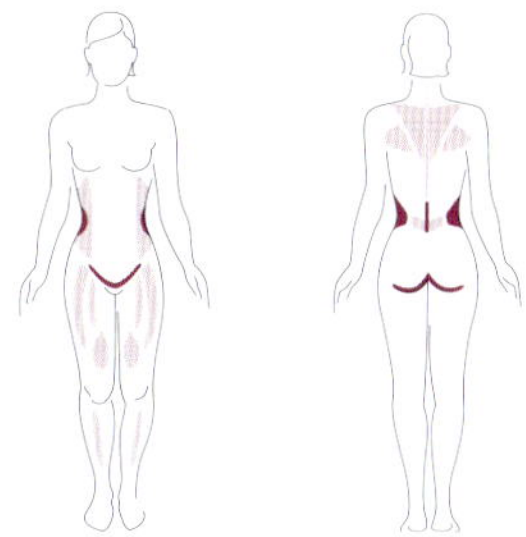

Die »Rückendehnung nach vorn« ist besonders angenehm im Anschluss an Übungen zur Rückenstreckung wie dem Double Leg Kick (Seite 101). Sie rundet Ihre Wirbelsäule und dehnt den gesamten Rücken. Wenn Sie Ihre Beine gestreckt lassen, spüren Sie zusätzlich eine intensive Dehnung der rückwärtigen Oberschenkelmuskulatur.

_1 Ausgangsposition: Sie sitzen aufrecht, Becken und Wirbelsäule sind neutral. Wählen Sie die Beinstellung so, dass Sie Ihre Sitzbeinhöcker auf der Matte spüren. Die Beine sind möglichst gestreckt, schulterbreit geöffnet und die Füße flex. Legen Sie Ihre Hände auf die Oberschenkel und schauen Sie geradeaus.

_2 Einatmen: Ziehen Sie den Scheitel zur Decke, heben Sie das Brustbein und machen Sie Ihre Wirbelsäule ganz lang, als würden Sie ein Stück in den Himmel wachsen.

_3 Ausatmen: Rollen Sie Wirbel für Wirbel ab und runden Sie Ihren Rücken, als würden Sie sich über einen großen Ball legen. Lassen Sie die Hände dabei auf den Beinen zu den Füßen gleiten. Ihr Becken bleibt senkrecht und das Körpergewicht fest auf beide Pohälften verteilt. Ihr Blick geht zu den Oberschenkeln.

_4 Einatmen: Halten Sie die Position und lenken Sie den Atem in den seitlichen und hinteren Teil Ihres Brustkorbes, ohne die Bauchspannung zu verlieren. Genießen Sie die Dehnung in der Rückenmuskulatur.

_5 Ausatmen: Richten Sie Ihre Wirbelsäule Wirbel für Wirbel auf, bis Sie wieder aufrecht sitzen. Lassen Sie dabei die Hände auf den Beinen wieder zu den Oberschenkeln zurückgleiten. Blicken Sie geradeaus.

Wiederholungen: Dehnen Sie sich 3- bis 5-mal.

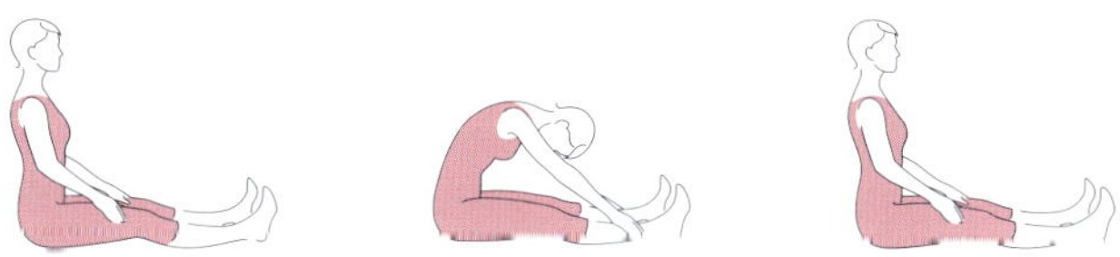

beachten

_vorsicht: Falls Sie einen Druck in den Kniekehlen spüren, sind die Kniegelenke überstreckt. Beugen Sie die Beine ganz leicht!

_details: Lassen Sie die Schultern locker. Der Abstand zwischen Schultern und Ohren ist groß.

_inneres bild: Stellen Sie sich vor, Sie säßen aufrecht mit dem Rücken zur Wand. Lösen Sie sich nun am Scheitel beginnend Wirbel für Wirbel von dieser Wand. Bauchnabel und Becken bleiben dabei wie festgeklebt an ihr. Dann ziehen Sie Wirbel für Wirbel wieder an die Wand zurück, um sich aufzurichten.

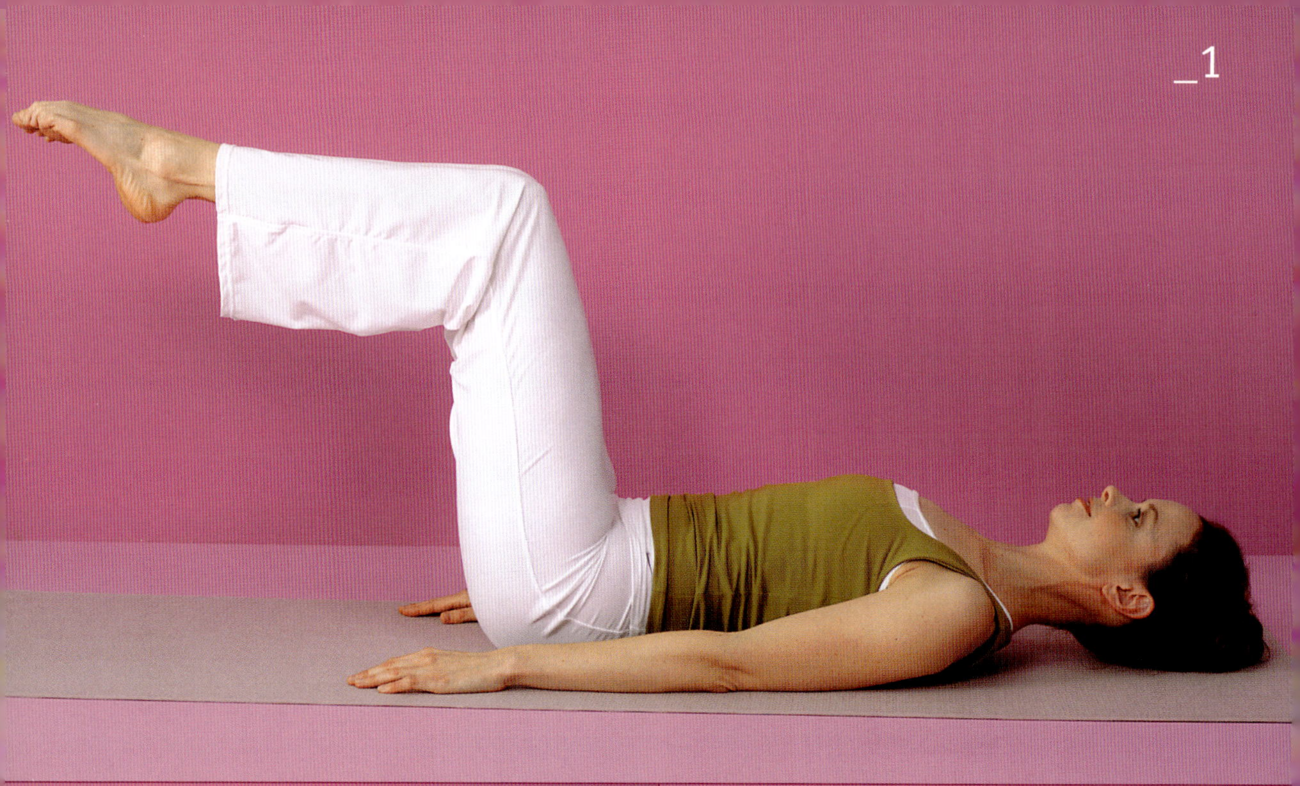

_1

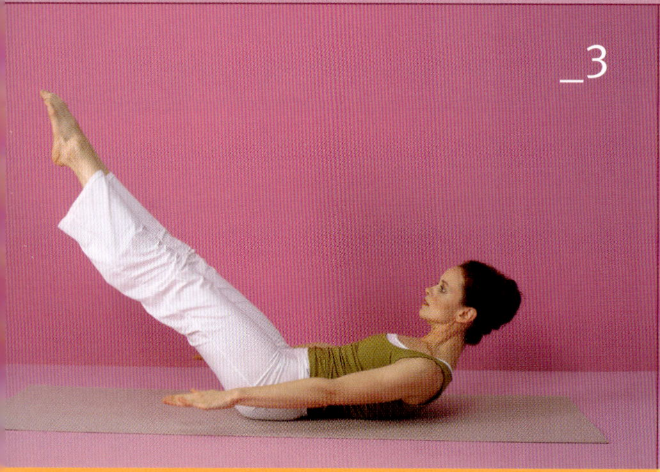

_3

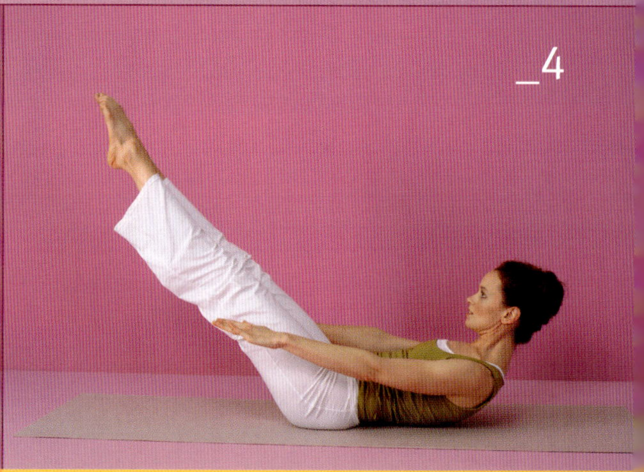

_4

beachten

_vorsicht: Halten Sie das Becken in imprint und vermeiden Sie ein Hohlkreuz. Falls Ihr Becken nach vorn kippt, führen Sie besser die einfachere Variante 3 durch.

_inneres bild: Stellen Sie sich beim Pumpen vor, unter Ihren Händen lägen Luftkissen, die Sie zusammenpressen.

Variante 1

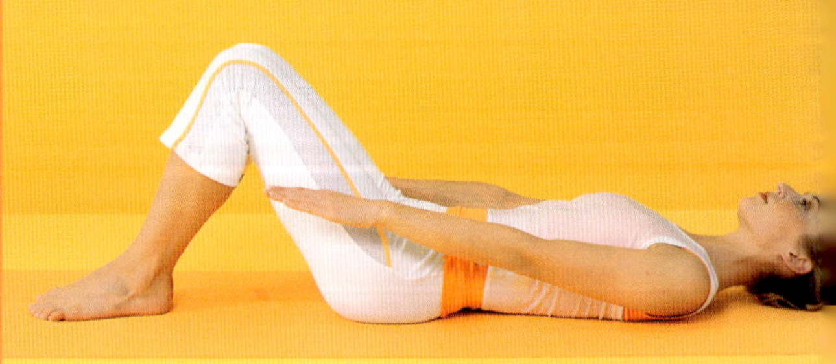

★ Variante 1: Kopf und Füße bleiben auf der Matte. Ihre Stellung ist neutral. Halten Sie den Rumpf während der Pumpbewegungen ruhig.

⋆⋆ Hundred

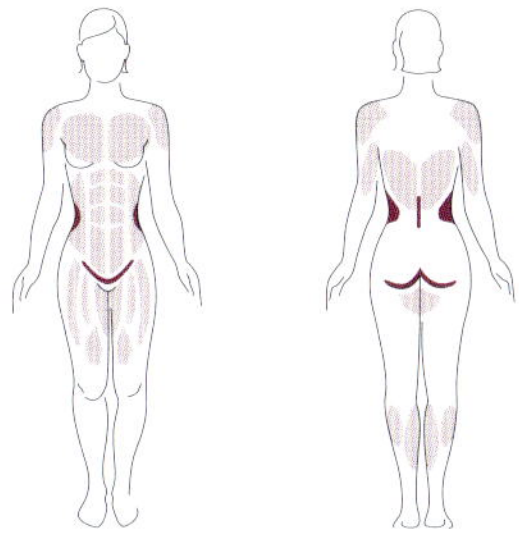

Die »Hundert« verbessert die Kraftausdauer Ihrer Bauchmuskulatur. Der Atemrhythmus während der Übung fördert die Sauerstoffaufnahme und bringt den Kreislauf in Schwung. Joseph Pilates führte die »Hundert« daher als Aufwärmübung durch.

_1 Ausgangsposition: Rückenlage Imprint-Stellung, Beine tabletop. Die Arme liegen neben dem Körper, die Handflächen zeigen zur Matte.

_2 Einatmen: Machen Sie sich ganz lang.

_3 Ausatmen: Ziehen Sie Ihr Kinn leicht zur Brust. Benutzen Sie Ihre Bauchmuskulatur, um Kopf und Schultern von der Matte zu lösen. Schieben Sie dabei Ihre Rippen zusammen und zur Hüfte. Der Bauch wird flach. Heben Sie die Arme und strecken Sie die Beine. Senken Sie sie dann so tief zur Matte, dass Sie imprint gerade noch halten. Ihr Blick geht zu den Schenkeln.

_4 Einatmen: Führen Sie mit den Armen 5 kleine Pumpbewegungen durch. Ellbogen und Handgelenke bleiben dabei ganz fest, der Rumpf absolut still.

_5 Ausatmen: Nochmals 5 Pumpbewegungen. Das Ganze wird 10-mal wiederholt.

_6 Einatmen: Bringen Sie die Beine wieder zu tabletop. Ziehen Sie die Fingerspitzen lang zu den Füßen. Kopf und Schultern etwas höher heben.

_7 Ausatmen: Rollen Sie Wirbel für Wirbel ab und nehmen Sie die Ausgangsposition ein.

Wiederholungen: Führen Sie insgesamt 100 Pumpbewegungen mit den Armen durch.

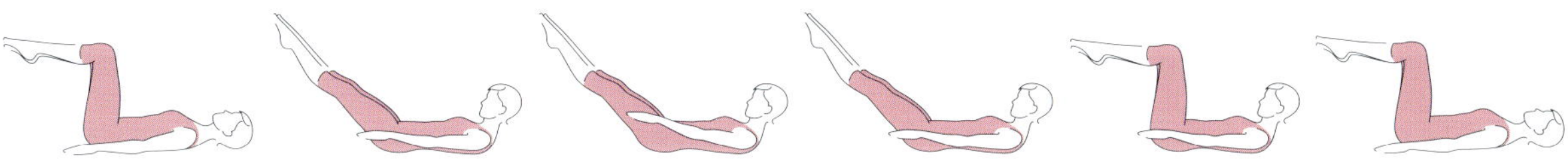

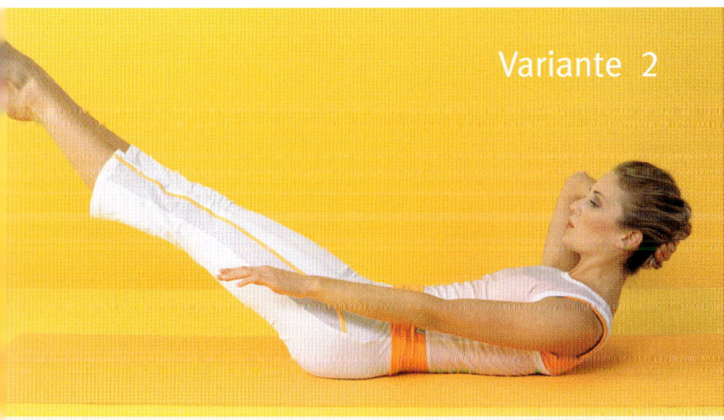

Variante 2

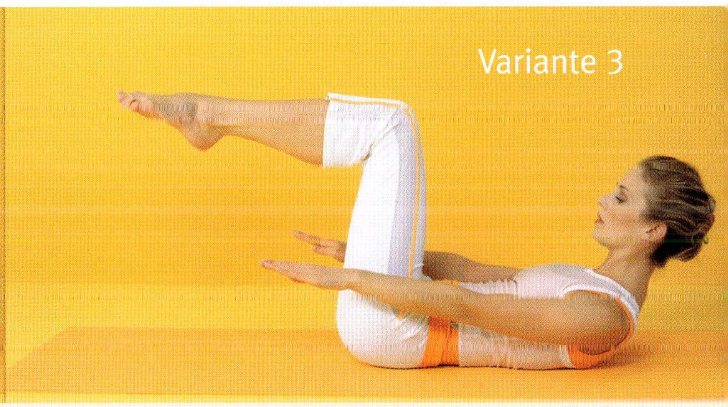

Variante 3

⋆ Variante 2: Legen Sie den Kopf für die ersten 50 Pumpbewegungen in die rechte Hand, für die zweiten 50 in die linke.

⋆ Variante 3: Lassen Sie Ihre Beine tabletop. Aufgrund des kürzeren Beinhebels fällt es so leichter, ein Hohlkreuz zu vermeiden.

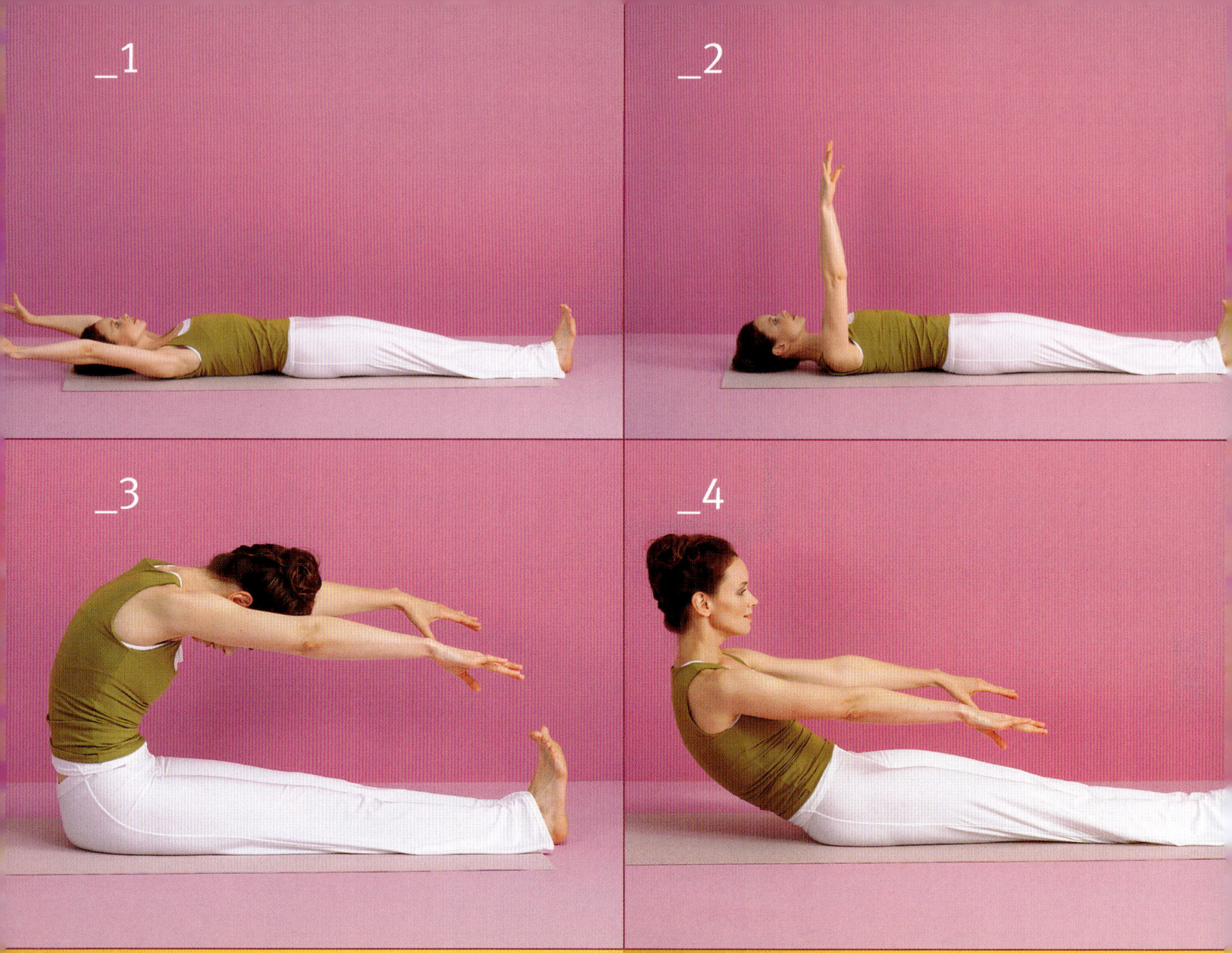

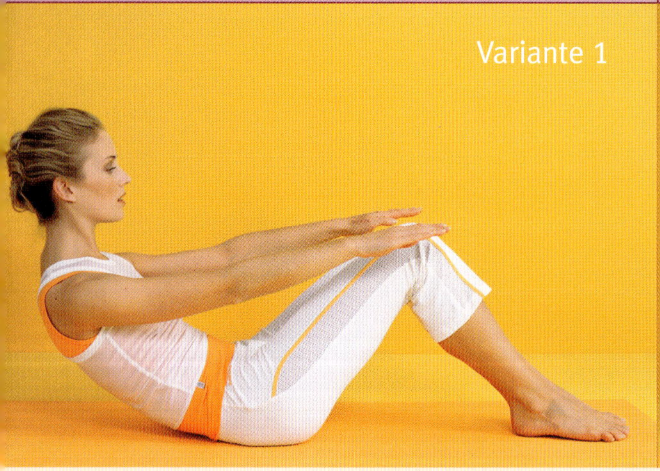

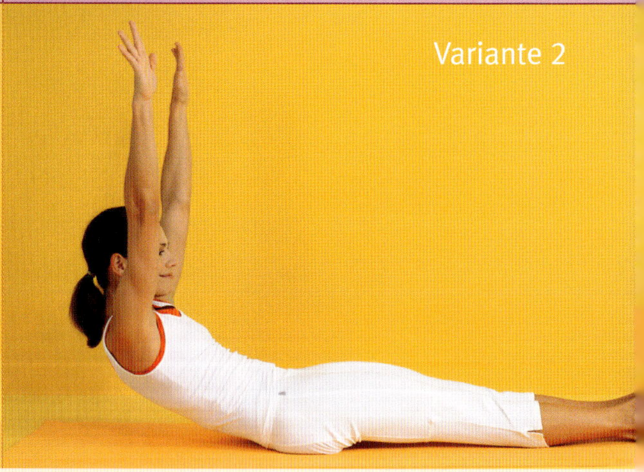

★ Variante 1: Beugen Sie die Beine. Rollen Sie nur so weit hoch, wie Sie es Wirbel für Wirbel schaffen. Die Arme gehen dabei von schräg über Kopf im Bogen zu den Knien. Zurückrollen.

★★★ Variante 2: Sie rollen ganz auf und ab, lassen die Arme aber die ganze Zeit in Ohrhöhe. Durch den längeren Armhebel werden Bauch- und Hüftmuskeln intensiver trainiert.

⋆⋆ Roll Up

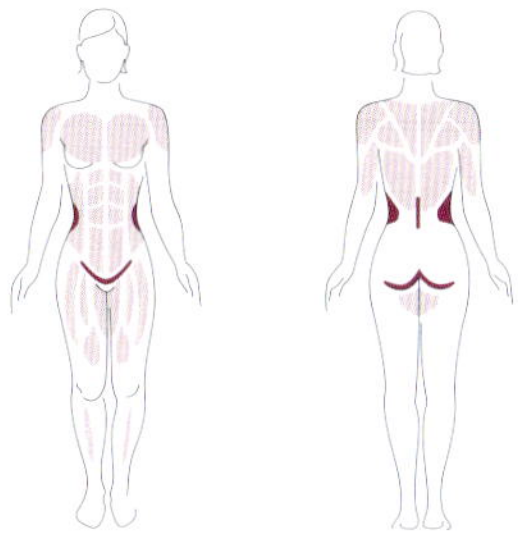

Beim »Aufrollen« rollen Sie Ihre gesamte Wirbelsäule erst Wirbel für Wirbel von der Matte auf und dann wieder zurück. Die Übung trainiert Ihre Bauch- und Hüftmuskulatur und macht gleichzeitig die Wirbelsäule beweglicher.

_1 Ausgangsposition: Rückenlage in der neutralen Stellung. Die Beine sind gestreckt, geschlossen und parallel, die Füße flex. Heben Sie die Arme schräg über den Kopf und stabilisieren Sie die Schulterblätter.

_2 Einatmen: Heben Sie die Arme an, bis die Fingerspitzen zur Decke zeigen.

_3 Ausatmen: Ziehen Sie Ihr Kinn leicht zur Brust und rollen Sie langsam und aufmerksam Wirbel für Wirbel bis zum Sitzen auf. Halten Sie die Arme parallel zum Boden und ziehen Sie die Fingerspitzen zu den Füßen. Lassen Sie dabei Ihr Gewicht auf den Sitzbeinhöckern und runden Sie Ihren Rücken. Von der Seite betrachtet bilden Sie ein C. Spüren Sie die Dehnung im Rücken und in den Oberschenkelrückseiten. Lassen Sie den Abstand zwischen den Schultern und Ohren die ganze Zeit über groß.

Wiederholungen: Insgesamt 5- bis 8-mal.

_4 Einatmen: Beginnen Sie, langsam Wirbel für Wirbel zur Matte zurückzurollen.

_5 Ausatmen: Rollen Sie weiter Wirbel für Wirbel ab, bis Sie wieder auf der Matte liegen, und heben Sie die Arme schräg über den Kopf.

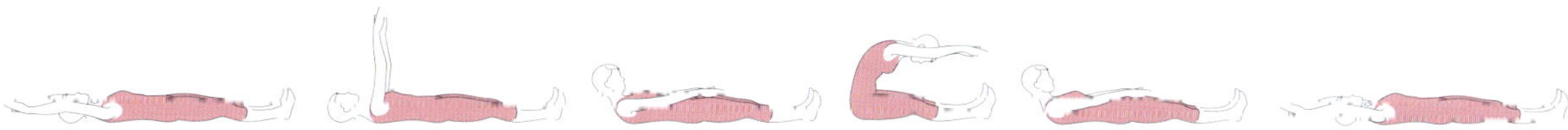

beachten

vorsicht: Führen Sie die Bewegung langsam und kontrolliert durch, indem Sie Ihre Muskulatur bewusst anspannen. Wenn Sie nur mit Schwung hochkommen oder nicht Wirbel für Wirbel rollen können, bleiben Sie erst einmal bei der einfacheren Variante 1.

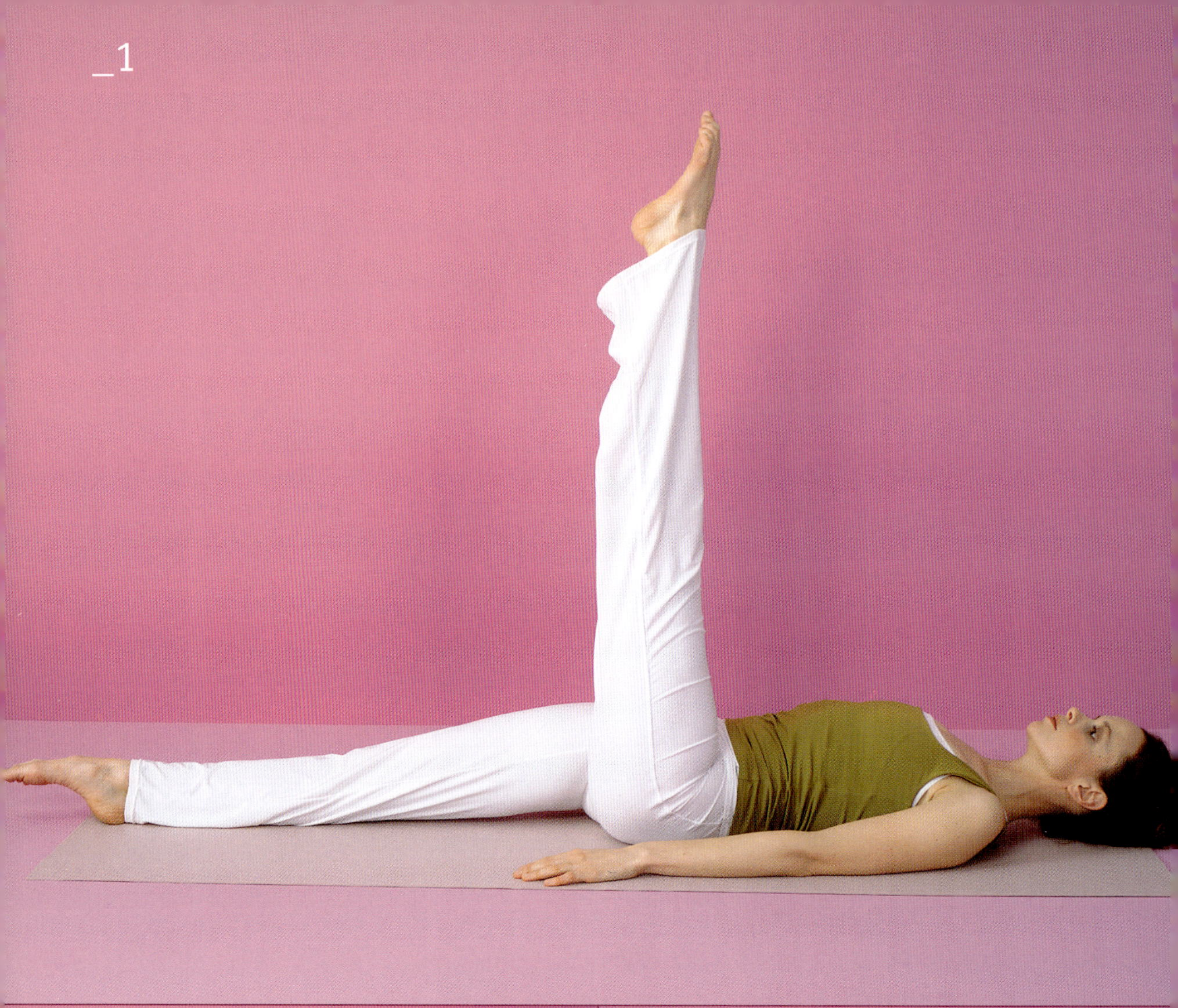

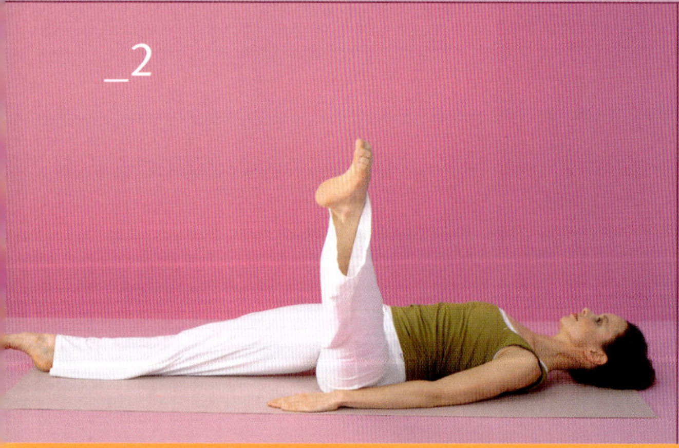

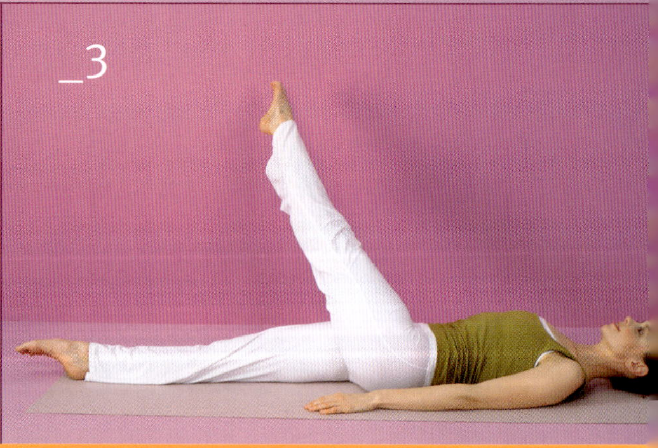

beachten

_details: Versuchen Sie, Ihren Rumpf zu stabilisieren, indem Sie die Bauch- und Rückenmuskulatur anspannen – vor allem auf der Seite, die gegenüber dem kreisenden Bein liegt. Falls es Ihnen schwer fällt, können Sie zur Unterstützung die Arme leicht in die Matte pressen.

_inneres bild: Zeichnen Sie die Kreise nur so groß, dass Sie Wirbelsäule und Becken noch ruhig halten können. Stellen Sie sich vor, Ihre vorderen Hüftknochen wären Scheinwerfer, die senkrecht zur Decke strahlen.

⋆⋆ One Leg Circle

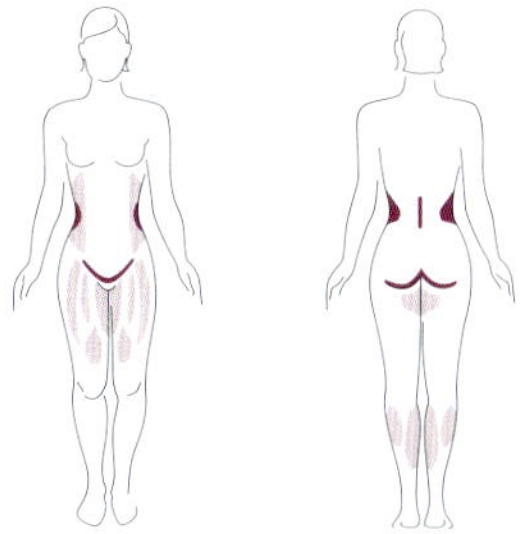

Beim »Kreisen mit einem Bein« verbessern Sie die Beweglichkeit Ihres Hüftgelenks. Halten Sie den Kreis, den Sie mit Ihrem Fuß an die Decke zeichnen, zunächst klein, damit Sie lernen, Ihren Rumpf gegen die Bewegung zu stabilisieren. Erst mit der Zeit versuchen Sie, ihn immer größer zu malen – aber nur so groß, dass Sie den Rumpf dabei noch ruhig halten können.

_1 Ausgangsposition: Rückenlage in neutraler Stellung. Das rechte Bein liegt gestreckt auf der Matte, das linke ist zur Decke gestreckt. Beide Füße sind point. Die Arme liegen neben dem Körper, die Handflächen zeigen zur Matte.

_2 Einatmen: Beginnen Sie mit dem Kreisen und ziehen Sie Ihr linkes Bein nach außen oben.

_3 Ausatmen: Ziehen Sie das Bein weiter nach links außen und senken Sie es ab. Ziehen Sie es dann nach rechts oben und schließen Sie den Kreis, indem Sie wieder zur Ausgangsposition zurückkehren. Machen Sie eine kurze Pause, bevor Sie mit dem zweiten Kreis beginnen.

Wiederholungen: Zeichnen Sie 5 Kreise im Uhrzeigersinn und 5 Kreise dagegen. Dann wechseln Sie das Bein.

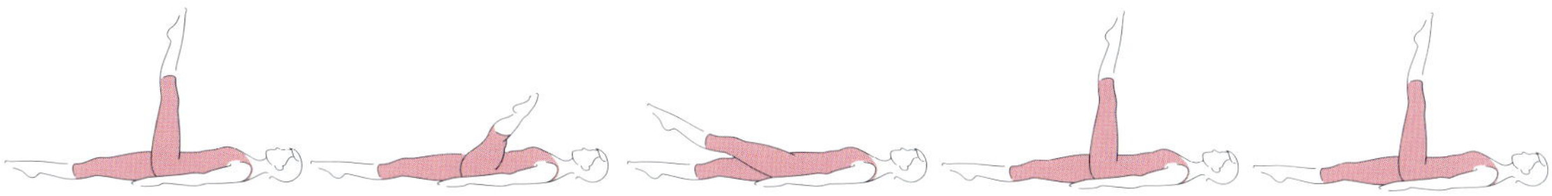

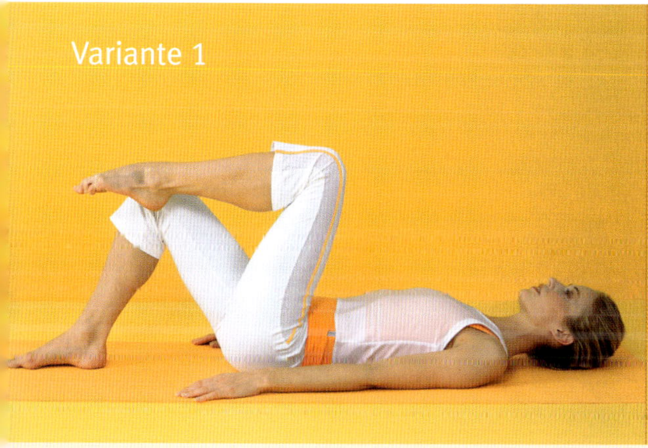

Variante 1

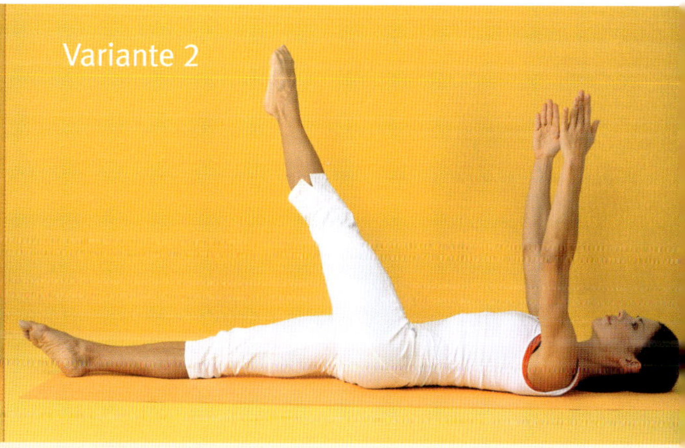

Variante 2

⋆ Variante 1: Beugen Sie beide Beine leicht und zeichnen Sie die Kreise mit dem Knie. Achten Sie genauso wie oben darauf, dass Ihr Rumpf stabil bleibt.

⋆⋆⋆ Variante 2: Strecken Sie beide Arme zur Decke. Führen Sie die Übung mit gestreckten Beinen durch und machen Sie eher kleine, schnelle Kreise.

_1

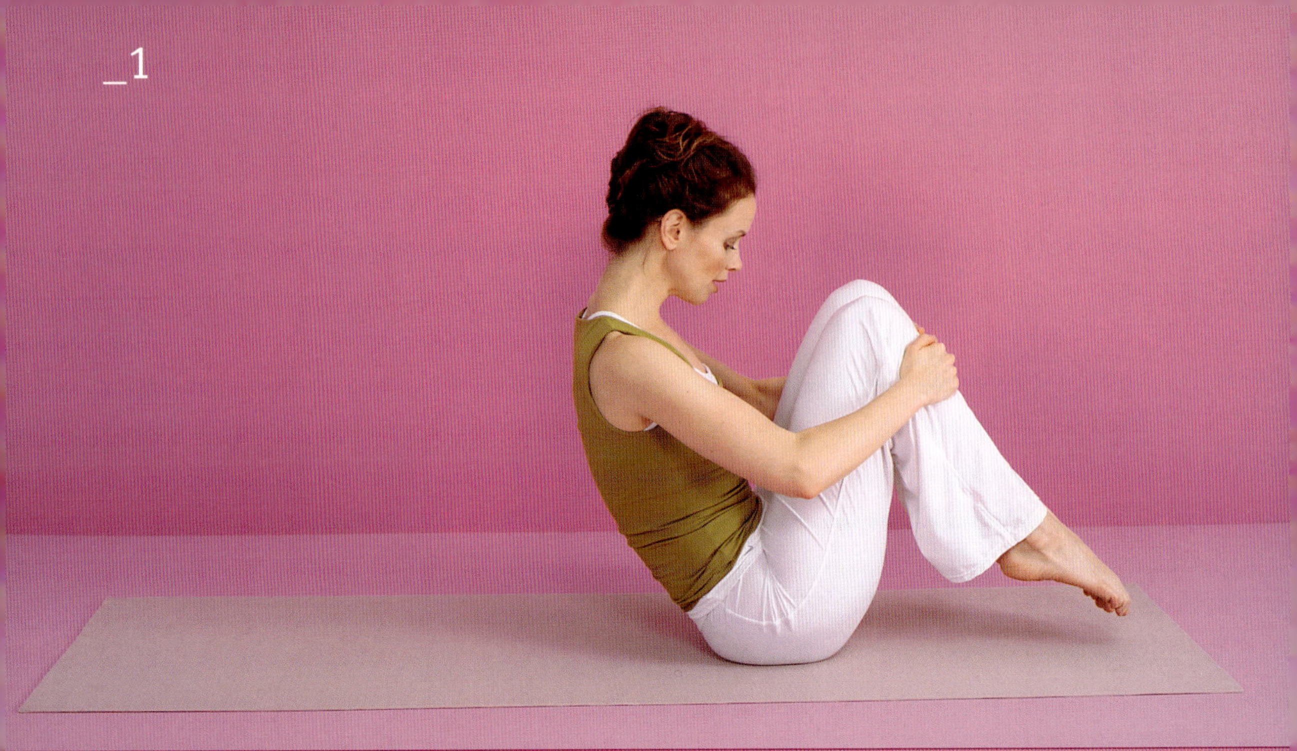

_2

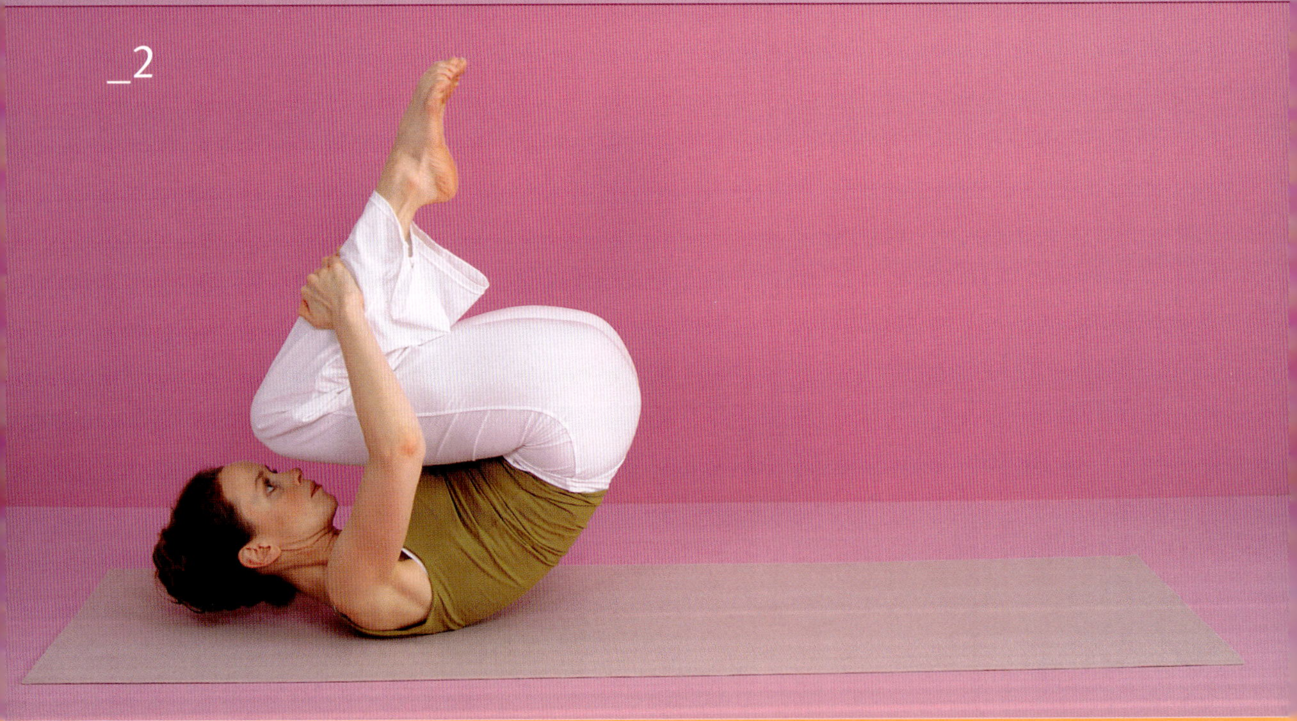

beachten

_vorsicht: Vermeiden Sie es, auf den Nacken oder Kopf zu rollen. Das ist gefährlich für Ihre Halswirbelsäule. Wenn Sie ohnehin Probleme in diesem Bereich haben, bleiben Sie besser bei Variante 1.

_details: Nehmen Sie nur wenig Schwung. Rollen Sie ab, indem Sie Ihre Bauchmuskulatur stärker anspannen. Falls Sie während der Übung zur Seite wandern, kann das an einem muskulären Ungleichgewicht liegen. Konzentrieren Sie sich dann auf die Anspannung der gegenüberliegenden Bauchmuskulatur.

** Rolling like a Ball

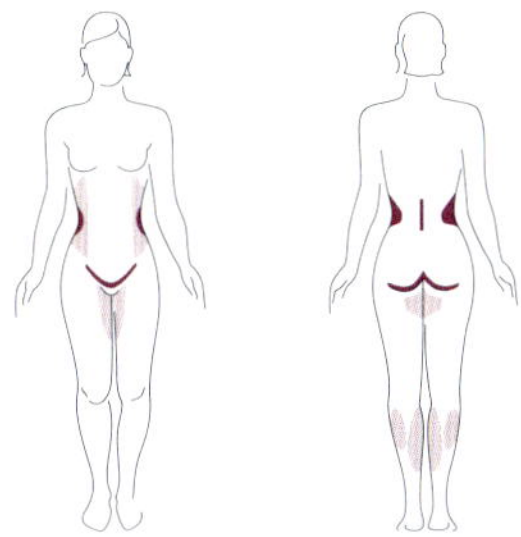

Beim »Rollen wie ein Ball« massieren Sie Ihren Rücken. Wirbel, Rippenbögen und Becken werden bei dieser Übung leicht in die Matte gedrückt. Das lockert die dort ansetzende Muskulatur.

_1 Ausgangsposition: Sie sitzen aufrecht, Becken und Wirbelsäule sind neutral. Machen Sie Ihren Rücken schön rund, indem Sie die Bauchmuskulatur aktiv anspannen. Kippen Sie das Becken leicht und heben Sie die Füße von der Matte an. Die Füße sind point. Ihre Hände liegen sanft auf den Schienbeinen. Der Blick geht zu Ihren Knien. Sie sind rund wie ein Ball und halten diese Position während der gesamten Übung. Der Abstand zwischen Schultern und Ohren ist groß.

_2 Einatmen: Rollen Sie langsam über jeden einzelnen Wirbel zurück, bis die Schulterblätter die Matte berühren.

_3 Ausatmen: Rollen Sie wieder zur Ausgangsposition hoch.

Wiederholungen: Rollen Sie insgesamt 8- bis 10-mal.

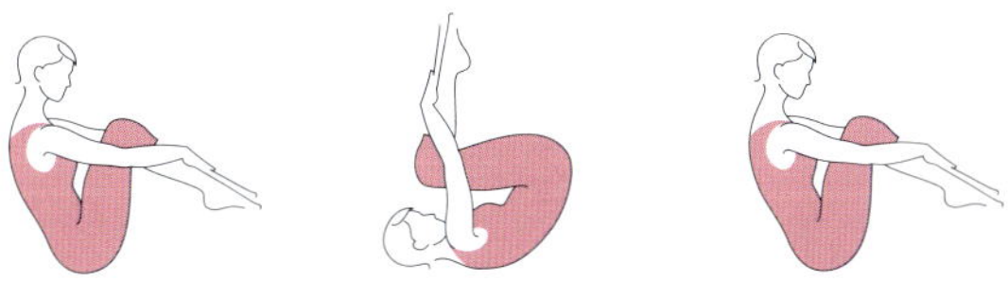

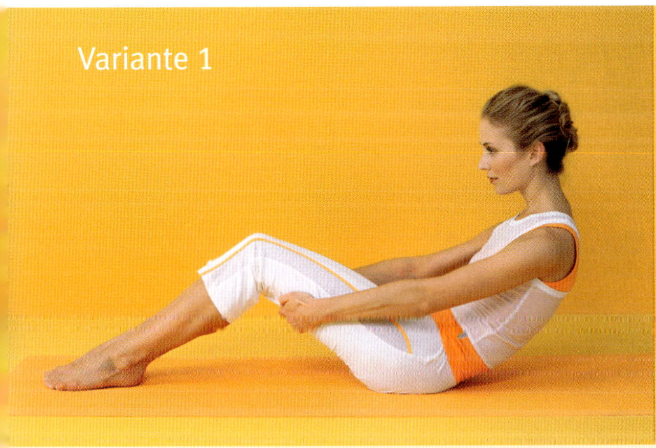

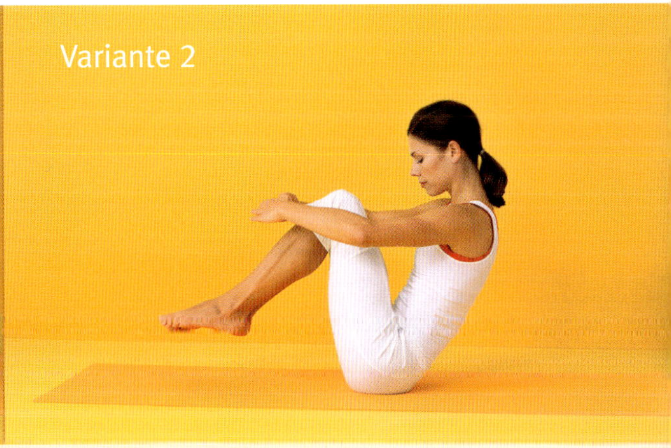

* Variante 1: Die Beine sind parallel, gebeugt und hüftbreit geöffnet. Legen Sie die Hände unter die Oberschenkel. Die Füße bleiben die ganze Zeit fest auf der Matte. Rollen Sie nur halb zurück und kommen Sie dann wieder in die Ausgangsposition. Beim Abrollen achten Sie darauf, die Bauchmuskulatur zu aktivieren.

*** Variante 2: Machen Sie sich noch ein bisschen runder (Sie sind jetzt ein kleinerer Ball). Ihre Hände liegen bei dieser Variante nicht auf den Schienbeinen, sondern schweben auf Kniehöhe in der Luft.

_1

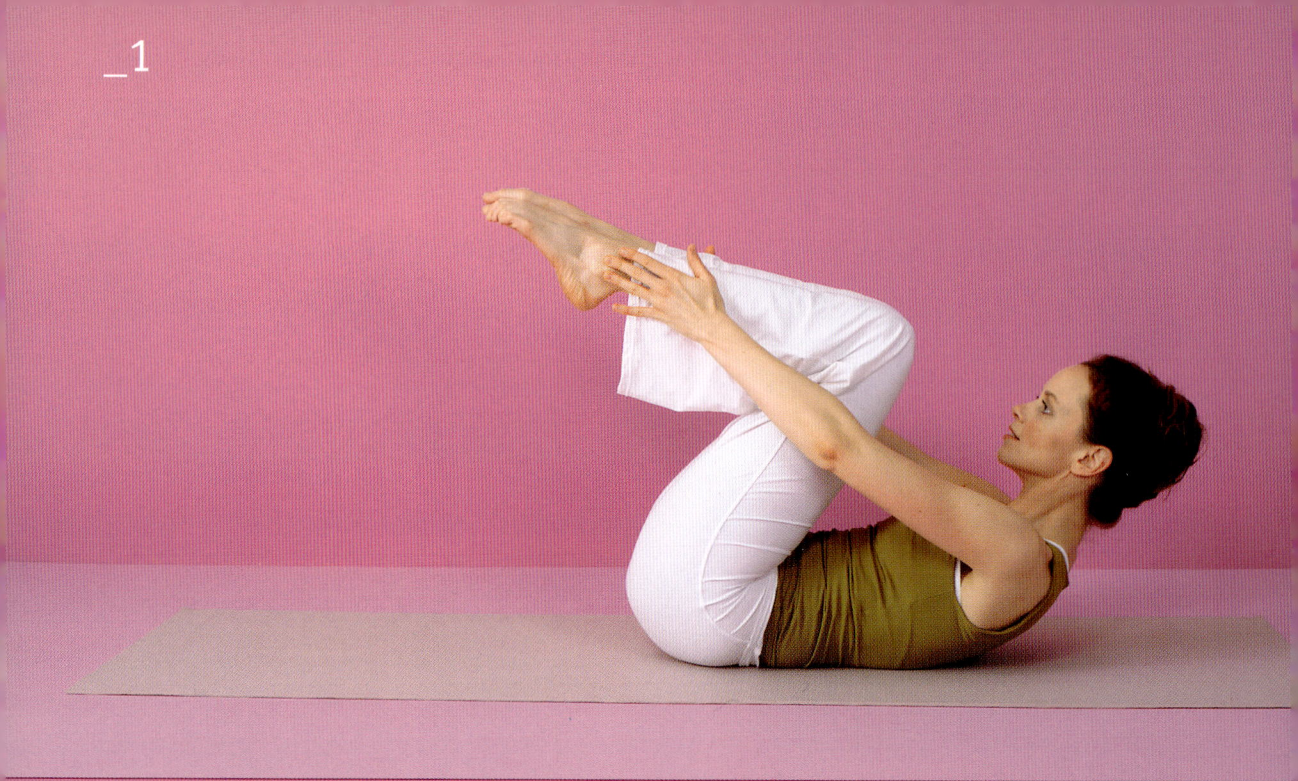

_2

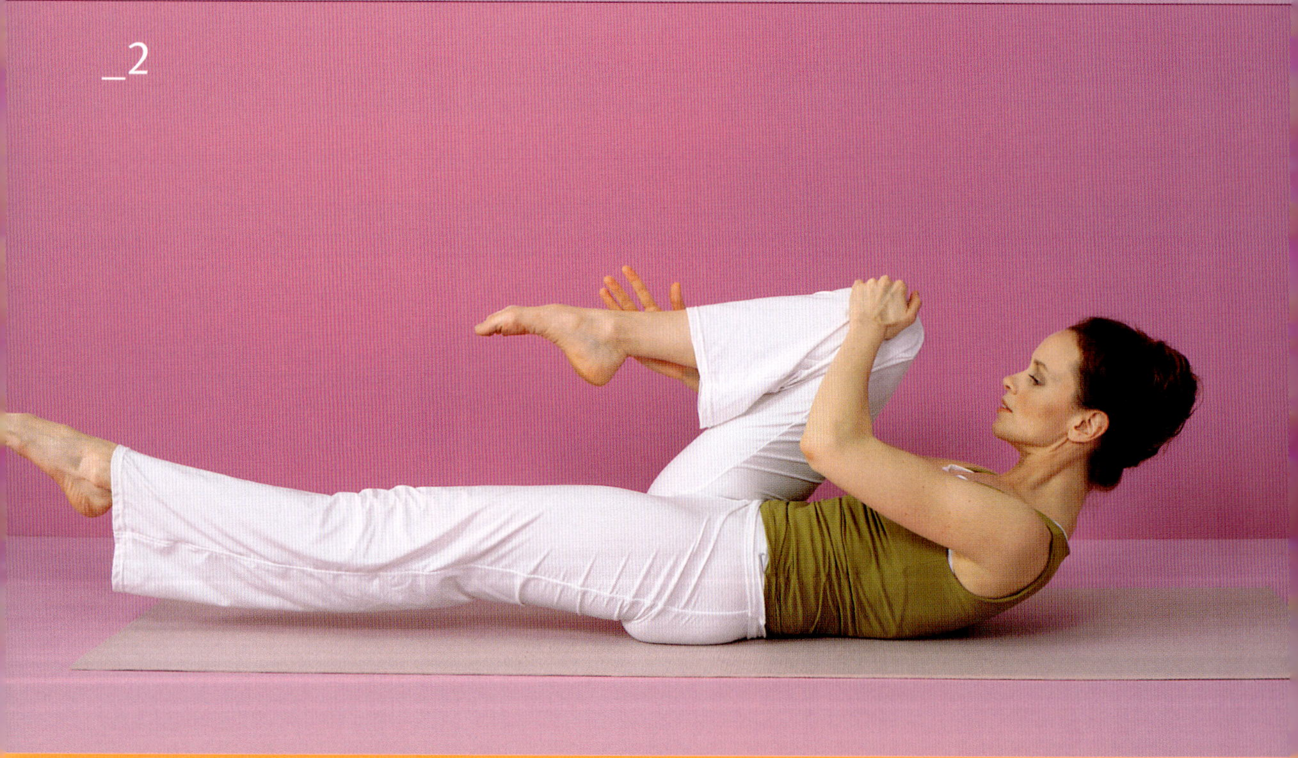

beachten

_vorsicht: Halten Sie imprint und vermeiden Sie ein Hohlkreuz. Falls Ihr Becken nach vorn kippt, strecken Sie das Bein zur Decke anstatt zur Matte.

_inneres bild: Strecken Sie Ihre Beine ganz bewusst, indem Sie Ihre vordere Oberschenkelmuskulatur anspannen. Stellen Sie sich vor, Sie müssten mit Ihrem Fuß eine Wand wegdrücken.

** Single Leg Stretch

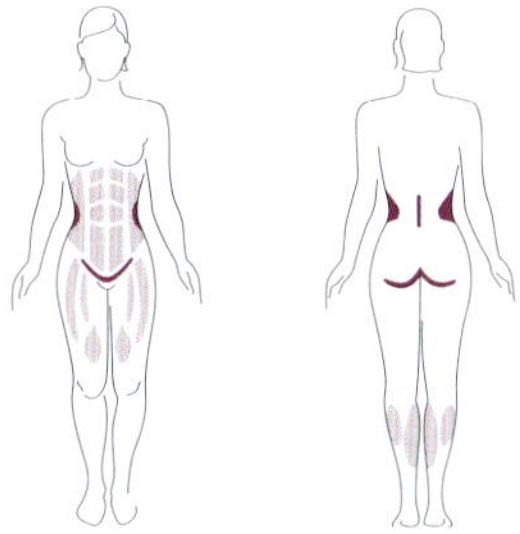

Beim »Strecken eines Beines« wird Ihnen sicher warm. Die Übung trainiert die Bauch-, Hüft- und Oberschenkelmuskulatur und fördert die Koordination.

_1 Ausgangsposition: Scoop. Bringen Sie Ihre Beine zu tabletop und legen Sie die Hände an die Außenseite Ihrer Unterschenkel. Stabilisieren Sie Ihre Schulterblätter und schauen Sie auf Ihre Oberschenkel.

_2 Ausatmen: Strecken Sie Ihr linkes Bein so tief zur Matte, dass Sie imprint gerade noch halten können. Gleichzeitig ziehen Sie Ihr rechtes Knie dichter zur Brust. Beide Hände gehen zum rechten Bein: Die linke berührt das Knie, die rechte den Knöchel.

_3 Einatmen: Beginnen Sie, Beine und Hände zu wechseln.

_4 Ausatmen: Strecken Sie Ihr rechtes Bein so tief zur Matte, dass Sie imprint noch halten können. Gleichzeitig ziehen Sie Ihr linkes Knie dichter zur Brust. Beide Hände gehen wiederum zum linken Bein: die rechte zum Knie, die linke zum Knöchel.

_5 Einatmen: Beginnen Sie wiederum, Beine und Hände zu wechseln.

Wiederholungen: Strecken Sie 8- bis 10-mal abwechselnd die Beine.

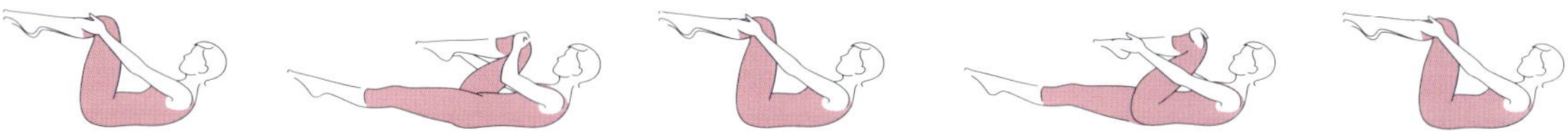

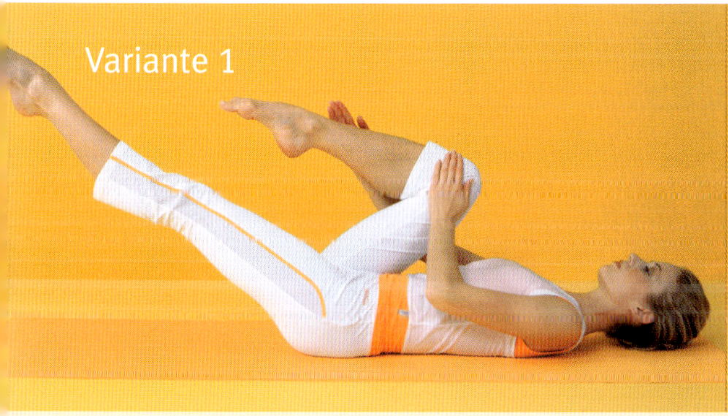

Variante 1

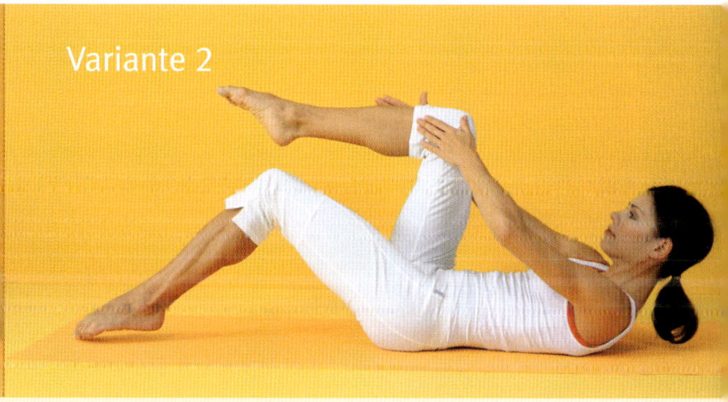

Variante 2

* Variante 1. Bei dieser einfacheren Version bleibt Ihr Kopf während der gesamten Übung auf der Matte oder auf einem Kissen liegen.

*** Variante 2: Wechseln Sie die Beine schneller. Führen Sie einen vollen Beinwechsel auf der Einatmung, einen auf der Ausatmung durch. Versuchen Sie, bei der Beinstreckung mit den Zehenspitzen über die Matte zu streichen.

_1

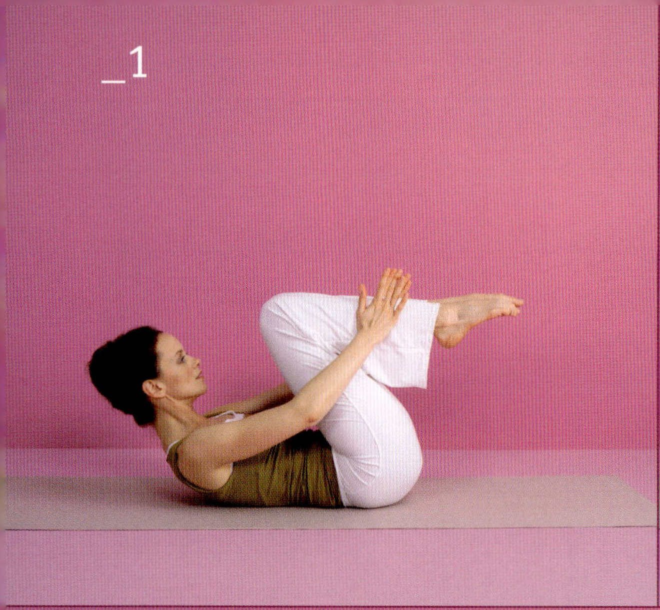

_2

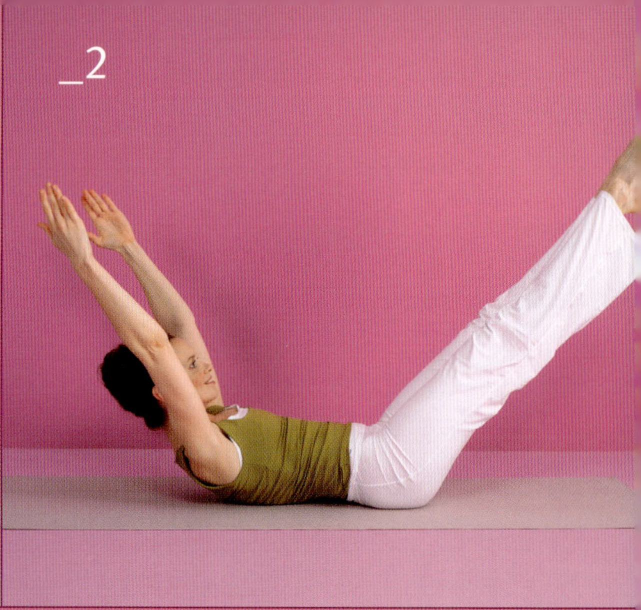

_3

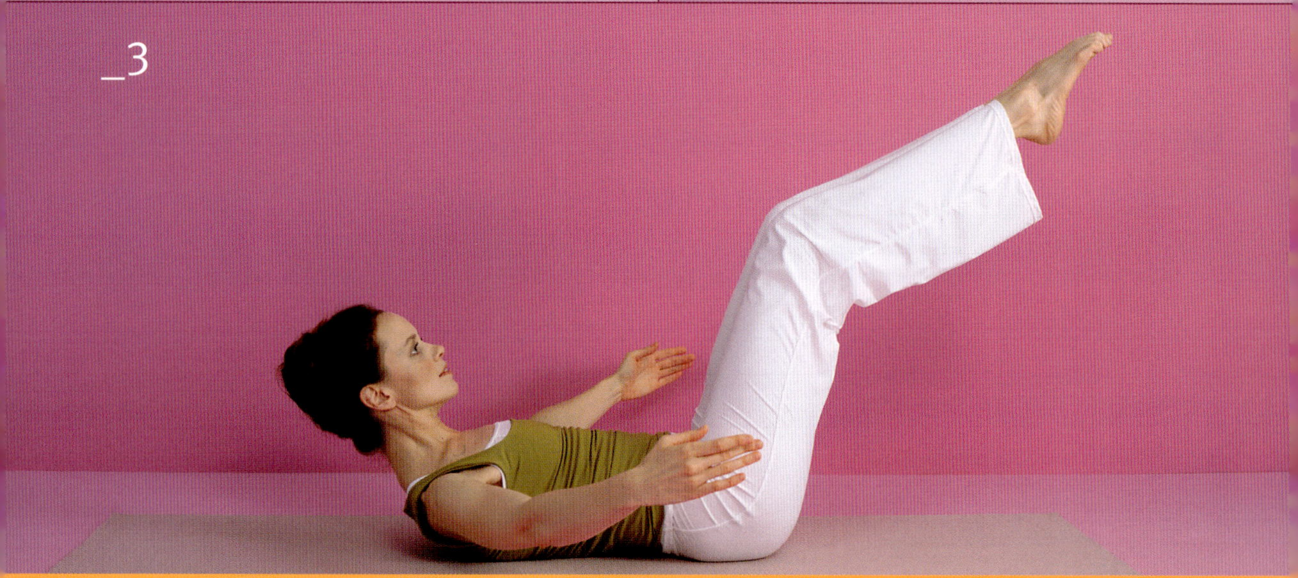

beachten

_vorsicht: Halten Sie imprint und vermeiden Sie ein Hohlkreuz. Falls Ihr Becken doch nach vorn kippt, strecken Sie beide Beine zur Decke statt zur Matte.

_inneres bild: Wenn Sie Arme und Beine vom Körper wegstrecken, ist es besonders schwierig, den Rumpf ruhig zu halten. Um die Anspannung in der Bauchmuskulatur nicht zu verlieren, stellen Sie sich vor, ein schwerer Kartoffelsack läge auf Ihrem Bauch. Strecken Sie Ihre Beine ganz bewusst, indem Sie die Oberschenkelmuskeln anspannen. Stellen Sie sich dazu vor, Sie müssten mit den Füßen eine Wand wegdrücken.

⋆⋆ Double Leg Stretch

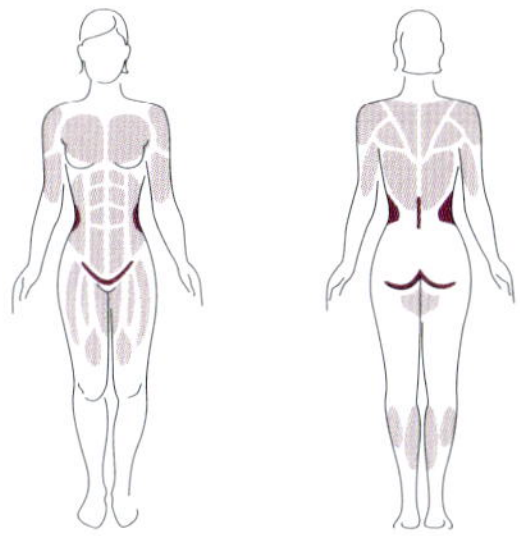

Das »Strecken von zwei Beinen« ist eine echte Herausforderung für Ihre Bauchmuskulatur. Sie brauchen deren Kraft bereits, um in die Scoop-Position zu kommen. Halten Sie die Anspannung anschließend weiter aufrecht, damit Ihr Rumpf während der großen Arm- und Beinbewegungen ruhig bleibt. Durch das Beinstrecken trainieren Sie außerdem Ihre Hüft- und Oberschenkelmuskulatur.

_1 Ausgangsposition: Scoop. Bringen Sie Ihre Beine zu tabletop und legen Sie die Hände an die Außenseite der Unterschenkel. Stabilisieren Sie die Schulterblätter und schauen Sie auf Ihre Oberschenkel. Das Kinn bleibt parallel zur Brust ausgerichtet.

_2 Ausatmen: Ohne die Position des Rumpfes zu verändern, strecken Sie gleichzeitig beide Arme und Beine. Dazu führen Sie die Hände erst zu den Ohren und dann über Kopf. Pressen Sie die Beine leicht zusammen und strecken Sie sie so tief zur Matte, dass Sie imprint gerade noch halten können.

_3 Einatmen: Ziehen Sie beide Knie zur Brust zurück. Führen Sie gleichzeitig Ihre Arme zuerst zur Seite und dann nach vorn. Am Ende dieser Bewegung sind Sie wieder zur Ausgangsposition zurückgekehrt.

Wiederholungen: Strecken Sie Arme und Beine 5- bis 10-mal.

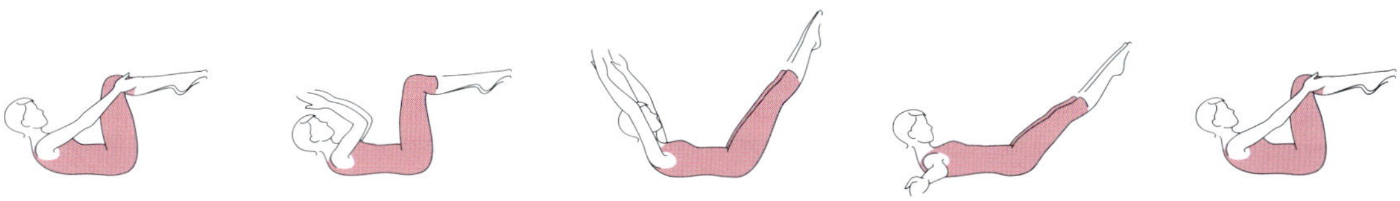

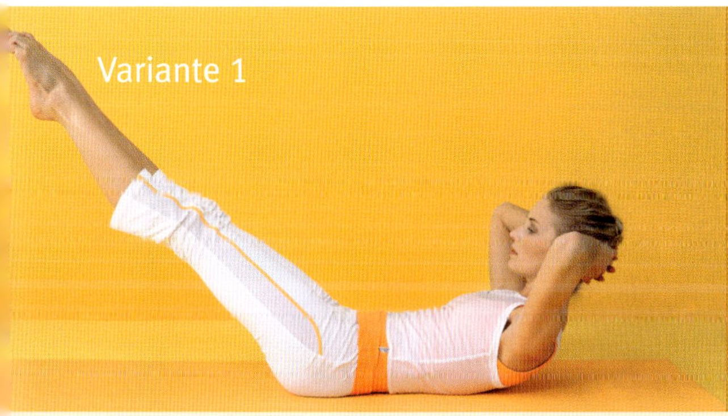

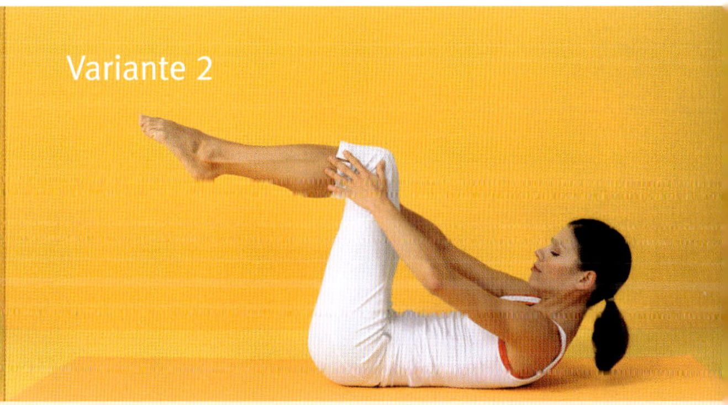

⋆ Variante 1: Strecken und beugen Sie nur Ihre Beine. Der Oberkörper ist währenddessen angehoben. Die Hände sind hinter dem Kopf verschränkt und stützen diesen ab.

⋆⋆⋆ Variante 2: Ziehen Sie Ihre Knie nicht zur Brust, sondern höchstens bis zu den Hüften. Auf diese Weise trainieren Sie verstärkt die untere Bauchmuskulatur.

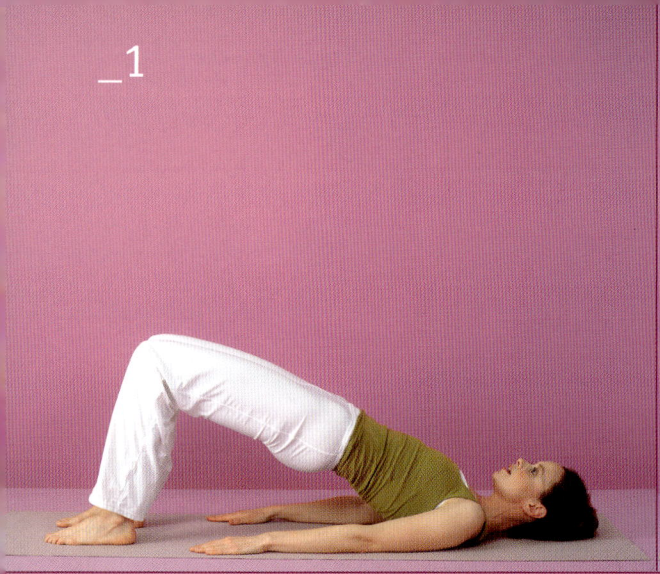

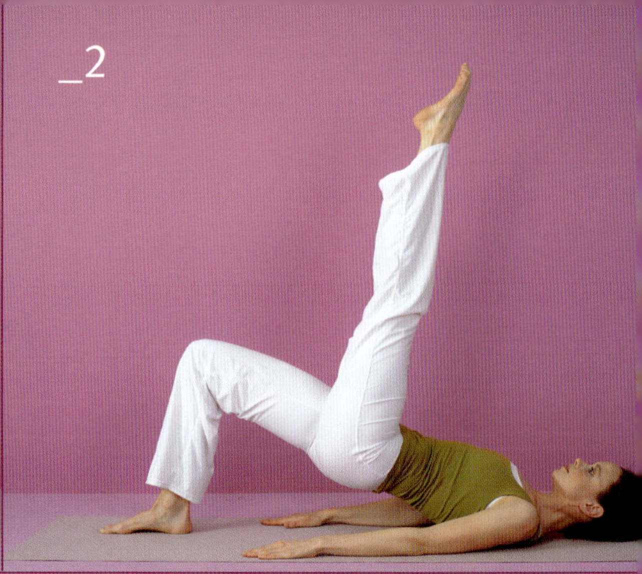

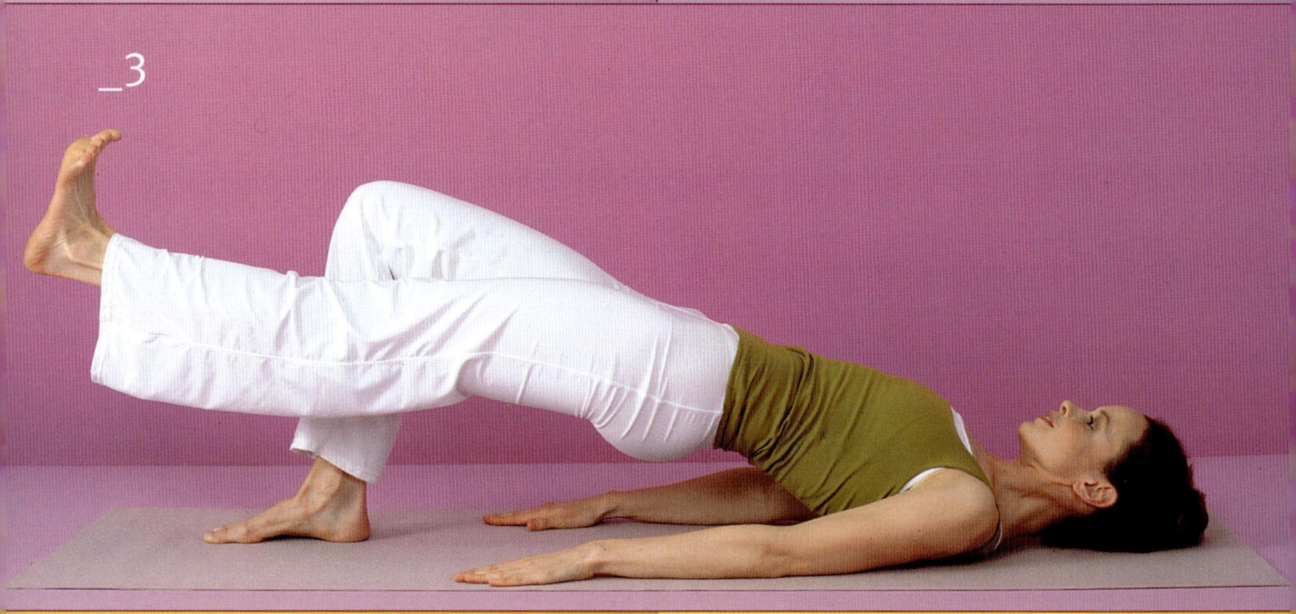

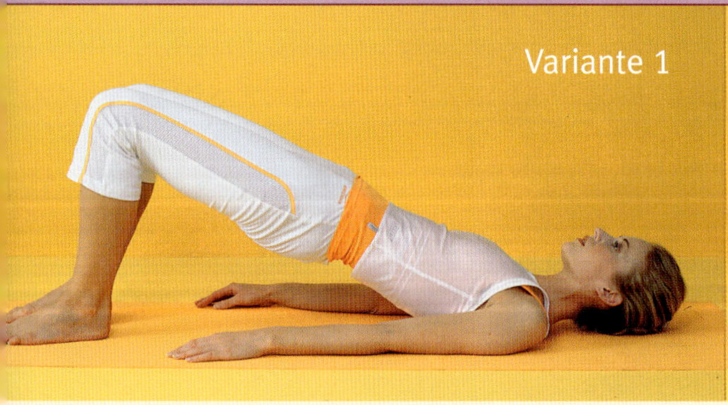

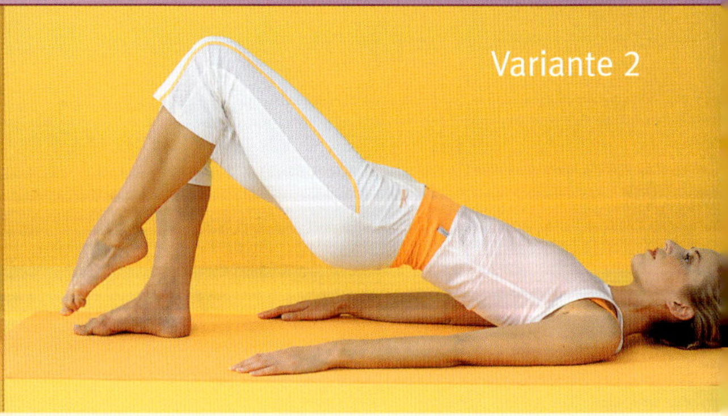

★ Variante 1: Heben und senken Sie nur das Becken. Dabei bleibt Ihre Wirbelsäule neutral. Sie rollen nicht Wirbel für Wirbel.

★ Variante 2: Halten Sie Ihr Becken hoch. Zusätzlich heben Sie abwechselnd den linken und rechten Fuß 5 Zentimeter von der Matte.

⋆⋆ Shoulder Bridge

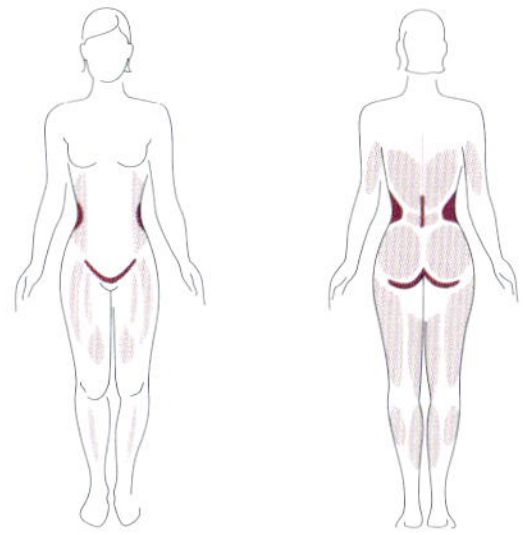

Bei der »Schulterbrücke« arbeiten Bauch-, Rücken- und Gesäßmuskeln zusammen, um den Rumpf gegen die großen Beinbewegungen zu stabilisieren. Zusätzlich kräftigen und dehnen die Beinbewegungen die Muskulatur von Oberschenkel, Unterschenkel und Hüfte.

_1 Ausgangsposition: Rückenlage in der neutralen Stellung. Die Beine sind gebeugt und hüftbreit geöffnet. Die Füße stehen flach auf der Matte. Die Arme liegen neben dem Körper. Heben Sie das Becken so hoch an, dass es auf einer diagonalen Linie zwischen den Knien und den Schultern liegt. Ihr Körpergewicht ruht jetzt auf den Füßen und den Schulterblättern. Halten Sie diese Position.

_2 Einatmen: Verlagern Sie Ihr Gewicht auf den rechten Fuß. Heben Sie den linken Fuß und ziehen Sie das linke Knie zunächst zur Brust. Dann strecken Sie das Bein zur Decke. Der Fuß ist point.

_3 Ausatmen: Lassen Sie Ihr linkes Bein gestreckt und ziehen Sie es hinunter zur Matte. Der Fuß wird dabei geflext. Senken Sie das Bein nur so weit ab, wie Sie Ihre Rumpfposition halten können und Ihr Becken absolut ruhig bleibt.

_4 Einatmen: Heben Sie das Bein wieder zur Decke. Fuß zu point.

_5 Ausatmen: Ziehen Sie das Bein wieder hinunter zur Matte. Der Fuß wird dabei geflext.

_6 Einatmen: Heben Sie das Bein wieder zur Decke. Fuß zu point.

_7 Ausatmen: Ziehen Sie das Bein wieder hinunter zur Matte. Fuß zu flex.

_8 Einatmen: Heben Sie das Bein wieder zur Decke. Fuß zu point.

_9 Ausatmen: Ziehen Sie das linke Knie zur Brust. Danach setzen Sie den linken Fuß zurück auf die Matte ab und senken das Becken ab. Machen Sie kurz Pause, bevor Sie Ihr Becken wieder anheben und die Übung mit dem rechten Bein wiederholen.

Wiederholungen: Mit jedem Bein 3-mal.

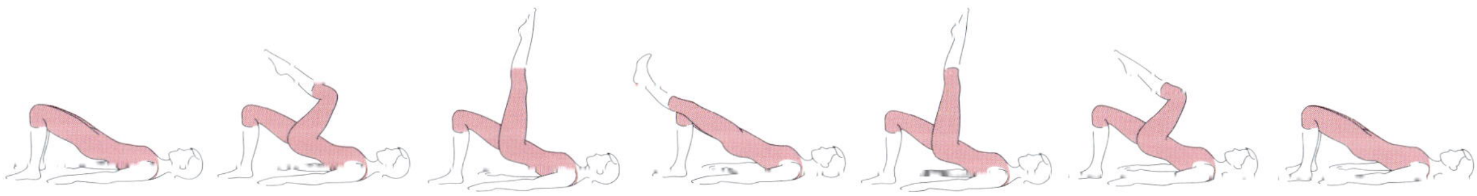

beachten

_vorsicht: Verlagern Sie das Körpergewicht nicht auf den Nacken!
_details: Legen Sie Ihre Fingerspitzen unter den Po, um zu überprüfen, ob Ihr Becken während der Beinbewegung sinkt beziehungsweise nach rechts oder nach links kippt.

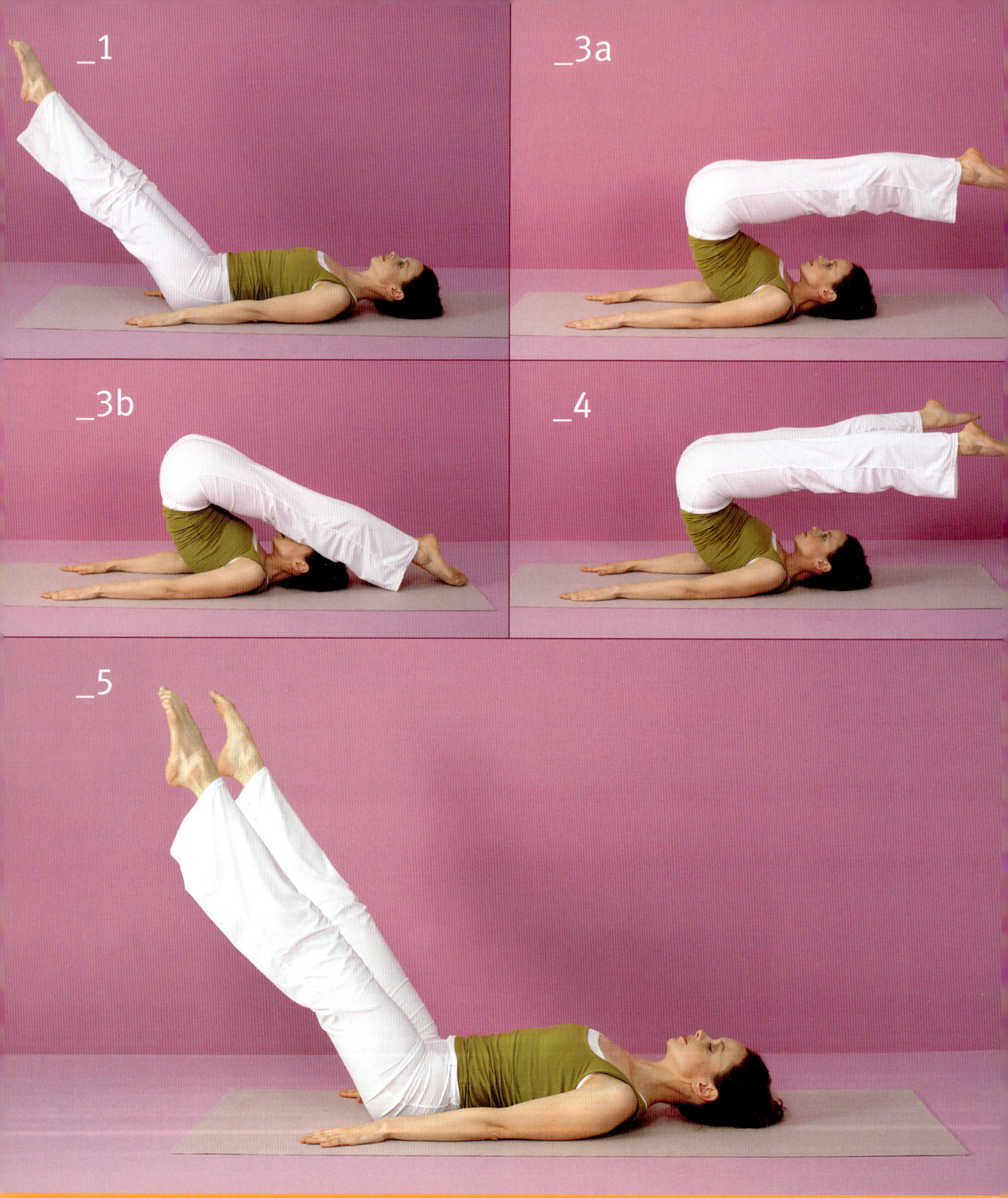

beachten

_vorsicht: Vermeiden Sie, Ihr Körpergewicht auf den Nacken zu verlagern! Sie sollten jederzeit in der Lage sein, Ihren Kopf leicht von der Matte abzuheben. Bei Wirbelsäulenproblemen bleiben Sie bei der einfacheren Variante 1.

_details: Falls Sie Ihre Schultern hochziehen, wenn Sie überrollen, pressen Sie die Arme etwas stärker in die Matte. Benutzen Sie Ihre Muskulatur und führen Sie die Übung möglichst ohne Schwung aus.

⋆⋆ Roll Over

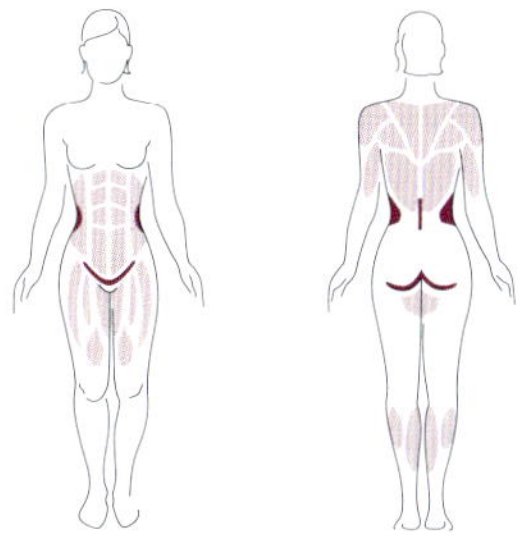

Beim »Überrollen« führen Sie zum ersten Mal eine Aufrollbewegung durch, die am Steißbein beginnt. Die Übung kräftigt und dehnt die Bauch-, Hüft-, Rücken- und hintere Oberschenkelmuskulatur.

_1 Ausgangsposition: Rückenlage Imprint-Stellung. Beine tabletop. Dann die Beine strecken und so tief zur Matte senken, dass Sie imprint gerade noch halten können. Die Arme liegen neben dem Körper, die Handflächen auf der Matte.

_2 Einatmen: Ziehen Sie die gestreckten Beine so weit zur Körpermitte, bis sich Ihr Steißbein leicht von der Matte hebt.

_3 Ausatmen: Benutzen Sie Ihre Bauchmuskulatur, um den Rücken Wirbel für Wirbel von der Matte zu lösen. Bringen Sie die Beine über den Kopf (parallel zur Matte). Halten Sie diese Position. Tippen Sie dann, wenn möglich, mit den Zehenspitzen auf die Matte.

_4 Einatmen: Heben Sie die Beine wieder an und öffnen Sie sie auf Schulterbreite.

_5 Ausatmen: Rollen Sie den Rücken Wirbel für Wirbel auf die Matte ab. Die gestreckten Beine bleiben dabei geöffnet. Erst wenn sie wieder schräg zur Matte sind, schließen Sie sie wieder.

Wiederholungen: 3- bis 4-mal mit geschlossenen Beinen über den Kopf, mit geöffneten zurück. Dann ebenso oft mit geöffneten Beinen über den Kopf, mit geschlossenen zurück.

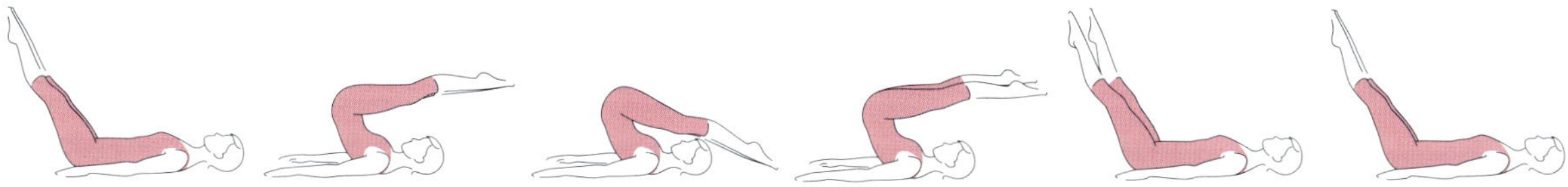

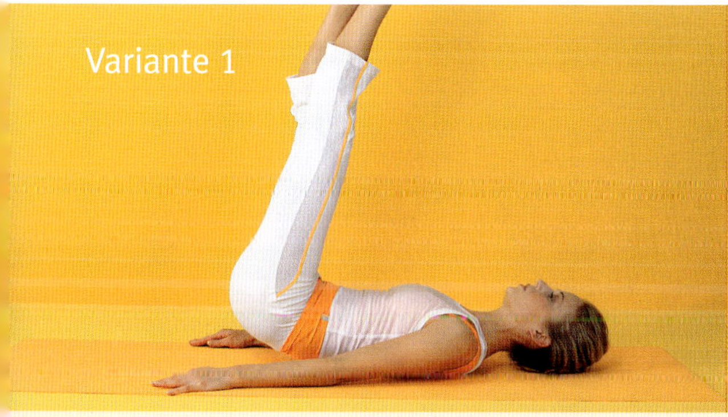

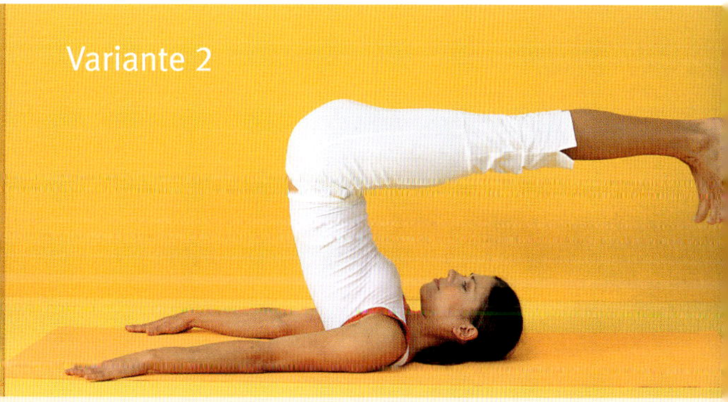

⋆ Variante 1: Heben Sie Ihre Beine und rollen Sie nur den unteren Rücken von der Matte. Es ist eine kleine Bewegung, die Ihnen hilft, die untere Bauchmuskulatur zu aktivieren.

⋆⋆⋆ Variante 2: Flexen Sie auf dem Rückweg Ihre Füße und bringen Sie sie erst am Ende der Bewegung zu point, wenn die Beine schon wieder schräg zur Matte sind. Das verstärkt die Dehnung der rückseitigen Oberschenkelmuskeln.

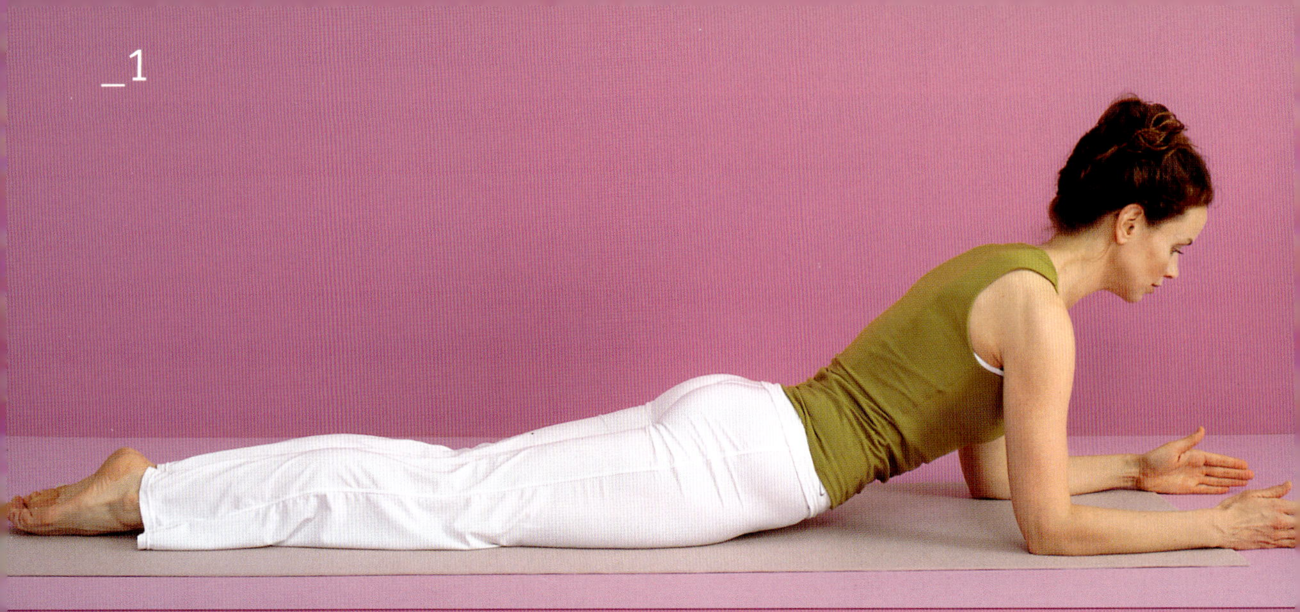

_1

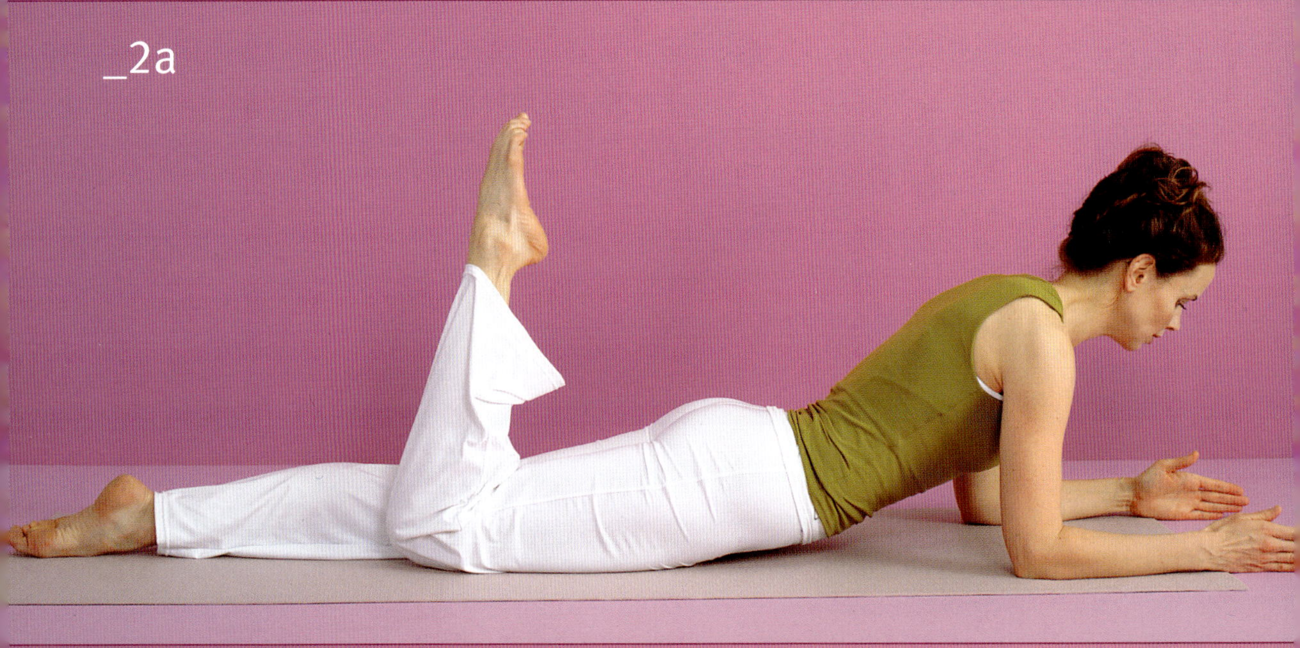

_2a

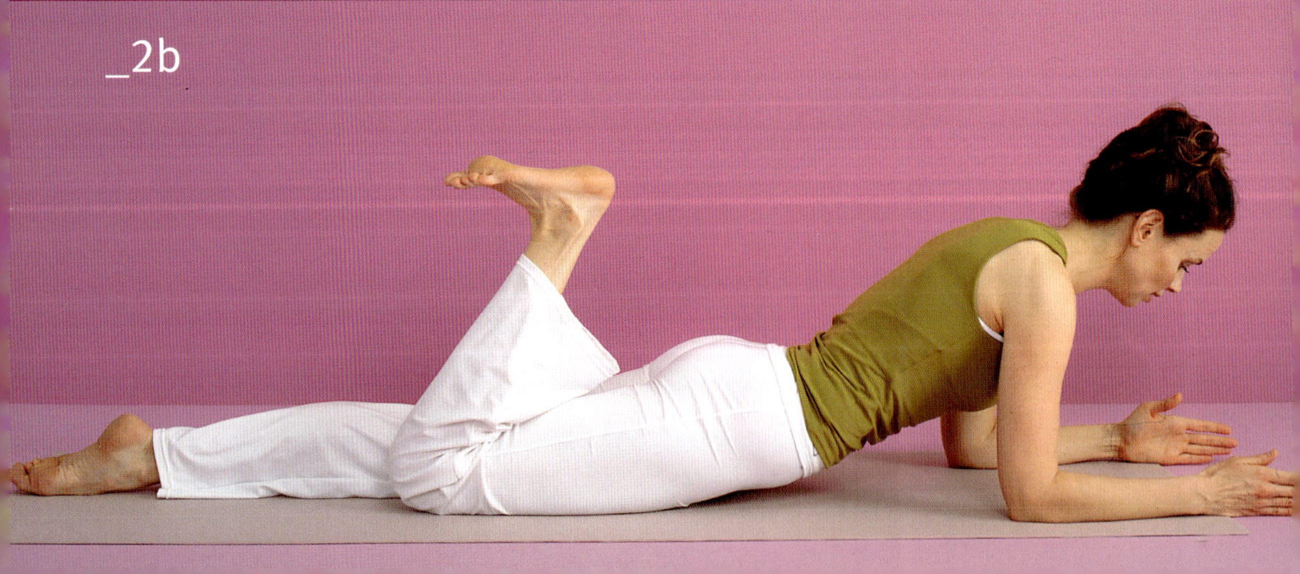

_2b

** One Leg Kick

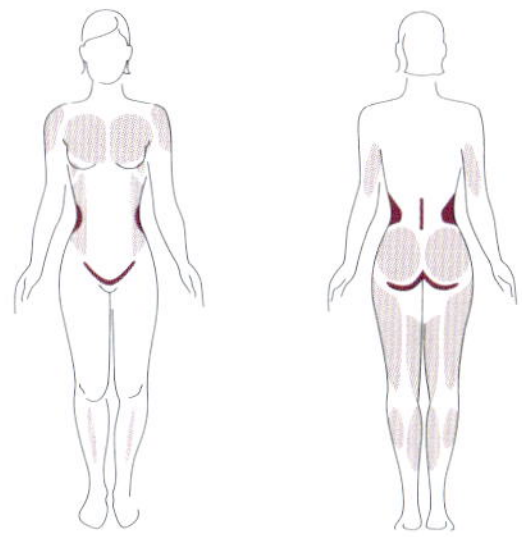

Beim »Kick mit einem Bein« trainieren Sie Ihre Bauch- und Rückenmuskulatur, wenn Sie den Rumpf trotz der Beinbewegungen ganz still halten. Die Kicks dehnen die vordere Hüftmuskulatur und kräftigen die Muskeln am Po und auf der Oberschenkelrückseite.

_1 Ausgangsposition: Bauchlage. Die Beine sind gestreckt, geschlossen und parallel. Heben Sie den Oberkörper an und bringen Sie die Ellbogen unter die Schultern. Drehen Sie die Handflächen zueinander. Pressen Sie das Schambein fest in die Matte und aktivieren Sie die Bauchmuskeln, um den Nabel von der Matte zu heben.

_2 Ausatmen: Ziehen Sie die rechte Ferse zum Po. Der Fuß ist point. Lassen Sie den Fuß nur halb zur Matte sinken und ziehen Sie dann noch 1-mal die Ferse zum Po. Dabei geht der Fuß zu flex. Insgesamt kicken Sie Ihre Ferse 2-mal zum Po.

_3 Einatmen: Strecken Sie das Bein lang zur Matte. Fuß zu point.

_4 Ausatmen: Ziehen Sie nun die linke Ferse zum Po. Der Fuß ist point. Lassen Sie den Fuß wieder etwas zur Matte gehen und ziehen Sie dann noch 1-mal die Ferse zum Po. Dabei geht der Fuß zu flex. Insgesamt sind es wieder 2 kleine Kicks mit der Ferse zum Po.

_5 Einatmen: Strecken Sie das Bein lang zur Matte. Fuß zu point.

Wiederholungen: Führen Sie abwechselnd mit jedem Bein 5 bis 8 doppelte Kicks durch.

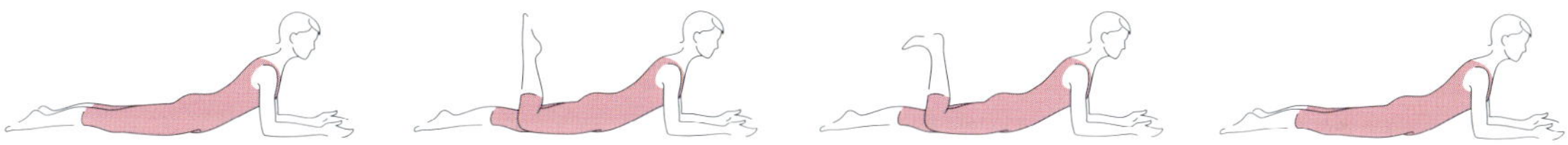

Variante

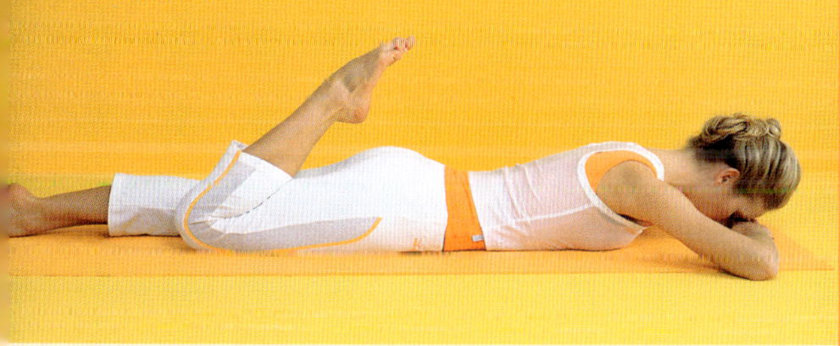

* Variante: Bleiben Sie in der Bauchlage, legen Sie Ihre Stirn auf den Händen ab und führen Sie nur die Kickbewegungen durch.

beachten

_vorsicht: Bei Knieproblemen kicken Sie nicht, sondern ziehen die Ferse nur 1-mal langsam und kontrolliert zum Po. Der Fuß bleibt dabei point.

_details: Halten Sie Hüfte und Gesäß während der Kicks so ruhig wie möglich. Hebt sich die Hüfte, spannen Sie Ihre Pomuskeln stärker an, pressen das Schambein fester in die Matte und kicken weniger stark.

_inneres bild: Stellen Sie sich für die korrekte Ausgangsposition vor, Sie wären eine antike Sphinx.

_1

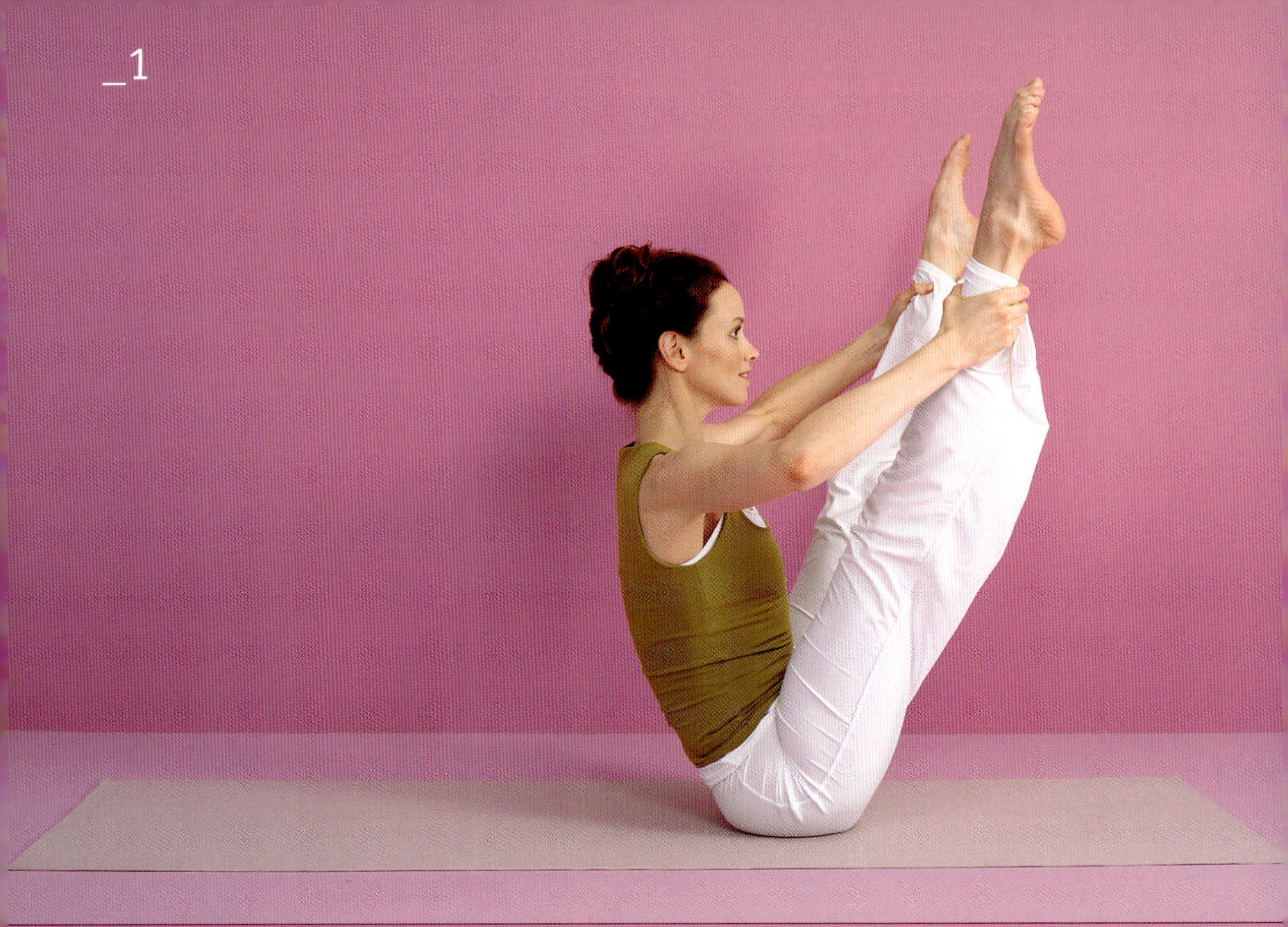

_2

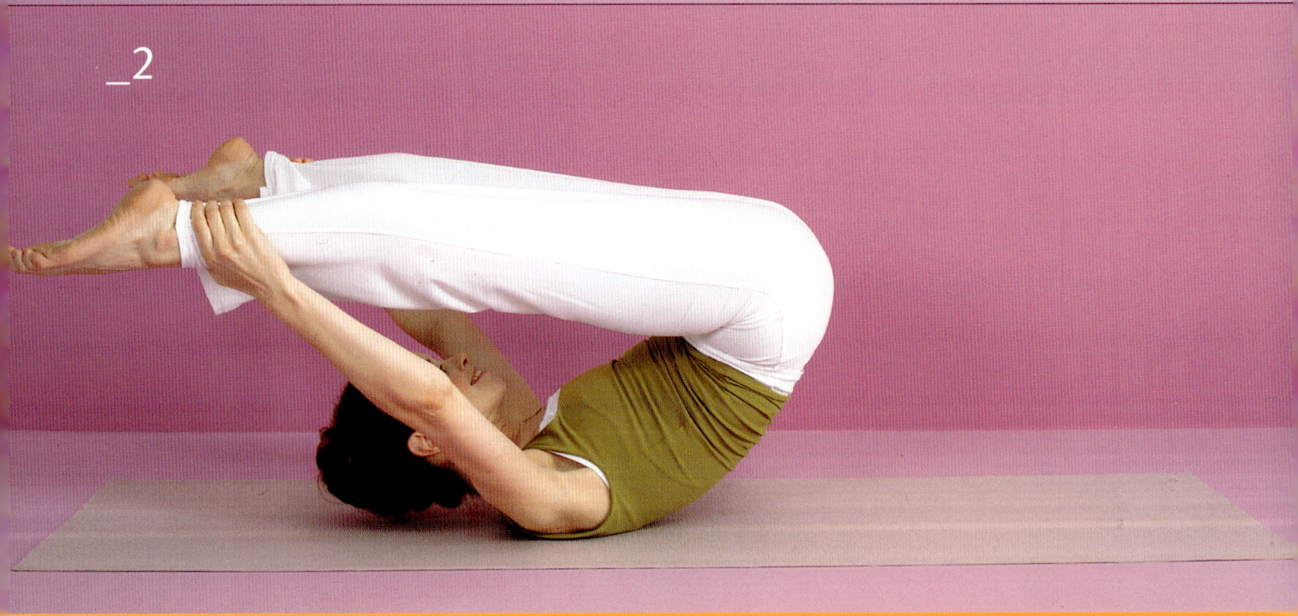

beachten

_vorsicht: Vermeiden Sie, auf den Nacken oder den Kopf zu rollen! Das ist gefährlich für die Halswirbelsäule. Bei Problemen in diesem Bereich bleiben Sie besser bei Variante 1.

_details: Holen Sie so wenig Schwung wie möglich. Der Abstand zwischen Schultern und Ohren ist groß.

_inneres bild: Damit Sie nach dem Rollen nicht vergessen sich aufzurichten, stellen Sie sich vor, Sie würden wie eine Marionette an einem unsichtbaren Faden zur Decke gezogen.

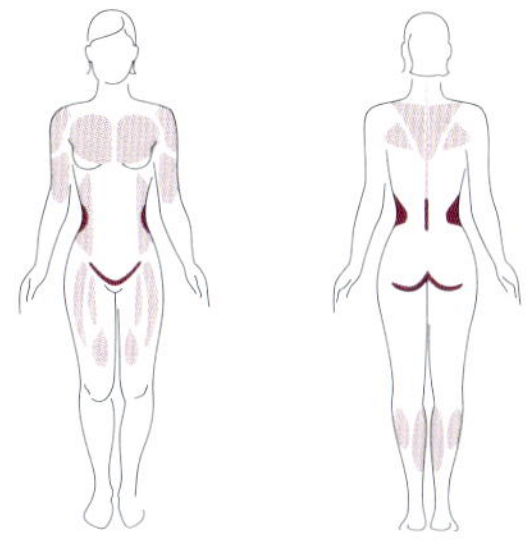

⋆⋆ Open Leg Rocker

Das »Rollen mit geöffneten Beinen« ist ein wahrer Balance-Akt und erfordert eine gute Körperbeherrschung. Zwar ähnelt diese Übung dem Rolling like a Ball (siehe Seite 81). Sie ist aber wesentlich schwieriger. Es ist daher normal, wenn es nicht auf Anhieb klappt.

_1 Ausgangsposition: Sie sitzen aufrecht, Becken und Wirbelsäule sind neutral. Verlagern Sie Ihr Gewicht etwas hinter die Sitzbeinhöcker und kippen Sie das Becken leicht. Umfassen Sie mit den Händen Ihre Knöchel und heben Sie die Füße von der Matte. Strecken Sie die Beine zur Decke und öffnen Sie sie auf Schulterbreite. Die Füße sind point. Stabilisieren Sie Ihre Schulterblätter und blicken Sie zu Ihren Füßen. Richten Sie Ihren Rumpf auf, indem Sie Scheitel und Brustbein zur Decke ziehen.

_2 Einatmen: Spannen Sie Ihre Bauchmuskulatur an und runden Sie aktiv Ihren unteren Rücken, um die Rollbewegung nach hinten einzuleiten. Drücken Sie jeden Wirbel sanft in die Matte und stoppen Sie, wenn Ihre Schulterblätter die Matte berühren.

_3 Ausatmen: Rollen Sie langsam und ohne Schwung zurück in die Ausgangsposition. Machen Sie Ihre Wirbelsäule ganz lang und finden Sie Ihr Gleichgewicht wieder.

Wiederholungen: Rollen Sie 8- bis 10-mal.

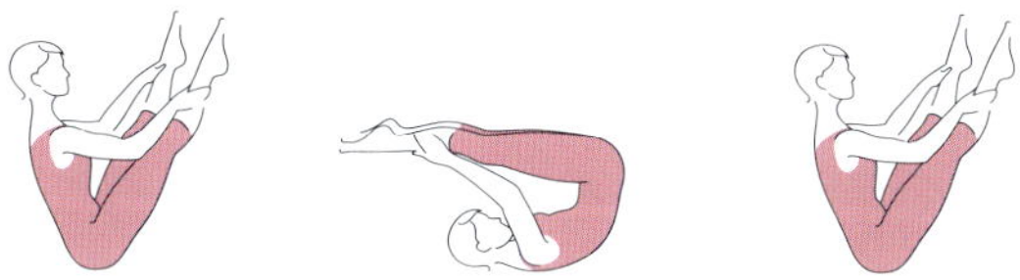

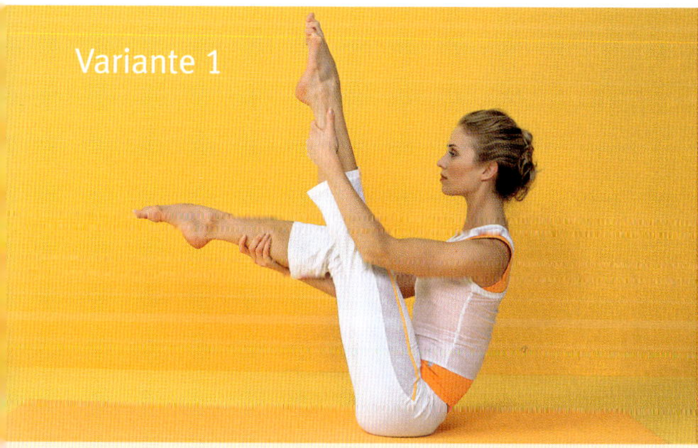

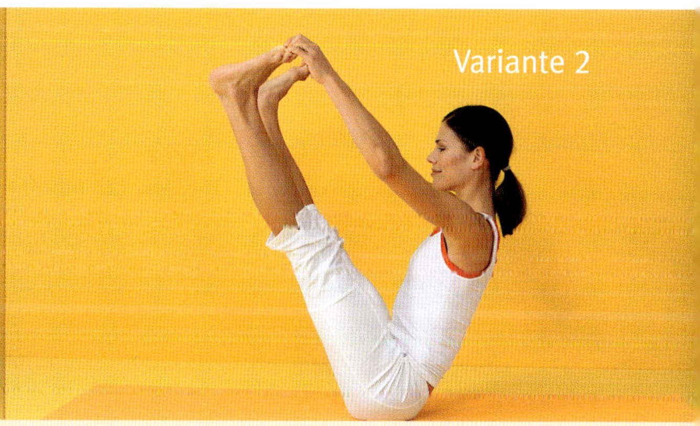

⋆ Variante 1: Rollen Sie nicht, sondern versuchen Sie, in der Ausgangsposition zu balancieren. Die Beine abwechselnd strecken und beugen.

⋆⋆⋆ Variante 2: Bei der schwierigeren Version halten Sie Ihre Zehenspitzen, während Sie nach hinten und vorn rollen.

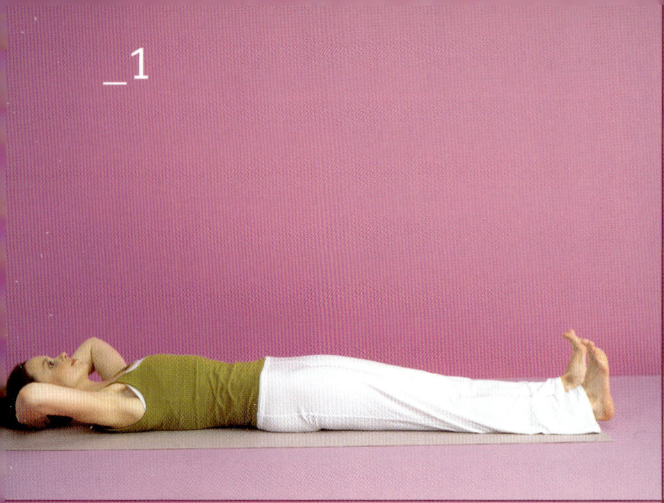

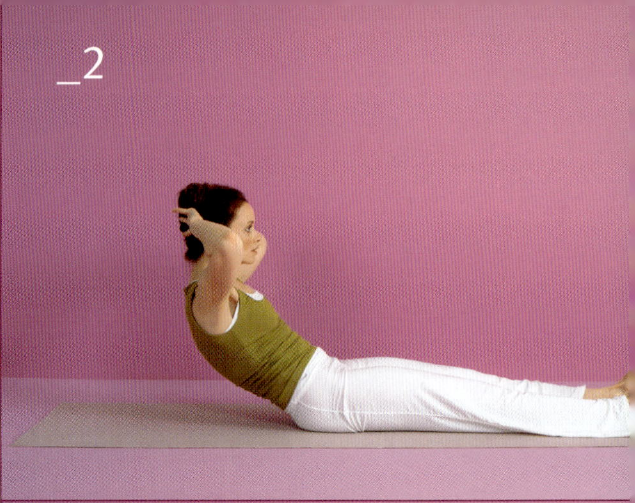

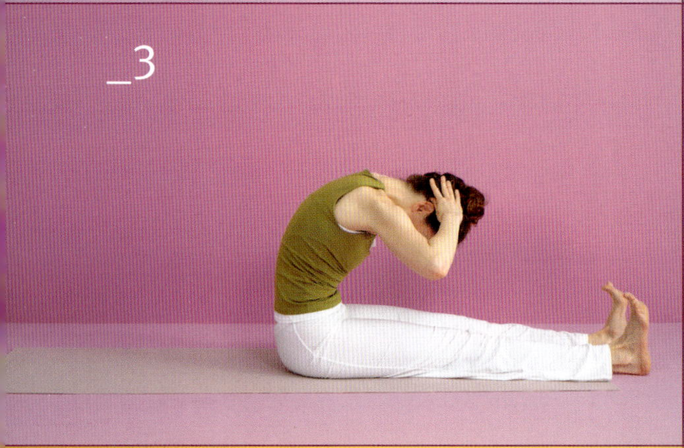

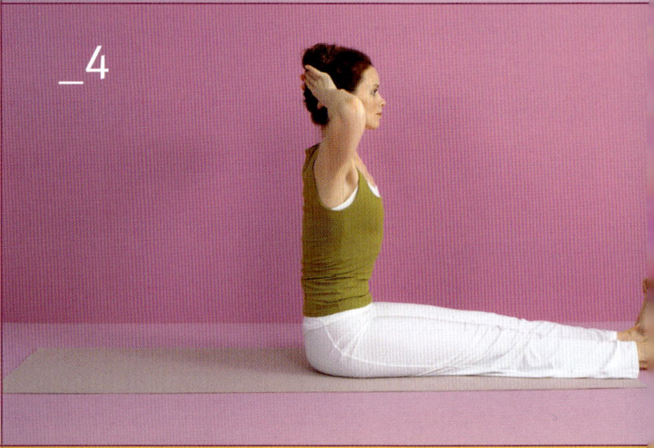

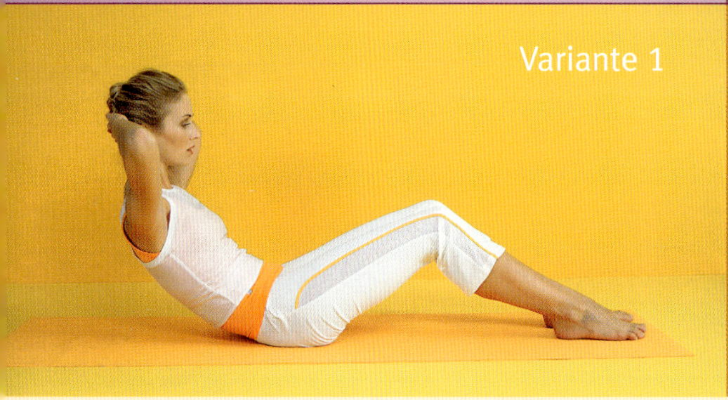

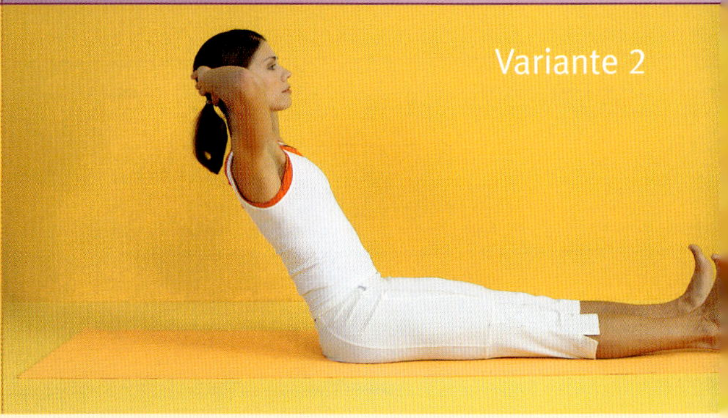

★ Variante 1: Setzen Sie sich zu Beginn der Übung aufrecht hin. Die Beine sind gebeugt und hüftbreit geöffnet. Die Füße stehen flach auf der Matte. Rollen Sie jetzt nur den halben Weg zur Matte hinunter, gehen Sie dann wieder hoch und beugen Sie den Oberkörper über die Beine. Ihr Rücken ist rund und der Kopf bei den Knien. Dann richten Sie Ihre Wirbelsäule Wirbel für Wirbel auf, bis Sie wieder aufrecht sitzen.

★★★ Variante 2: Sie beginnen wie bei der Hauptübung, schwieriger wird es erst auf dem Rückweg: Statt den Rücken zu runden, um das Abrollen einzuleiten, lehnen Sie sich mit geradem Rücken zurück. Spannen Sie Bauch- und Rückenmuskeln fest an, um den Rumpf zu stabilisieren. Erst wenn Sie die Kontrolle verlieren und der Bauch sich herauspresst oder Sie den unteren Rücken spüren, rollen Sie den Rest ab.

⋆⋆ Neck Pull

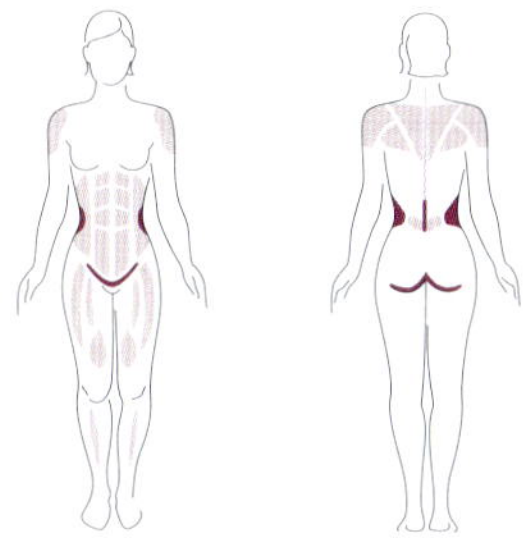

Das »Aufrollen mit Aufrichtung« ist die schwierigere Version der Übung Roll Up (siehe Seite 77). Neben den Bauch- und Hüftmuskeln wird durch die Aufrichtung der Wirbelsäule auch die Rückenmuskulatur trainiert. Wenn Sie die Übung mit gestreckten Beinen durchführen, dehnen Sie zusätzlich die Rückseite der Oberschenkel.

_1 Ausgangsposition: Rückenlage in der neutralen Stellung. Die Beine sind gestreckt und hüftbreit geöffnet, die Füße flex. Die Hände liegen unter dem Kopf. Schulterblätter stabilisieren.

_2 Einatmen: Ziehen Sie Ihr Kinn leicht zur Brust und benutzen Sie Ihre Bauchmuskulatur, um Kopf, Schultern und den oberen Rücken Wirbel für Wirbel von der Matte zu lösen. Ihre Schultern bleiben weit entfernt von den Ohren. Die Ellbogen zeigen zur Seite.

_3 Ausatmen: Rollen Sie Wirbel für Wirbel auch den unteren Rücken von der Matte auf, bis Sie mit nach vorn gebeugtem Oberkörper auf der Matte sitzen.

_4 Einatmen: Richten Sie Ihre Wirbelsäule vom Steißbein bis zum Scheitel Wirbel für Wirbel auf, bis Sie ganz gerade sitzen. Machen Sie die Wirbelsäule lang und heben Sie Ihr Brustbein zur Decke.

_5 Ausatmen: Spannen Sie Ihre Bauchmuskulatur an und runden Sie aktiv den unteren Rücken. Legen Sie ihn dann Wirbel für Wirbel langsam auf die Matte zurück, bis Sie wieder in der Ausgangsposition liegen.

Wiederholungen: 5- bis 8-mal.

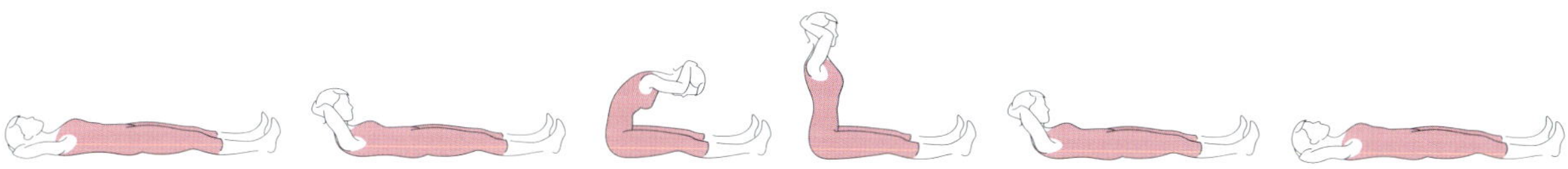

beachten

_vorsicht: Führen Sie die Bewegung langsam und kontrolliert aus, indem Sie Ihre Muskulatur anspannen. Falls Sie nur mit Schwung hochkommen oder nicht Wirbel für Wirbel rollen können, bleiben Sie besser bei Variante 1.

_details: Lassen Sie sich vom englischen Namen der Übung nicht in die Irre führen. Denn am Nacken wird überhaupt nicht gezogen. Sie spüren die Aufrichtung der Wirbelsäule sogar besser, wenn Sie den Kopf dabei leicht in die Hände drücken.

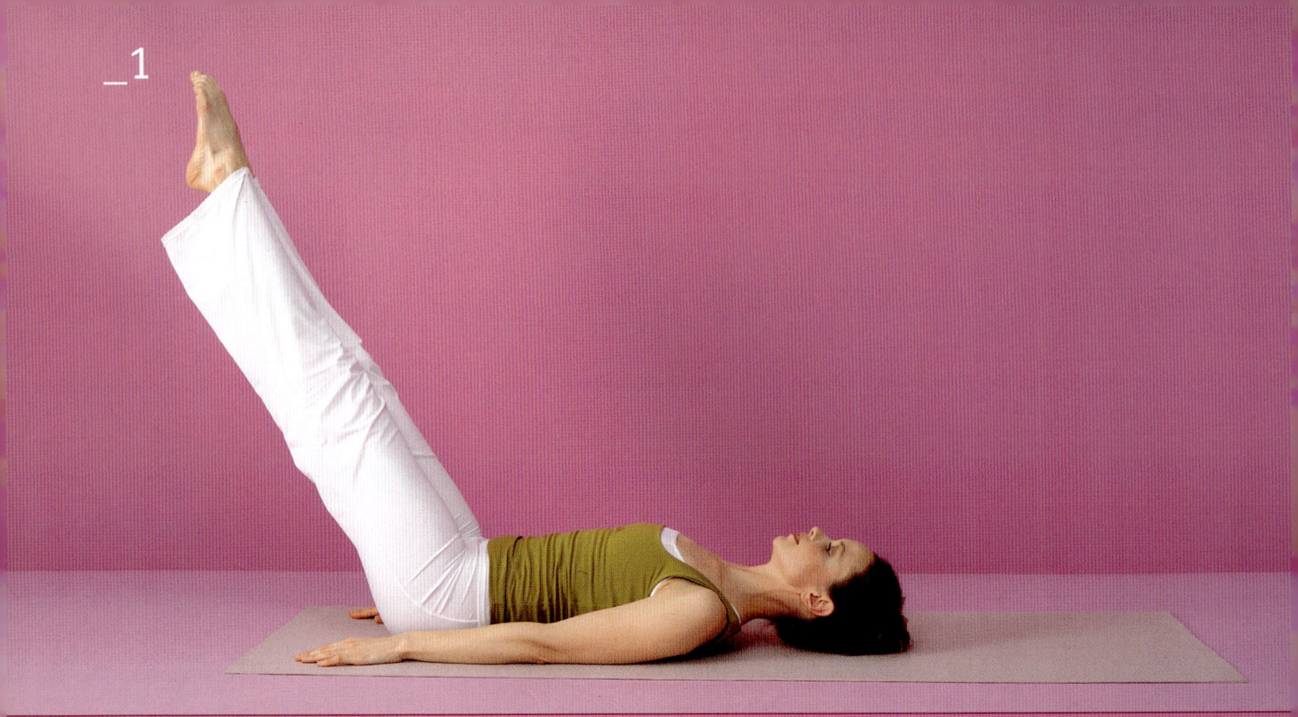
_1

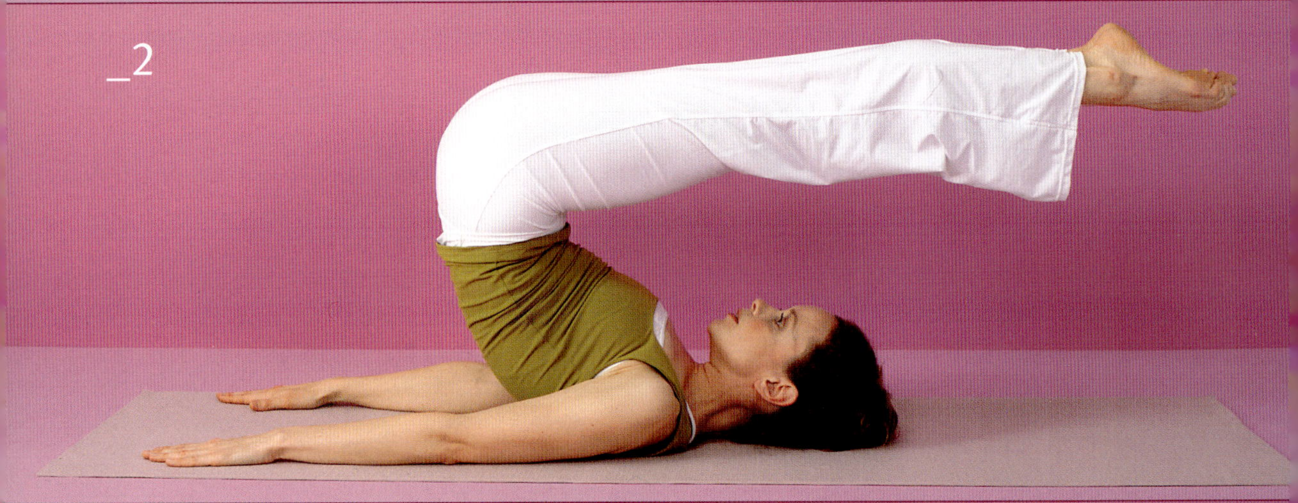
_2

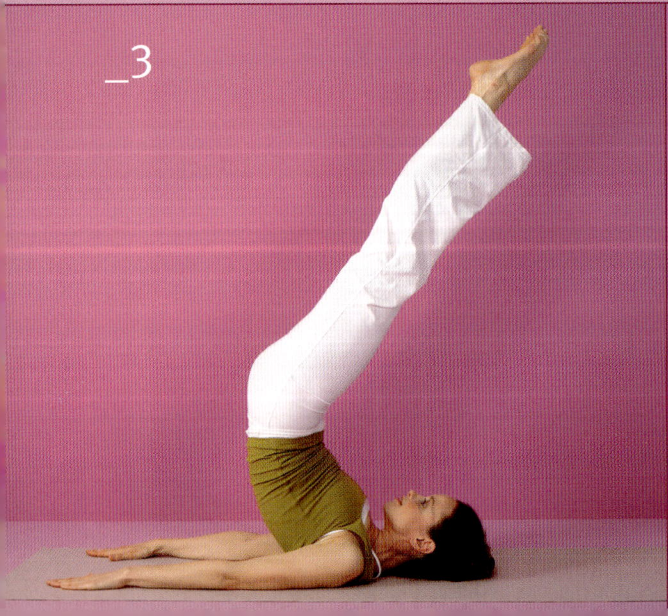
_3

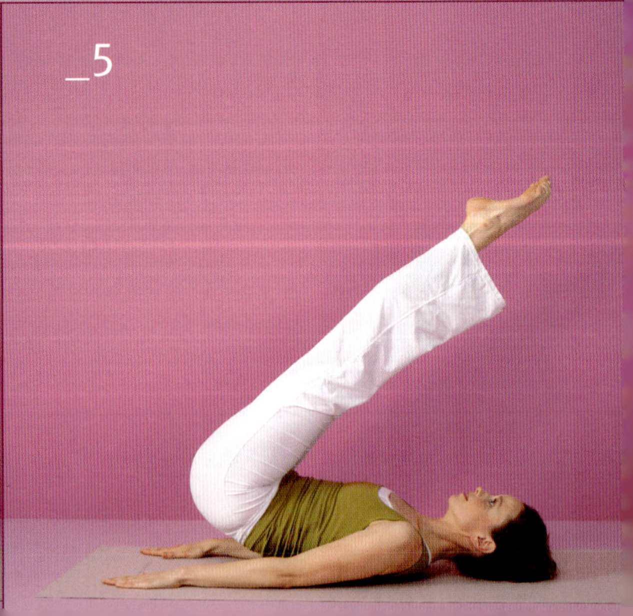
_5

⋆⋆ Jack Knife

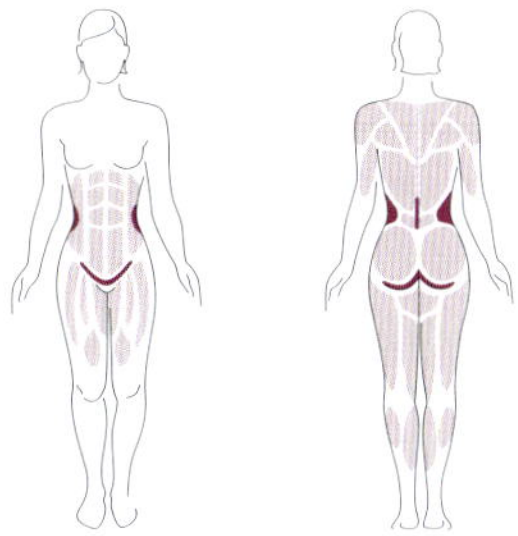

An das »Taschenmesser« sollten Sie sich erst wagen, wenn Sie die Übung Roll Over sicher beherrschen (siehe Seite 89). Zusätzlich zu der Überrollbewegung heben Sie hier die Beine zur Decke und balancieren Ihren Körper auf den Schulterblättern. Dazu benötigen Sie die Kraft aus der Bauch-, Rücken- und Hüftmuskulatur und die Kontrolle darüber.

_1 Ausgangsposition: Rückenlage Imprint-Stellung. Beine tabletop. Strecken Sie dann die Beine und senken Sie sie so tief, dass Sie imprint noch halten können. Die Arme liegen neben dem Körper, die Handflächen zeigen zur Matte.

_2 Einatmen: Ziehen Sie die gestreckten Beine so weit zur Körpermitte, bis sich das Steißbein leicht von der Matte hebt. Dann benutzen Sie Ihre Bauchmuskeln, um Ihre Wirbelsäule Wirbel für Wirbel von der Matte zu lösen. Dabei bringen Sie die Beine parallel zur Matte über den Kopf.

_3 Ausatmen: Halten Sie den Rumpf in der leichten Rundung. Spannen Sie die Pomuskeln an, um die Beine anzuheben.

_4 Einatmen: Machen Sie eine kurze Pause und balancieren Sie Ihren Körper auf den Schulterblättern. Überprüfen Sie Ihre Position: Ist Ihr Bauch flach, der Nacken frei? Vielleicht können Sie die Zehenspitzen noch höher ziehen?

_5 Ausatmen: Legen Sie Wirbel für Wirbel ab und nehmen Sie wieder die Ausgangsposition ein.

Wiederholung: Führen Sie 4 bis 6 Taschenmesser durch.

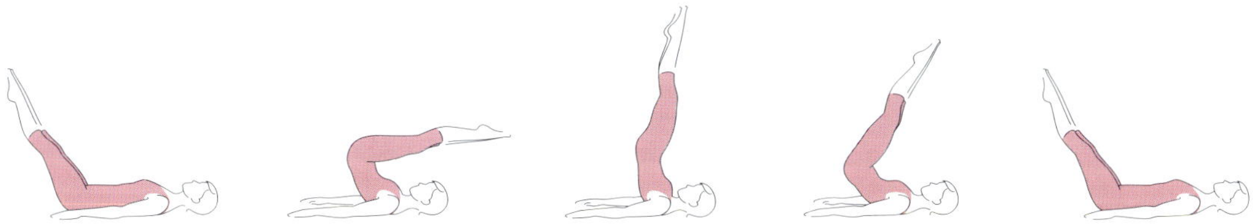

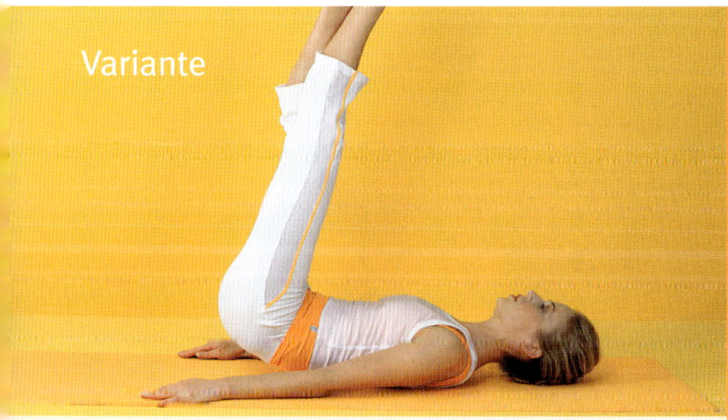

⋆ Variante: Heben Sie Ihre Beine und rollen Sie nur den unteren Rücken von der Matte. Es ist eine kleine Bewegung, die Ihnen hilft, Ihre untere Bauchmuskulatur zu aktivieren.

beachten

_vorsicht: Bei Problemen in der Wirbelsäule bleiben Sie bei der Variante. Vermeiden Sie, das Körpergewicht auf den Nacken zu bringen!

_details: Falls Sie Ihre Schultern hochziehen, wenn Sie überrollen, pressen Sie die Arme etwas stärker in die Matte. Falls Position 3 zu schwierig ist, können Sie die Hände unter das Becken legen, um es zu stützen.

_inneres bild: Um das Abrollen besser kontrollieren zu können, stellen Sie sich vor, Ihre Zehenspitzen wären an der Decke festgeklebt, während Sie versuchen, jeden Wirbel einzeln auf die Matte zu ziehen.

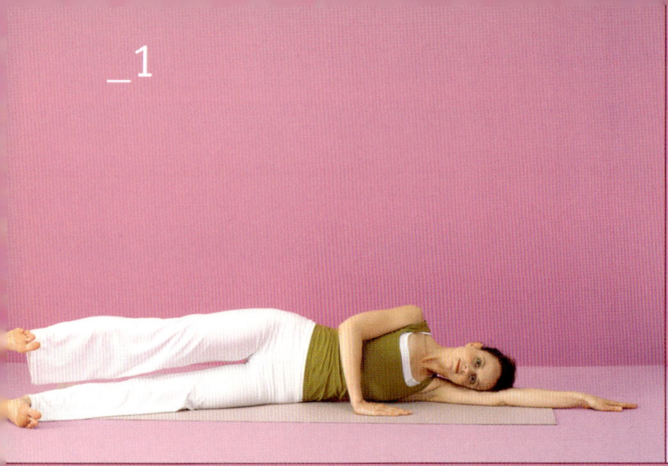

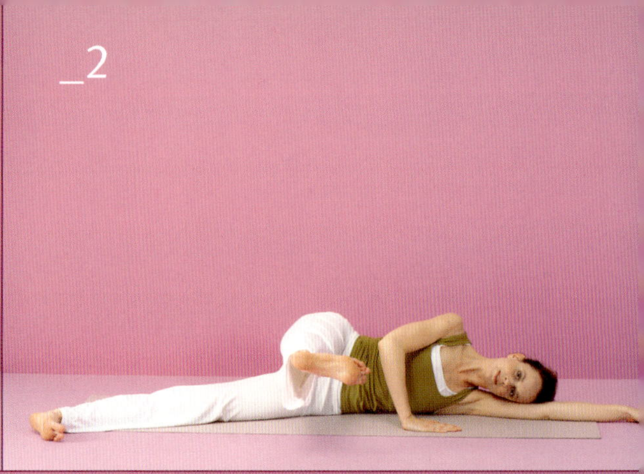

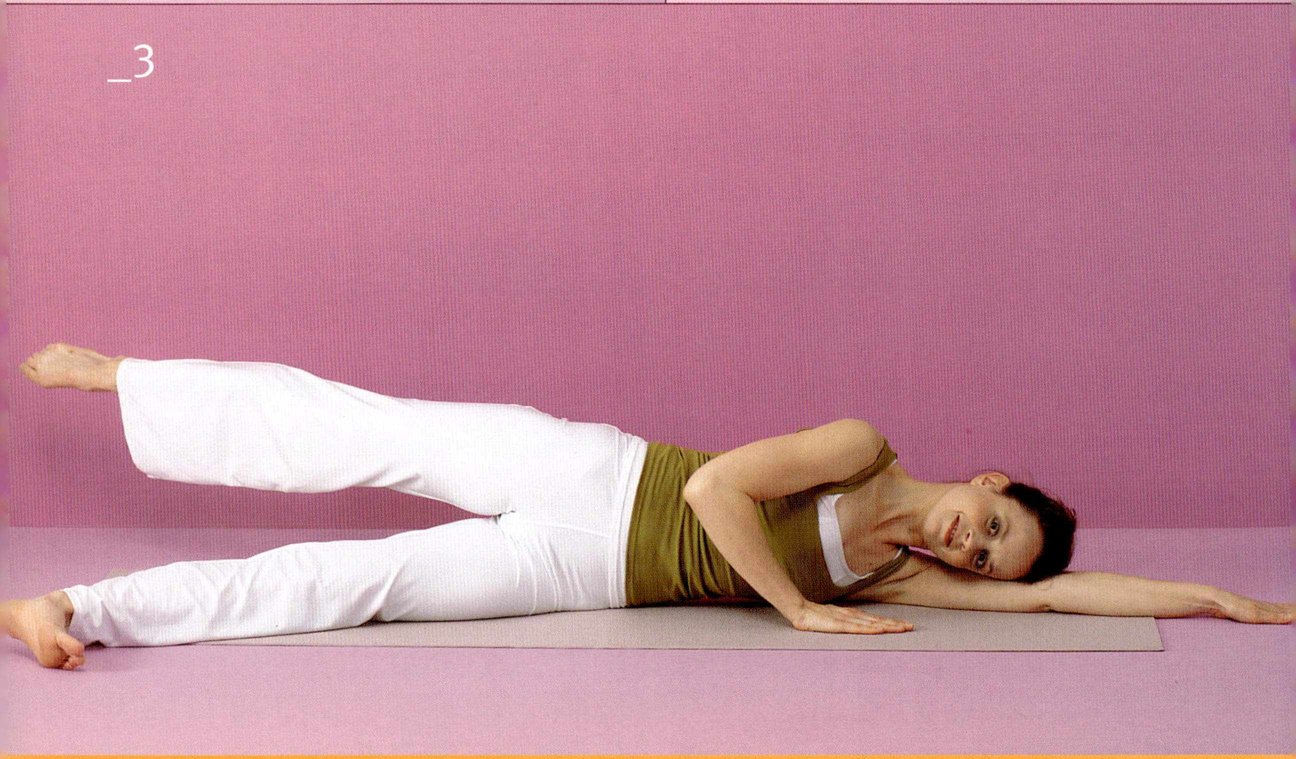

beachten

_details: Während Sie das Bein schwingen, bleiben Becken und Wirbelsäule ganz ruhig. Legen Sie während der Übung öfter einmal die Hand auf die Hüfte, um sicherzustellen, dass sie nicht mitschwingt. Stützen Sie sich nach und nach immer weniger mit der Hand auf der Matte ab. Dadurch sind Sie gezwungen, das Gleichgewicht zu halten, indem Sie Ihre Rumpfmuskulatur stärker aktivieren.

_inneres bild: Stellen Sie sich vor, Ihr Bein hinge an Ihrem Rumpf wie ein Pendel an einer schweren Standuhr. Diese bleibt auch dann ganz ruhig stehen, wenn das Pendel schwingt.

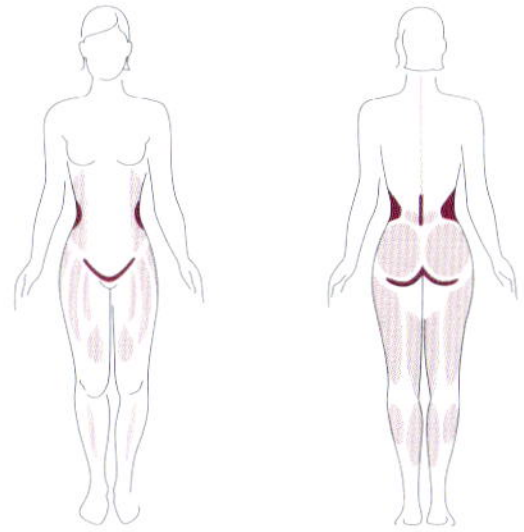

⋆⋆ Side Kick

Der »Seitlagen-Kick« verbessert die Beweglichkeit des Hüftgelenks und dehnt und kräftigt die Hüftmuskulatur. Zum ersten Mal stabilisieren Sie dabei Ihren Rumpf, während Sie auf der Seite liegen. Damit dies überhaupt zu einer Herausforderung wird, schwingen Sie ein Bein vor und hinter den Körper. Die Bewegung ist gerade so groß, dass Sie Ihren Rumpf durch Anspannung der tiefen Muskulatur noch ruhig halten können.

_1 Ausgangsposition: Seitlage. Die Beine liegen aufeinander und sind etwa im 30-Grad-Winkel nach vorn gestreckt. Beide Füße sind flex. Stützen Sie sich mit der rechten Hand vor der Brust ab und legen Sie Ihren Kopf auf den linken Arm. Ziehen Sie erst Ihre Taille von der Matte und heben Sie dann das rechte Bein auf Hüfthöhe an.

_2 Einatmen: Schwingen Sie das rechte Bein nach vorn. Federn Sie 1-mal langsam und kontrolliert nach.

_3 Ausatmen: Ziehen Sie nun das rechte Bein hinter den Körper. Der Fuß geht dabei zu point.

_4 Einatmen: Schwingen Sie das rechte Bein wieder vor den Körper und federn Sie erneut 1-mal langsam und kontrolliert nach. Der Fuß geht dabei wieder zu flex.

_5 Ausatmen: Ziehen Sie das rechte Bein noch 1-mal nach hinten. Der Fuß geht dabei wieder zu point.

Wiederholungen: Schwingen Sie 8- bis 10-mal vor und zurück; dann Seitenwechsel.

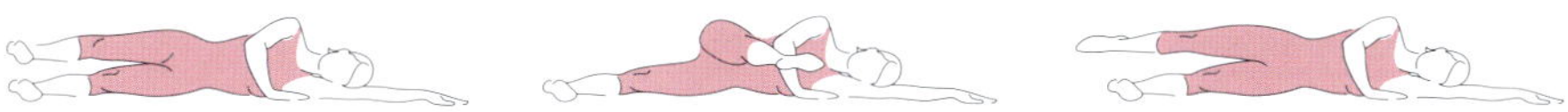

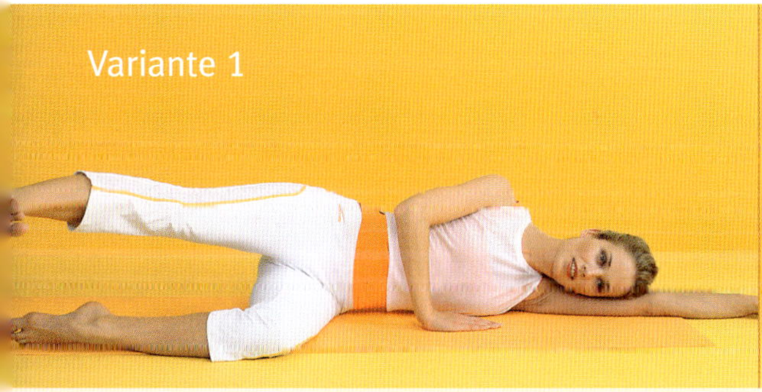

Variante 1

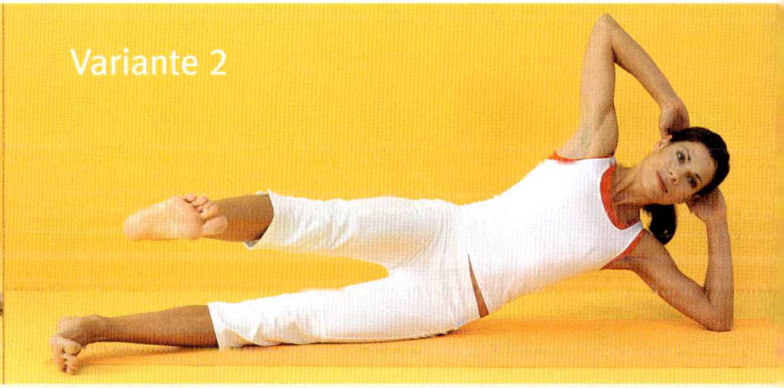

Variante 2

⋏ Variante 1: Damit die Seitlage stabiler wird, beugen Sie das untere Bein und ziehen es etwa im 90-Grad-Winkel vor den Körper.

⋆⋆⋆ Variante 2: Legen Sie die Hände hinter den Kopf, drücken Sie den unteren Ellbogen in die Matte und aktivieren Sie die seitlichen Bauch- und Rückenmuskeln. Heben Sie den Rumpf an. Schultern und Ohren liegen weit auseinander.

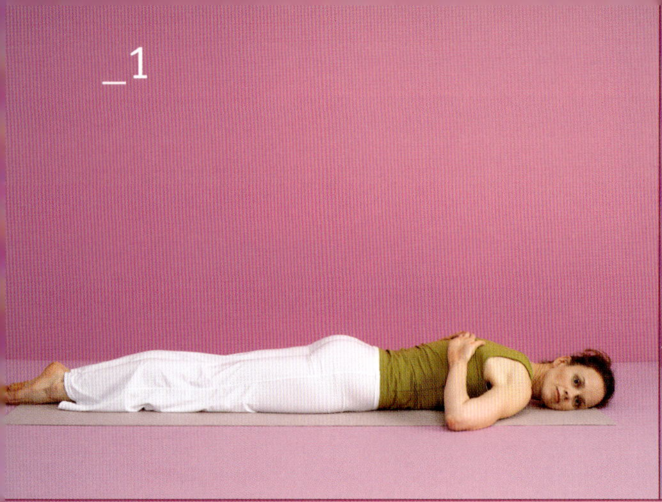

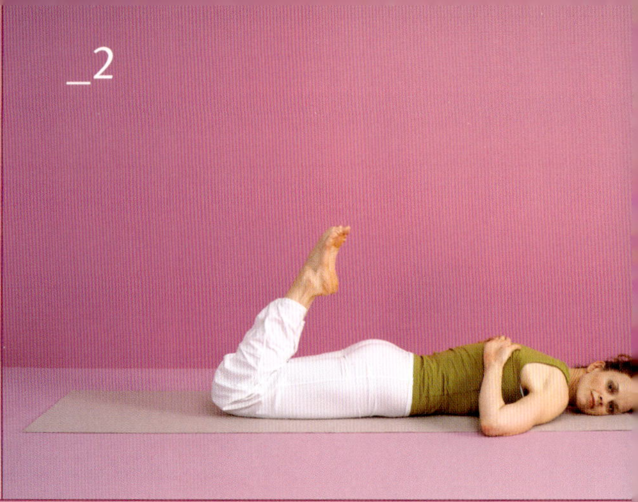

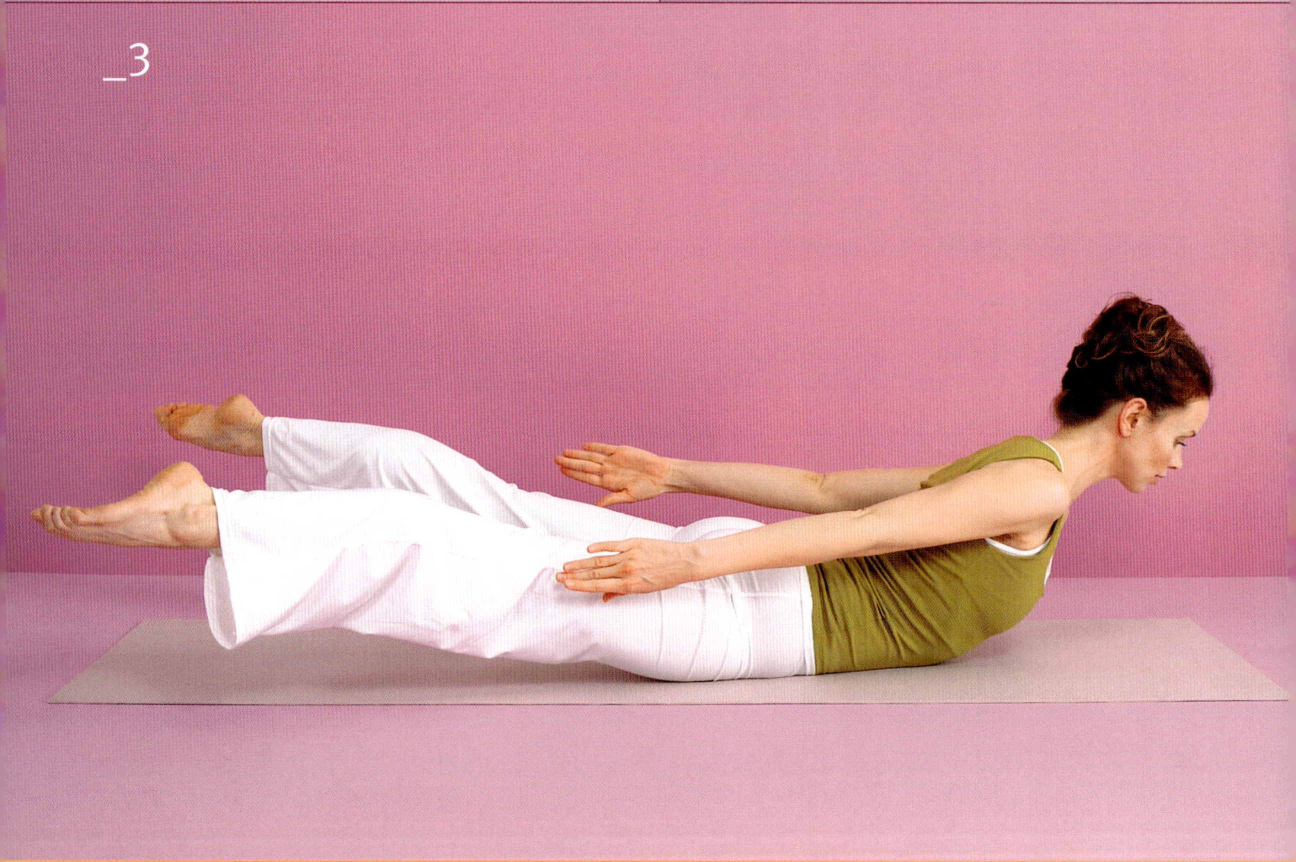

beachten

_vorsicht: Bei Knie- oder Wirbelsäulenproblemen führen Sie nur die einfachere Variante durch.

_details: Halten Sie Hüfte und Gesäß während der Kicks so ruhig wie möglich. Falls sich Ihre Hüfte von der Matte hebt, spannen Sie die Pomuskeln stärker an, pressen das Schambein in die Matte und machen die Kicks kleiner.

_inneres bild: Aktivieren Sie vor der Rückenstreckung die tiefe Muskulatur, bis Sie spüren, wie sich der Nabel leicht von der Matte hebt. Stellen Sie sich vor, unter Ihrem Bauch verliefe eine Ameisenstraße. Denken Sie außerdem daran, dass die Länge in der Wirbelsäule viel wichtiger ist als die Höhe, die Sie bei der Rückenstreckung erreichen können. Machen Sie sich so lang, als würden Sie am Scheitel nach vorn und an den Zehenspitzen nach hinten gezogen.

★★ Double Leg Kick

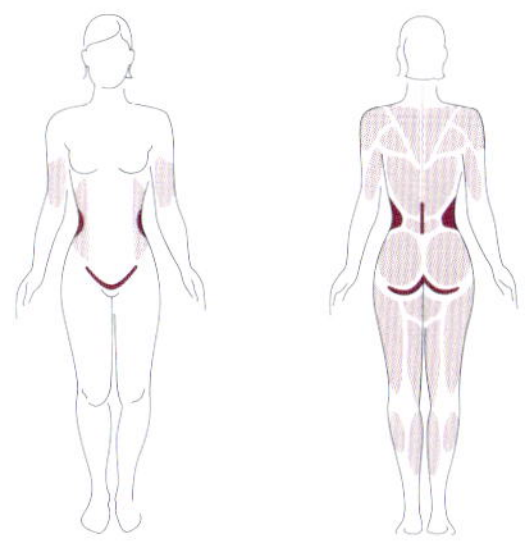

Beim »Kicken mit zwei Beinen« kräftigen Sie die gesamte Rückseite Ihres Körpers: Oberarm-, Schulterblatt-, Rücken-, Po- und Oberschenkelmuskeln. Gleichzeitig werden Brust- und vordere Hüftmuskulatur gedehnt. Lassen Sie Ihre Gedanken auf keinen Fall abschweifen und versuchen Sie, sich so präzise wie möglich zu bewegen. Mit der Zeit haben Sie es sicher ganz schnell raus – Übung macht den Meister.

_1 Ausgangsposition: Bauchlage. Die Beine sind geschlossen, gestreckt und parallel, die Füße point. Drehen Sie Ihren Kopf nach rechts, beugen Sie Ihre Arme und legen Sie die Handrücken auf die Schulterblätter. Die Handflächen zeigen zur Decke. Ziehen Sie Ihre Ellbogen auf die Matte.

_2 Ausatmen: Kicken Sie beide Fersen 3-mal zum Po. Die Füße bleiben point.

_3 Einatmen: Strecken Sie die Beine. Dabei öffnen Sie sie schulterbreit, heben sie an und bringen sie in Außenrotation. Gleichzeitig ziehen Sie die Wirbelsäule ganz lang und heben Kopf, Schultern und den Oberkörper von der Matte. Strecken Sie die Arme zu den Füßen und drehen Sie die Handflächen zum Körper. Der Kopf dreht zur Mitte und Sie blicken geradeaus.

_4 Ausatmen: Senken Sie Rumpf und Beine wieder zur Matte ab und drehen Sie Ihren Kopf nach links. Dabei schließen Sie die Beine. Die Handrücken gehen wieder auf die Schulterblätter und die Ellbogen auf die Matte. Kicken Sie beide Fersen 3-mal zum Po. Die Füße bleiben point.

_5 Einatmen: Sie strecken die Beine, öffnen sie schulterbreit, heben sie an und bringen sie in Außenrotation. Wirbelsäule langziehen, Kopf, Schultern und den Oberkörper anheben. Strecken Sie die Arme zu den Füßen und drehen Sie die Handflächen zum Körper. Kopf zur Mitte drehen.

Wiederholungen: 8- bis 10-mal, dann zur Ausgangsposition zurückkehren.

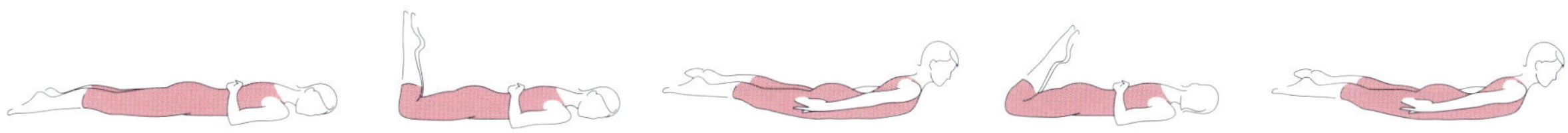

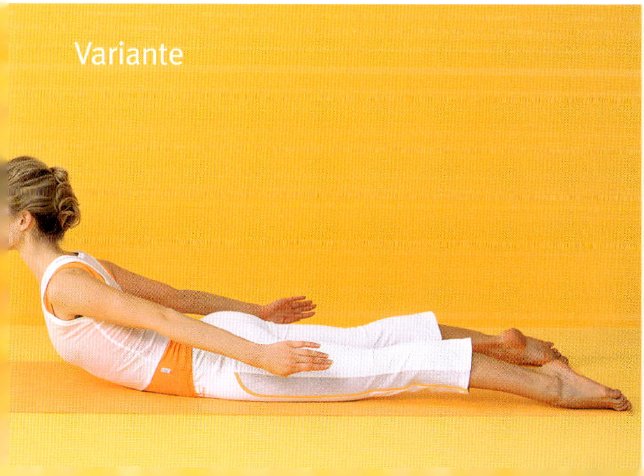

★ Variante: Die Beine bleiben während der ganzen Übung ruhig auf der Matte. Sie sind nach außen rotiert, schulterbreit geöffnet und gestreckt, während Sie Kopf, Arme und Oberkörper bewegen.

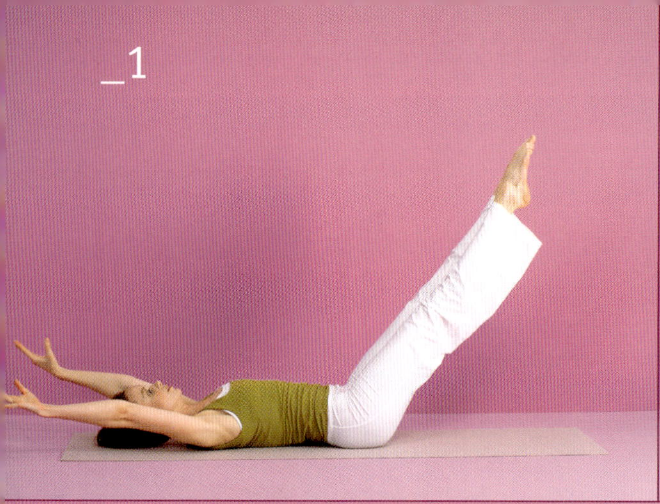

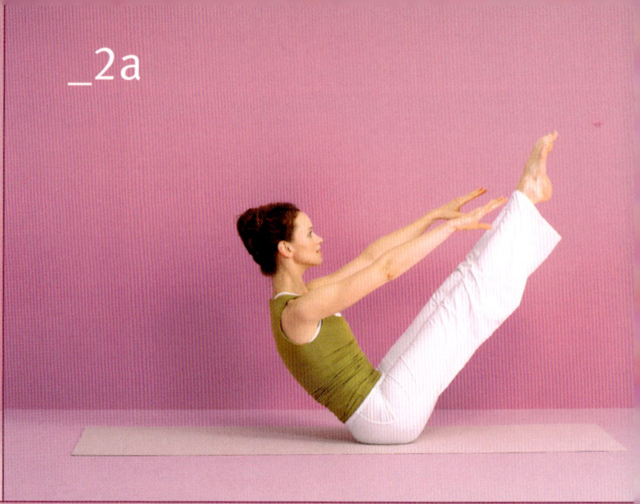

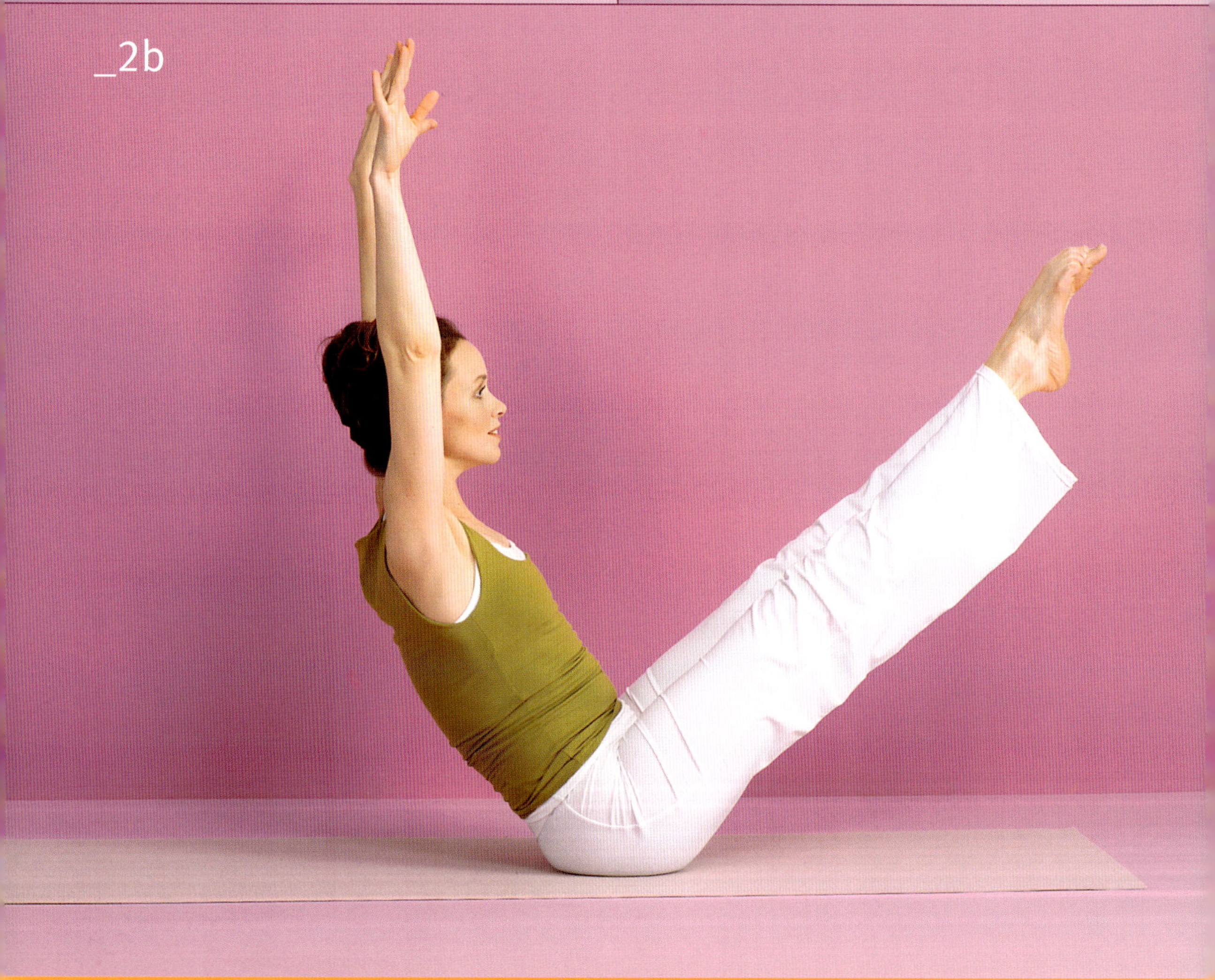

beachten

_vorsicht: Rollen Sie langsam und kontrolliert Wirbel für Wirbel. Reißen Sie sich nicht mit geradem Rücken hoch. Das schadet der Lendenwirbelsäule. Wenn Sie es nicht schaffen, versuchen Sie es mit Variante 1.

_details: Ziehen Sie sich mithilfe der tiefen Muskulatur und der Bauchmuskeln nach oben und wieder von den Beinen weg. Unterstützen Sie die Tiefenmuskelaktivierung, indem Sie die Beine leicht zusammenpressen. Schultern und Ohren liegen weit auseinander. Halten Sie Ihre Beine in der Luft ganz still.

⋆⋆ Teaser

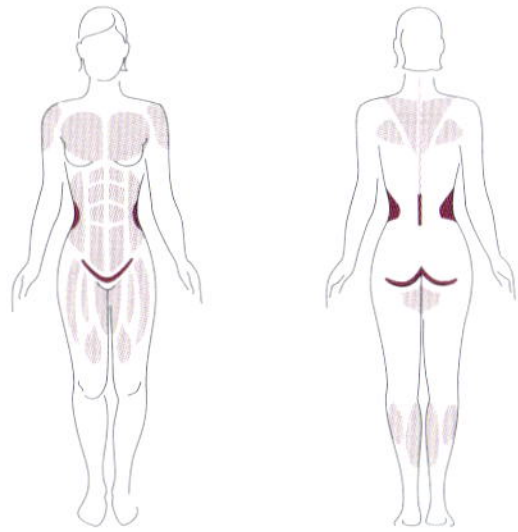

Der »Piesacker« hält, was sein Name verspricht: Er ist wirklich etwas für Fortgeschrittene. Ärgern Sie sich also nicht, wenn die Übung nicht auf Anhieb klappt. Weil Sie die Beine die ganze Zeit hindurch in der Luft halten, sind Kraft und Kontrolle des Körperzentrums ebenso gefragt wie eine flexible Wirbelsäule.

_1 Ausgangsposition: Rückenlage imprint. Beine tabletop. Strecken und senken Sie die Beine dann so tief, dass Sie imprint gerade noch halten können. Heben Sie die Arme schräg über den Kopf und stabilisieren Sie die Schulterblätter.

_2 Einatmen: Heben Sie die Arme, bis die Fingerspitzen zur Decke zeigen. Ziehen Sie Ihr Kinn leicht zur Brust und rollen Sie Wirbel für Wirbel auf, bis Sie Ihr Gewicht etwas hinter den Sitzbeinhöckern balancieren. Die Fingerspitzen zeigen erst zu den Füßen. Dann ziehen Sie sie zur Decke und machen die Wirbelsäule lang.

_3 Ausatmen: Rollen Sie langsam Wirbel für Wirbel in die Ausgangsposition zurück.

Wiederholungen: Führen Sie den Piesacker 3- bis 5-mal durch.

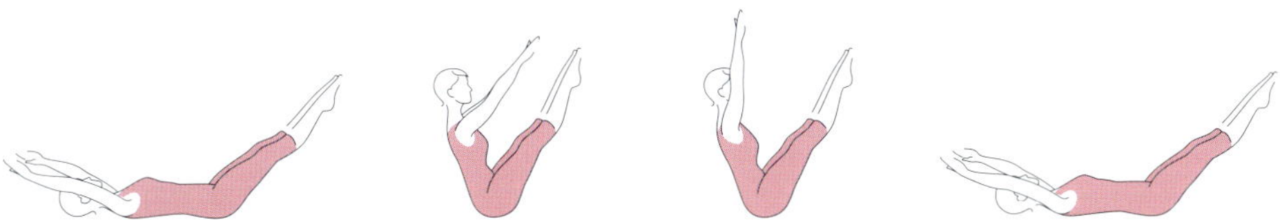

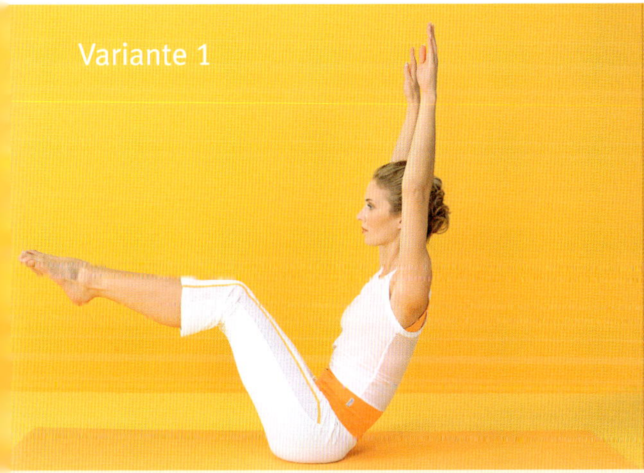

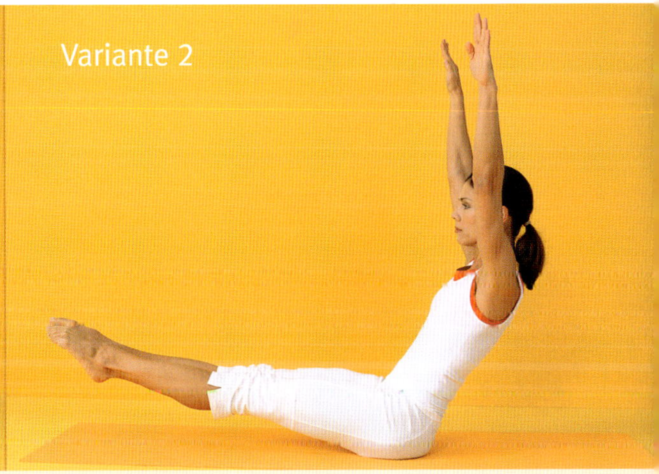

⋆ Variante 1: Statt die Beine gestreckt in der Luft zu halten, lassen Sie sie in tabletop. Falls auch das nicht ohne Schwung funktioniert, stellen Sie die Füße möglichst weit vom Po entfernt auf die Matte.

⋆⋆⋆ Variante 2: Nach dem Aufrollen senken Sie die gestreckten Beine etwa 10 Zentimeter und heben sie dann wieder an. Der Oberkörper bleibt dabei ganz ruhig. 3- bis 5-mal wiederholen und in die Ausgangsposition zurückrollen.

_1

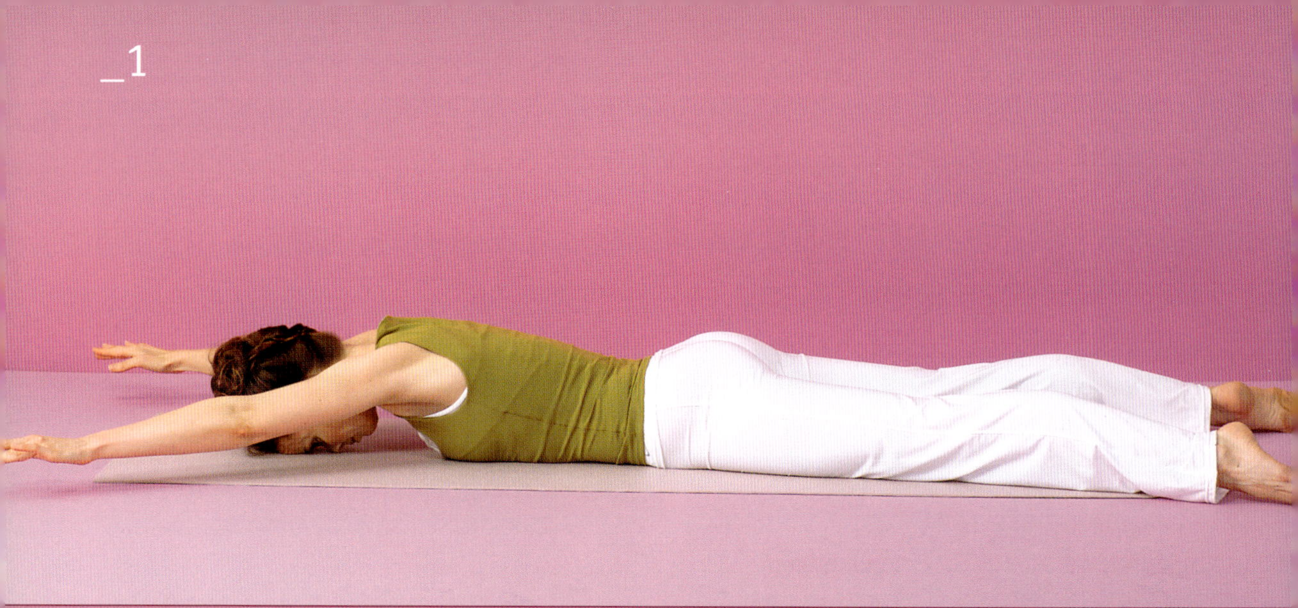

_2

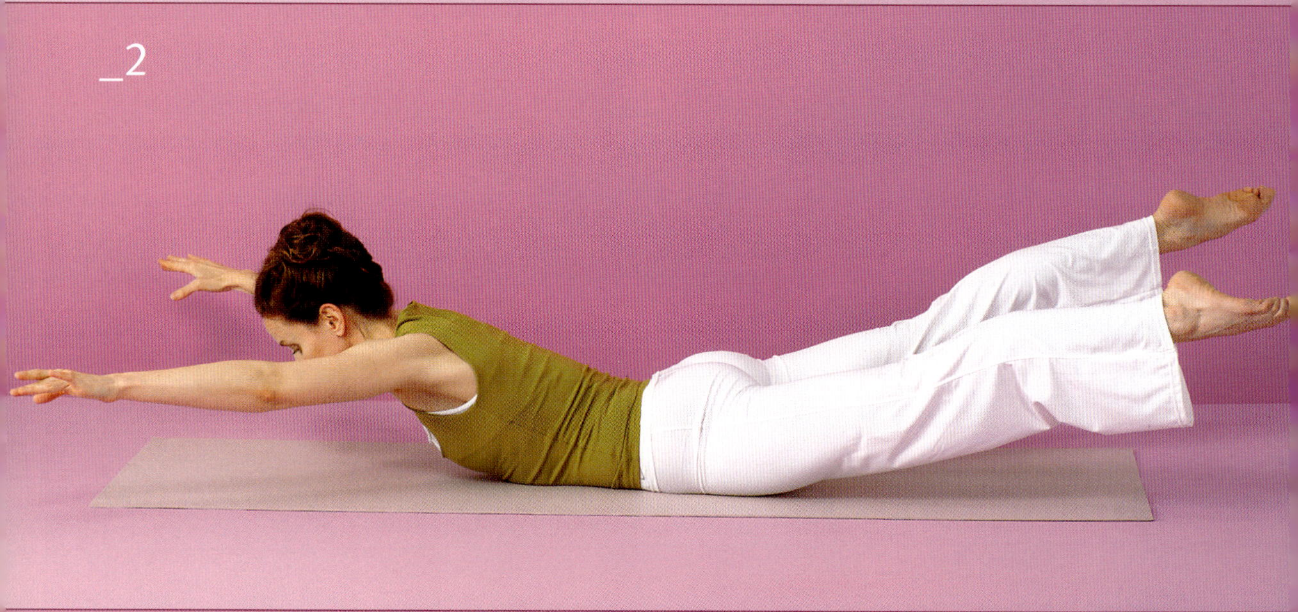

_3

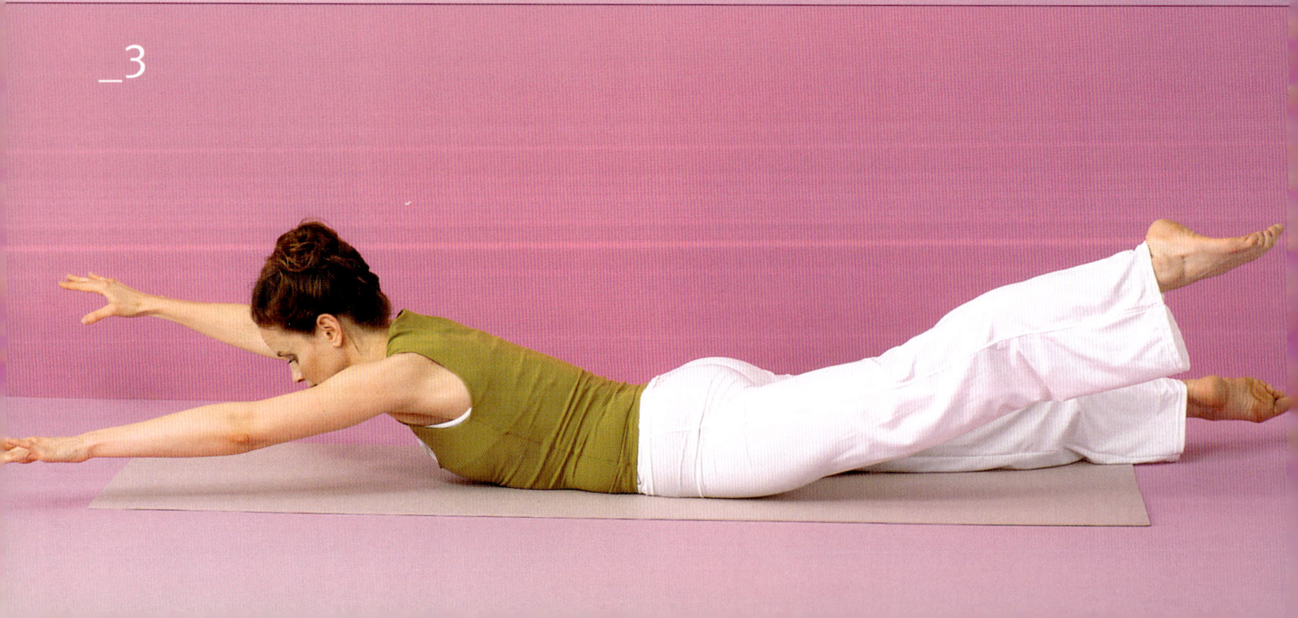

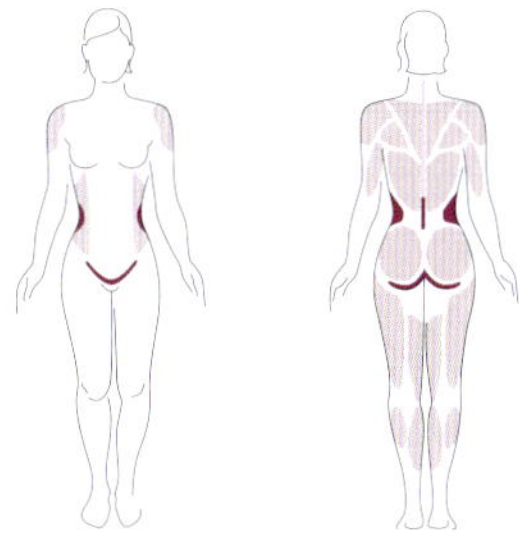

** Swimming

Beim »Schwimmen« verbessern Sie die Kraftausdauer der gesamten Rückenmuskulatur. Entgegengesetzte Arm- und Beinbewegungen kräftigen zusätzlich die Muskeln an Oberarmen, Po und Oberschenkeln. Um den Rumpf absolut ruhig zu halten, ist Ihre tiefe Bauch- und Rückenmuskulatur stark gefordert. Machen Sie die Bewegungen deshalb zunächst klein und langsam. Später erhöhen Sie das Tempo.

_1 Ausgangsposition: Bauchlage. Die Beine sind gestreckt, schulterbreit geöffnet und außenrotiert. Öffnen Sie die gestreckten Arme weit, um Schultern und Ohren auseinander zu ziehen.

_2 Ausatmen: Machen Sie sich ganz lang und aktivieren Sie die tiefe Muskulatur. Ziehen Sie die Schulterblätter leicht zusammen und zur Hüfte. Erst Kopf und Schultern, dann Arme und Beine anheben. Ziehen Sie den Nabel zur Wirbelsäule und machen Sie Arme und Beine lang und fest.

_3 Einatmen: Für die erste Pumpbewegung ziehen Sie den rechten Arm und das linke Bein höher. Linken Arm und rechtes Bein etwas senken. Für die zweite Pumpbewegung den linken Arm und das rechte Bein höher ziehen. 5-mal im Wechsel.

_4 Ausatmen: Weitere 5-mal pumpen.

Nach 50-mal Pumpen werden Sie nochmal ganz lang, ziehen Finger- und Zehenspitzen zur Decke und gehen in die Ausgangsposition zurück.

Wiederholungen: Pumpen Sie 50-mal. Gehen Sie dann in die Ausgangsposition zurück und anschließend in den Shell Stretch (Seite 67).

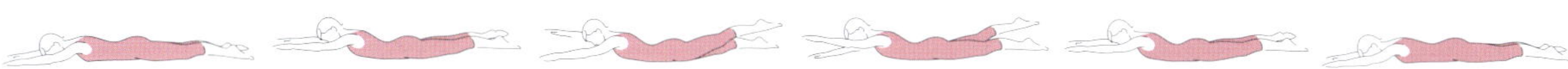

Variante

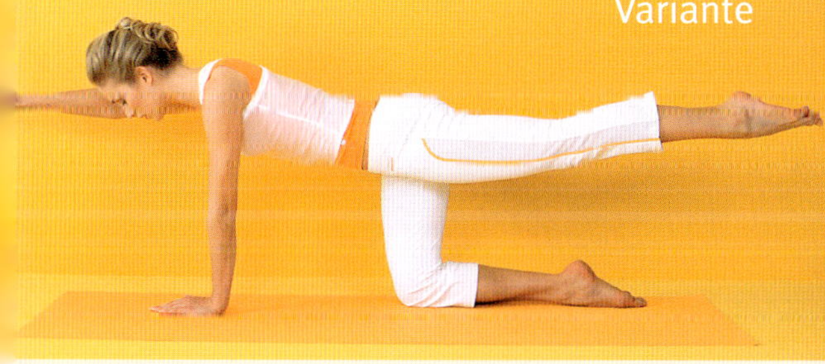

* Variante: Vierfüßlerstand. Heben Sie den rechten Arm und das linke Bein auf Schulter- und Hüfthöhe. Das Becken nicht drehen. Wirbelsäule, Arme und Beine langziehen. Arm und Bein wieder senken. Seite wechseln (je 10-mal).

beachten

_details: Das Pumpen entsteht durch die Bewegung im Schulter- und Hüftgelenk. Falls Sie Handgelenke, Ellbogen oder Knie nicht ruhig halten können, ziehen Sie Ihre Arme und Beine länger, um sie zu strecken und ganz fest zu machen. Der Abstand zwischen Schultern und Ohren ist groß.

_inneres bild: Es hilft, sich vorzustellen, Sie müssten die Pumpbewegungen gegen Wasserwiderstand durchführen.

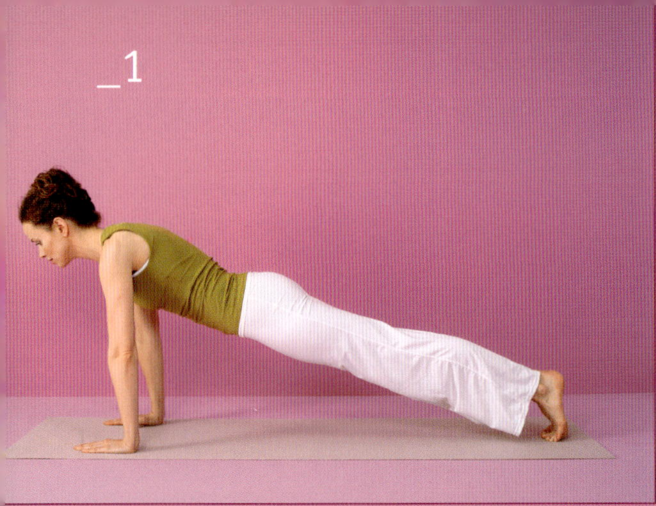

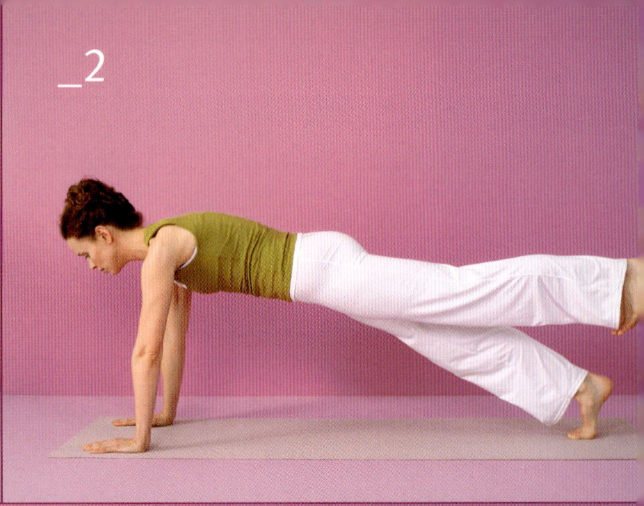

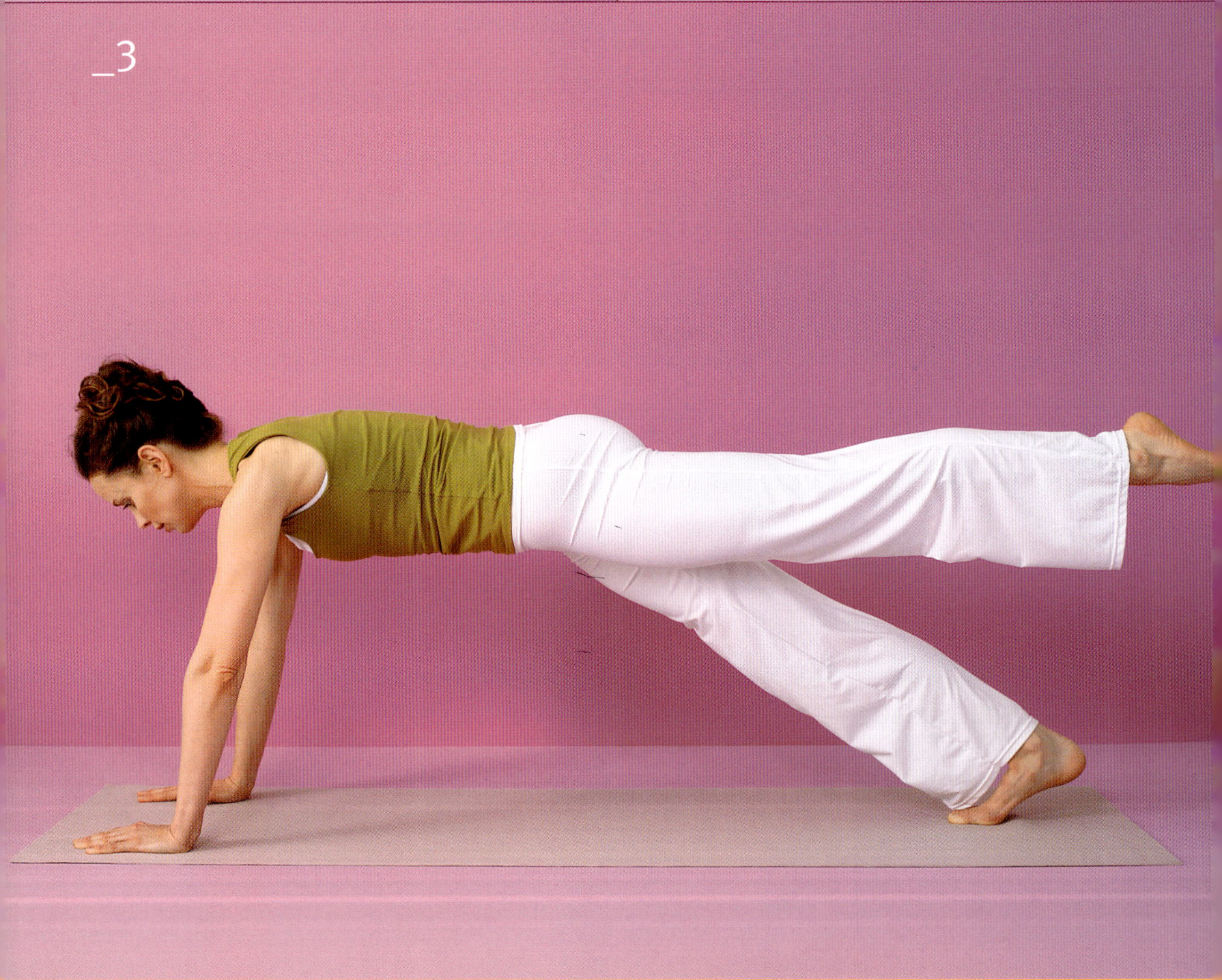

beachten

_vorsicht: Bei Problemen mit dem Handgelenk oder den Schultern bleiben Sie bei Variante 1. Es kann für das Handgelenk auch angenehmer sein, wenn Sie die Hände zu Fäusten ballen.

_details: Halten Sie Ihren Rumpf ganz ruhig. Heben Sie nicht das Becken, um das Bein nach oben zu führen, sondern aktivieren Sie Ihre Po- und Beinmuskeln – auch wenn die Bewegung dann winzig ist.

_inneres bild: Stellen Sie sich vor, Ihre Wirbelsäule wäre ein Glasstab, der nicht brechen darf.

⋆⋆ Leg Pull Front

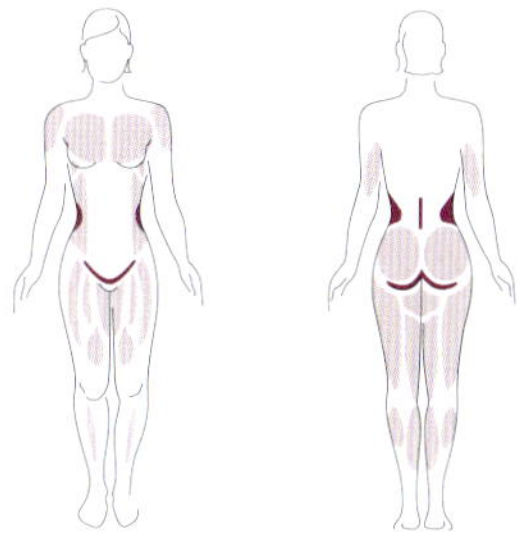

Beim »Beinzug zur Matte« balancieren Sie Ihren Körper während der gesamten Übung in der Liegestützposition. Allein dies ist schon eine Herausforderung für Ihre tiefe Bauch- und Rückenmuskulatur. Zusätzliche Beinbewegungen erschweren die Rumpfstabilisierung und trainieren Ihre Po- und Beinmuskeln. Eine anstrengende, doch sehr effektive Übung für den ganzen Körper.

_1 Ausgangsposition: Nehmen Sie die Liegestützposition ein.

_2 Einatmen: Heben Sie Ihr linkes Bein so hoch, dass Sie Wirbelsäule und Becken noch ruhig halten können. Lassen Sie Ihr Bein gestreckt und machen Sie es ganz lang. Der Fuß bleibt flex.

_3 Ausatmen: Drücken Sie Ihre Hände und Ihre rechte Ferse in die Matte, um Ihren gesamten Körper in einem Stück nach hinten zu schieben. Der linke Fuß geht dabei zu point.

_4 Einatmen: Schieben Sie Ihren gesamten Körper in einem Stück nach vorn, bis die Schultern wieder über den Händen sind. Der linke Fuß geht dabei zu flex.

_5 Ausatmen: Ziehen Sie das linke Bein nach unten und setzen Sie die linken Zehenspitzen auf die Matte zurück.

Wiederholungen: 3- bis 6-mal abwechselnd mit dem rechten und linken Bein.

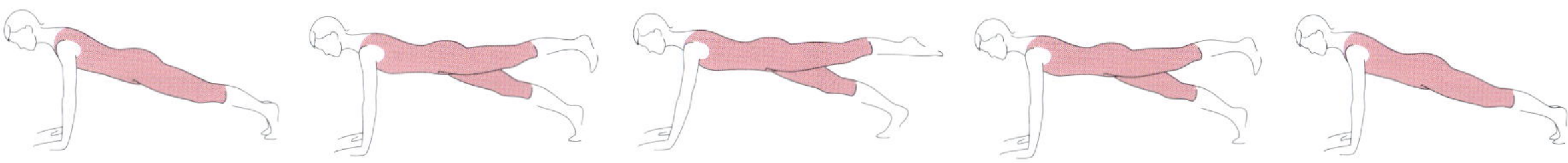

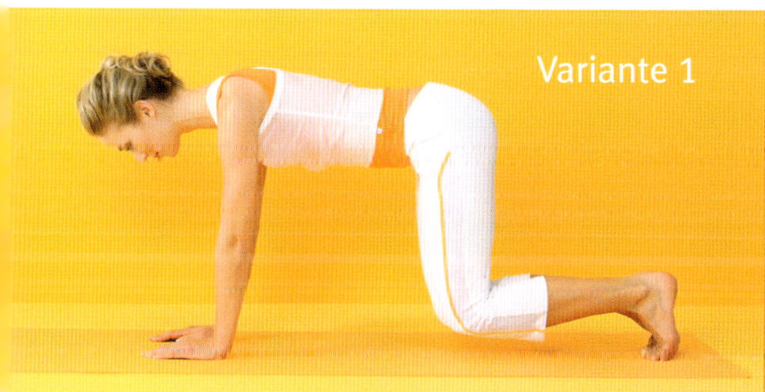

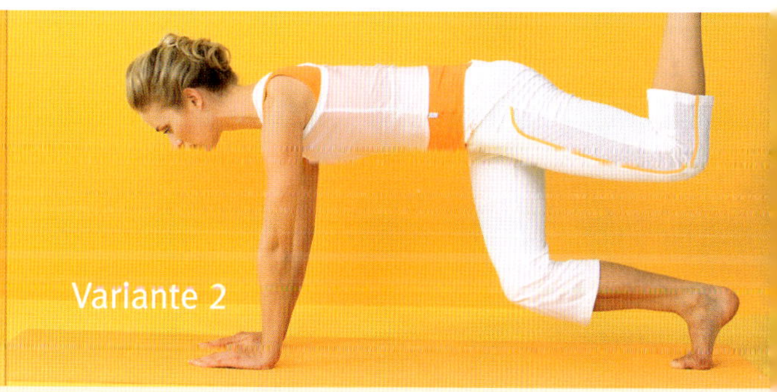

⋆ Variante 1: Vierfußlerstand. Beide Knie sind auf der Matte, die Füße flex und die Zehenspitzen untergestellt. Ohne die Rumpfposition zu verändern, heben Sie die Knie etwa 5 Zentimeter an. Nach einer kurzen Pause wieder absenken.

⋆ Variante 2: Wie links. Allerdings heben Sie jetzt den linken Fuß und stellen ihn nach kurzer Pause wieder ab. Heben Sie nun den rechten Fuß. Im Wechsel pro Bein 3- bis 6-mal wiederholen, ehe Sie die Knie wieder senken.

_1

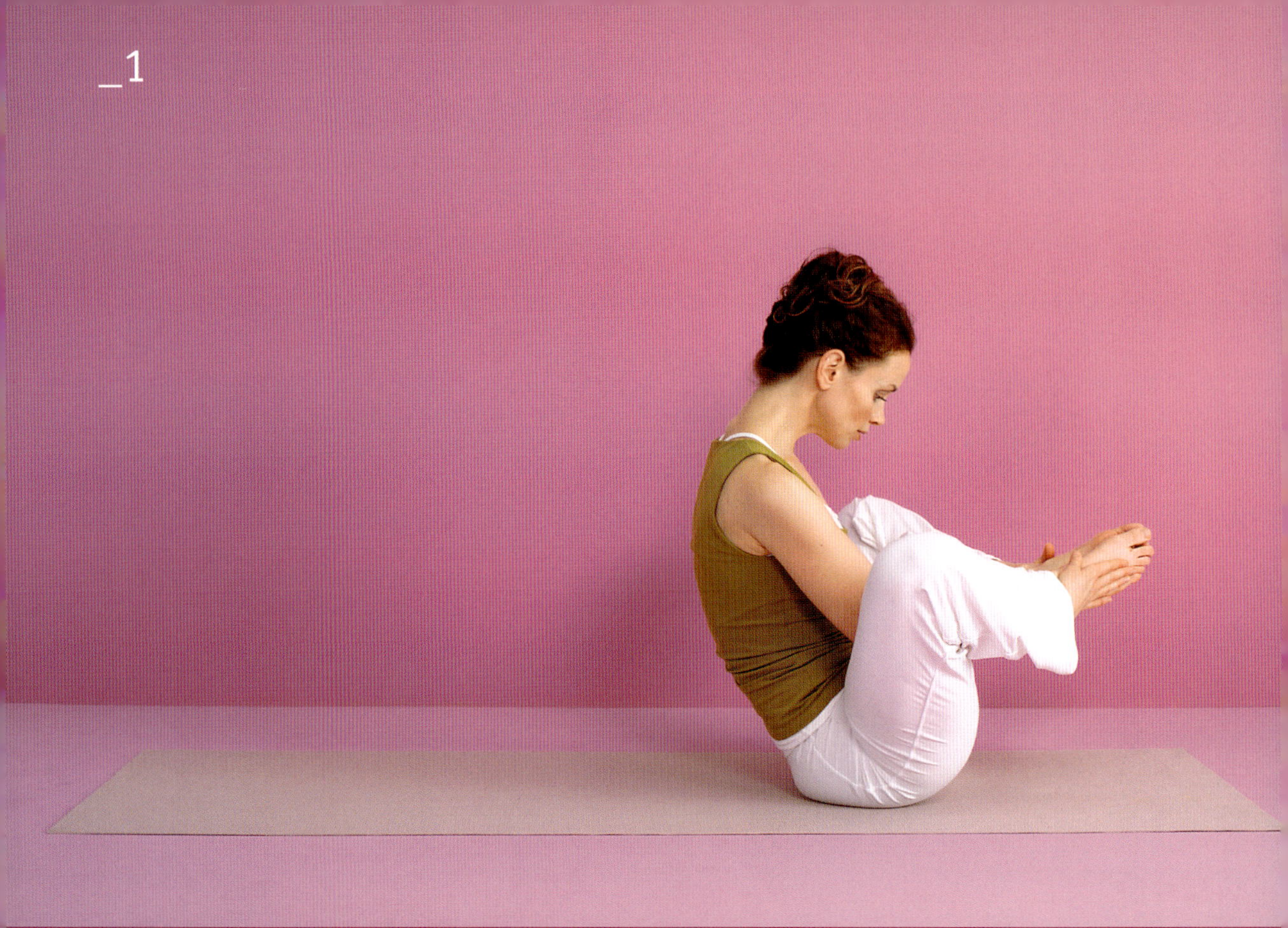

_2

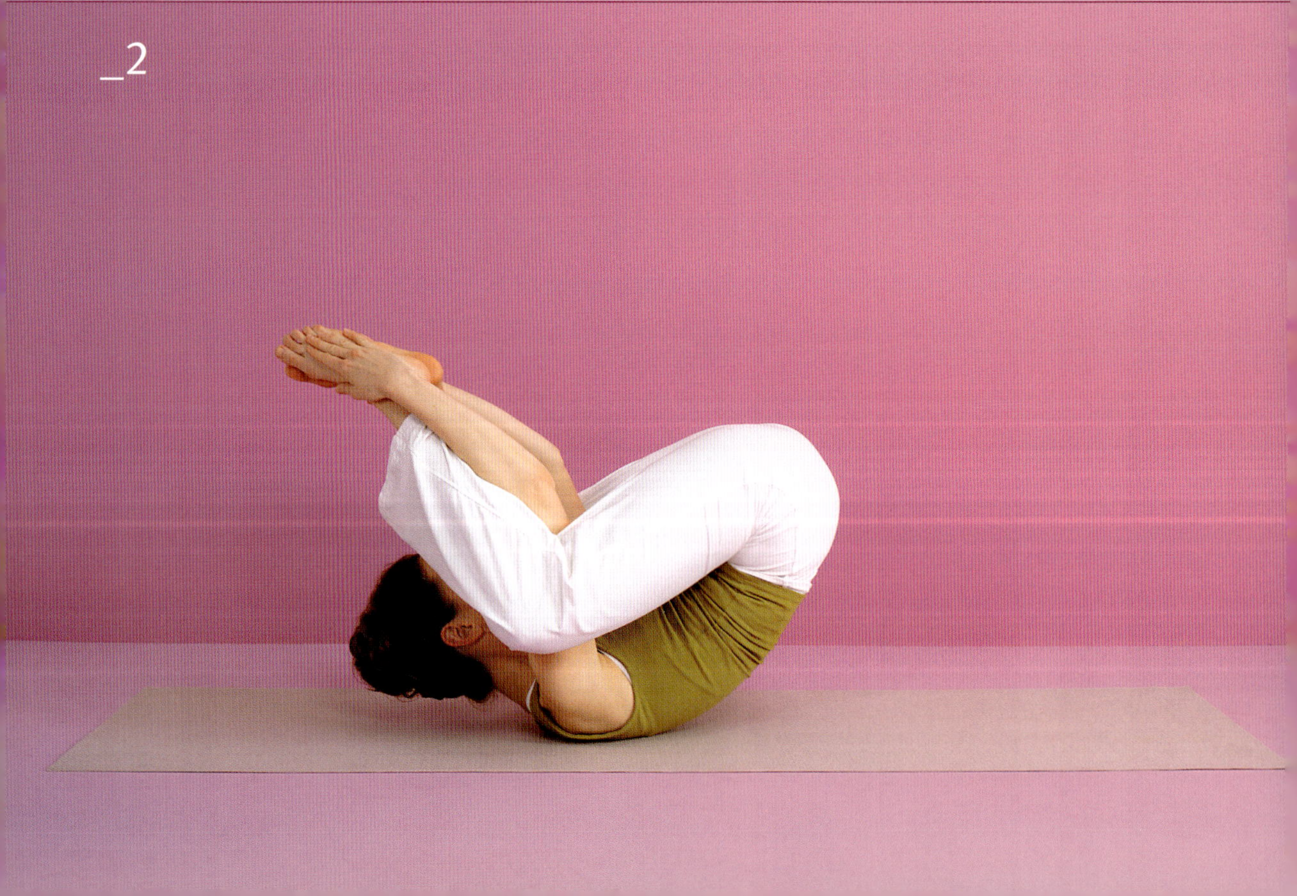

** Seal

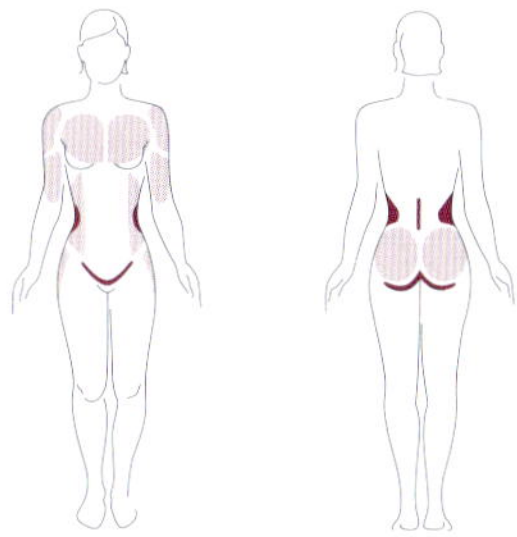

Beim »Seehund« runden und massieren Sie Ihren Rücken wie bei der Übung Rolling like a Ball (siehe Seite 81). Zusätzlich aber klatschen Sie mit Ihren Füßen wie ein Seehund mit den Flossen. Das verbessert Ihre Koordinationsfähigkeit.

_1 Ausgangsposition: Sie sitzen aufrecht, Becken und Wirbelsäule sind neutral. Machen Sie den Rücken rund, indem Sie die Bauchmuskeln aktiv anspannen. Kippen Sie das Becken leicht und heben Sie die Füße von der Matte. Öffnen Sie die Knie, bringen Sie die Arme zwischen die Beine und die Hände an die Außenseite der Knöchel. Die Fußkanten berühren sich. Der Blick geht zu den Knien. Sie sind rund wie ein Ball und halten die Position die gesamte Übung über. Der Abstand zwischen Schultern und Ohren ist groß

_2 Einatmen: Rollen Sie Wirbel für Wirbel bis zu den Schulterblättern ab. Balancieren Sie auf ihnen und klatschen Sie 3-mal mit den Füßen.

_3 Ausatmen: Rollen Sie zurück in die Ausgangsposition. Balancieren Sie auf dem Po kurz hinter den Sitzbeinhöckern und klatschen Sie 3-mal mit den Füßen.

Wiederholungen: Rollen Sie insgesamt 8- bis 10-mal.

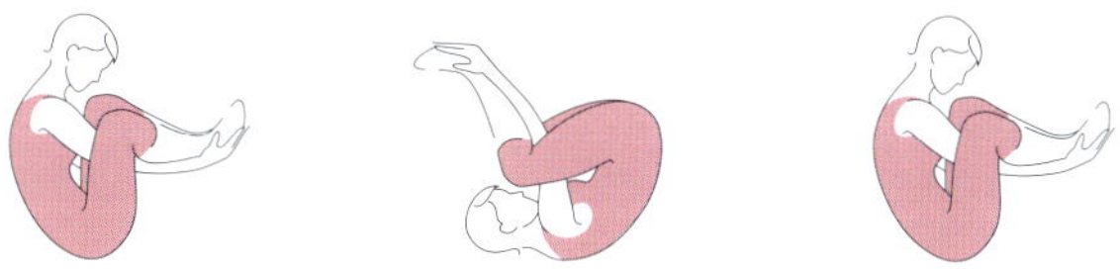

Variante

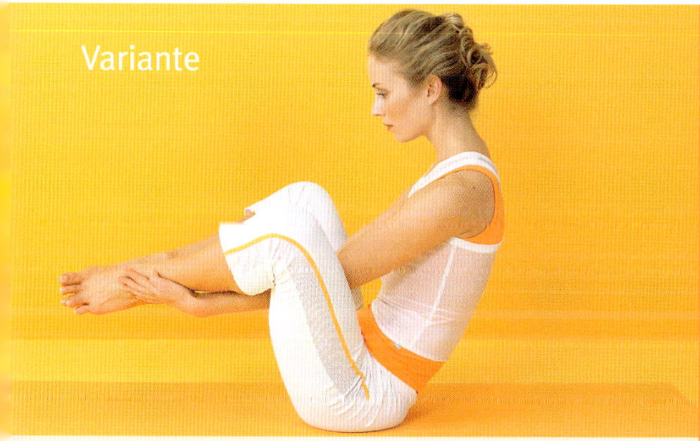

* Variante: Klatschen Sie nicht 3-mal mit den Füßen, sondern nur 1-mal. Koordination und Balance fallen so leichter.

beachten

_vorsicht: Vermeiden Sie, auf den Nacken oder den Kopf zu rollen! Das ist gefährlich für Ihre Halswirbelsäule.

_details: Leiten Sie das Abrollen ein, indem Sie Ihre Bauchmuskulatur stärker anspannen. Versuchen Sie, so wenig Schwung wie möglich zu holen.

_1

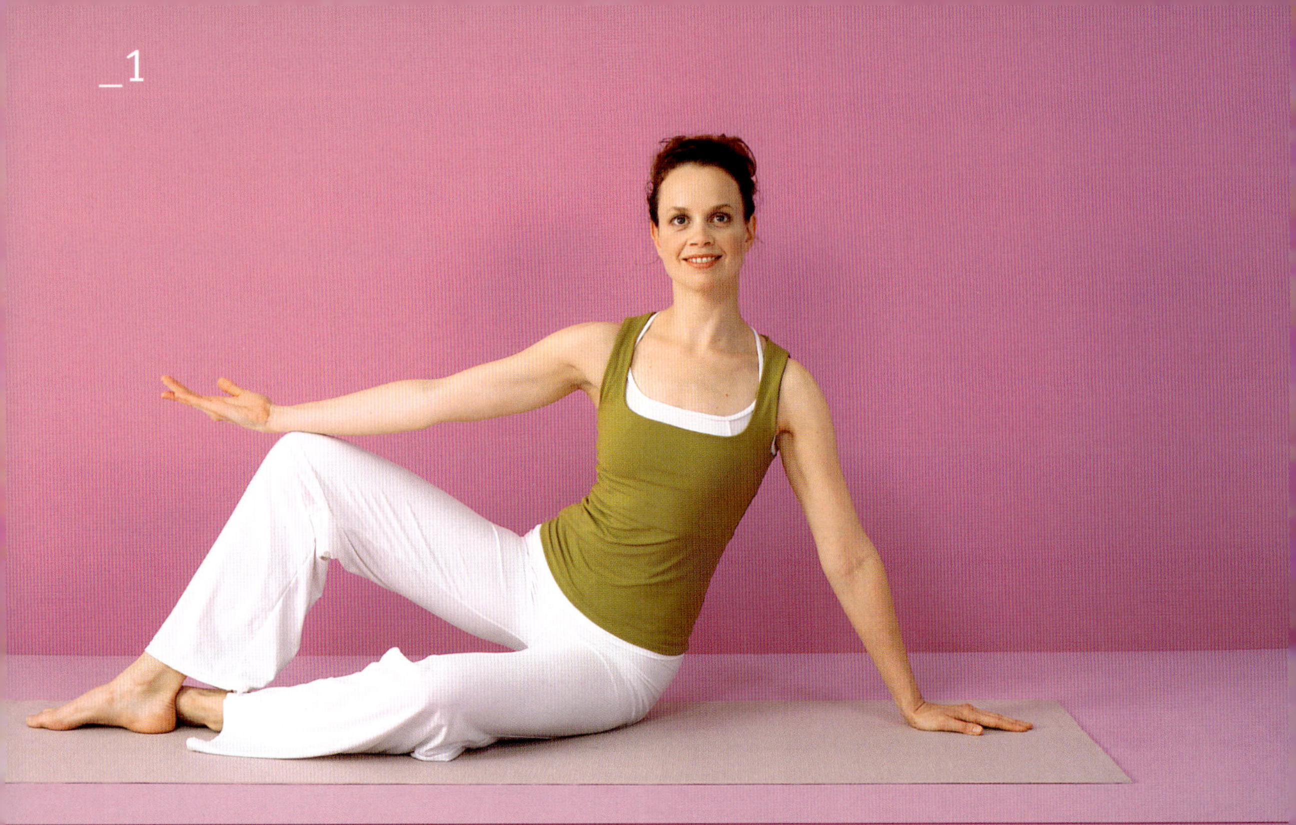

_2

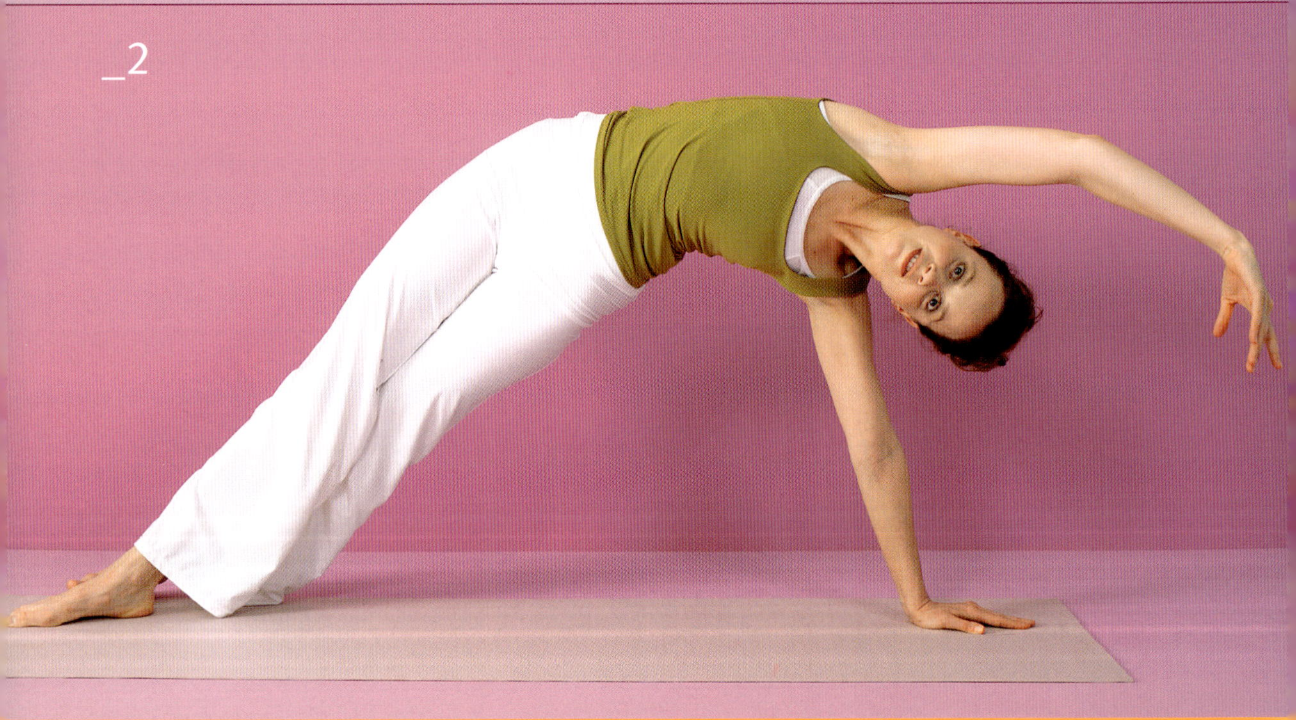

beachten

_vorsicht: Bei Problemen mit Handgelenk, Ellbogen oder Schultern führen Sie nur Variante 1 durch.

_details: Machen Sie sich so schmal wie möglich. Von oben betrachtet liegen Knöchel, Hüfte, Schulter und Ohr bei der »Biegung« in einer Linie.

_inneres bild: Wenn Sie in die Biegung gehen, stellen Sie sich vor, eine Schlinge um Ihre Taille zöge Sie nach oben zur Decke.

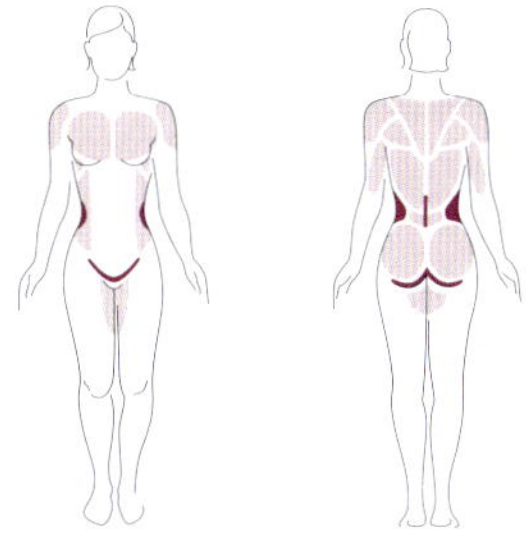

⋆⋆ Side Bend

Bei der »Seitlichen Biegung« beugen Sie Ihre Wirbelsäule zur Seite und formen so von den Zehen- bis zu den Fingerspitzen einen großen Bogen. Dabei kräftigen Sie die gesamte Muskulatur auf der einen Körperseite, während Sie die der anderen Seite dehnen. Auf diese Weise trainieren Sie beide Körperseiten ausgewogen. Zusätzlich stabilisieren Sie Ihren Rumpf, während Sie die Biegung auf Ihrer Hand und Ihren Füßen balancieren.

_1 Ausgangsposition: Setzen Sie sich auf die linke Pobacke und legen Sie das linke Bein gebeugt auf die Matte. Stellen Sie Ihren rechten Fuß vor den linken. Setzen Sie die linke Hand mit einigem Abstand zur Hüfte flach auf die Matte, die Fingerspitzen zeigen vom Körper weg. Strecken Sie den Arm. Legen Sie die rechte Hand auf das rechte Knie. Die Handfläche zeigt zur Decke, die Finger sind gestreckt. Stabilisieren Sie Ihre Schulterblätter. Achten Sie vor allem auf Ihr linkes Schulterblatt.

_2 Einatmen: Verlagern Sie Ihr Gewicht auf die linke Hand. Drücken Sie die Füße fest in die Matte, strecken Sie beide Beine und pressen Sie sie zusammen, um das Becken von der Matte anzuheben und Richtung Decke zu schieben. Gleichzeitig heben Sie den rechten Arm erst zur Decke, dann über den Kopf. Der Side Bend ist fertig.

_3 Ausatmen: Beugen Sie die Beine, um das Becken abzusenken. Dabei führen Sie den Arm zurück und nehmen die Ausgangsposition ein.

Wiederholungen: 3- bis 5-mal pro Seite.

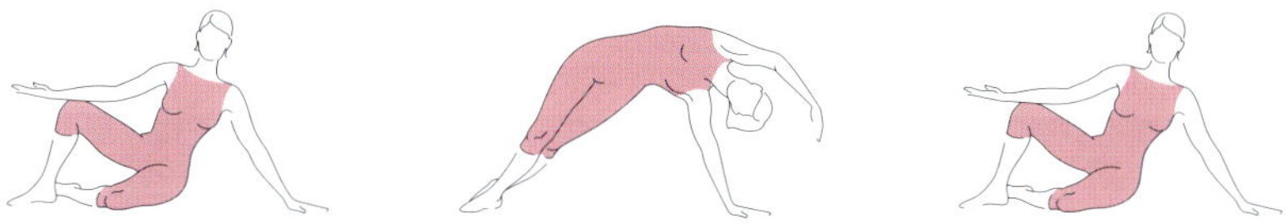

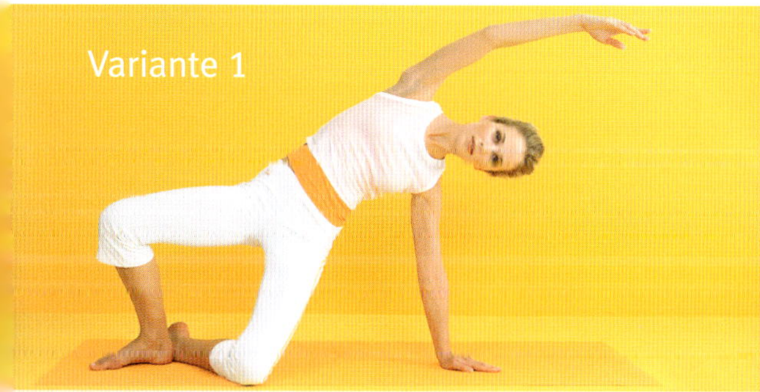

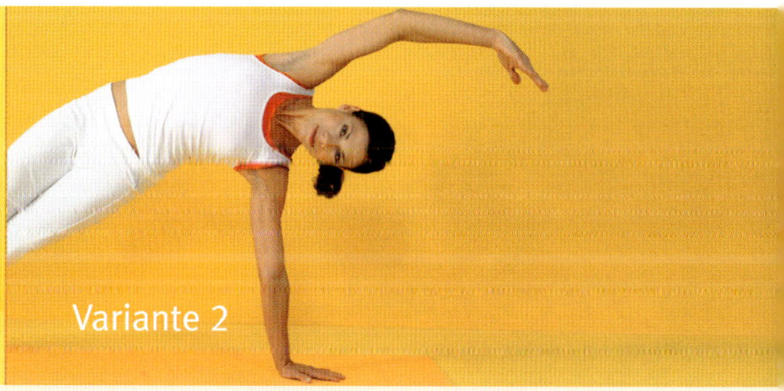

⋆ Variante 1: Heben Sie nur das Becken an, beugen Sie Ihre Wirbelsäule zur Seite und führen Sie einen Arm über den Kopf. Die Position ist stabiler und bringt weniger Körpergewicht auf die stützende Hand.

⋆⋆⋆ Variante 2: Stellen Sie Ihre Füße in der Ausgangsposition dichter an den Po. Dadurch wird die Biegung verstärkt.

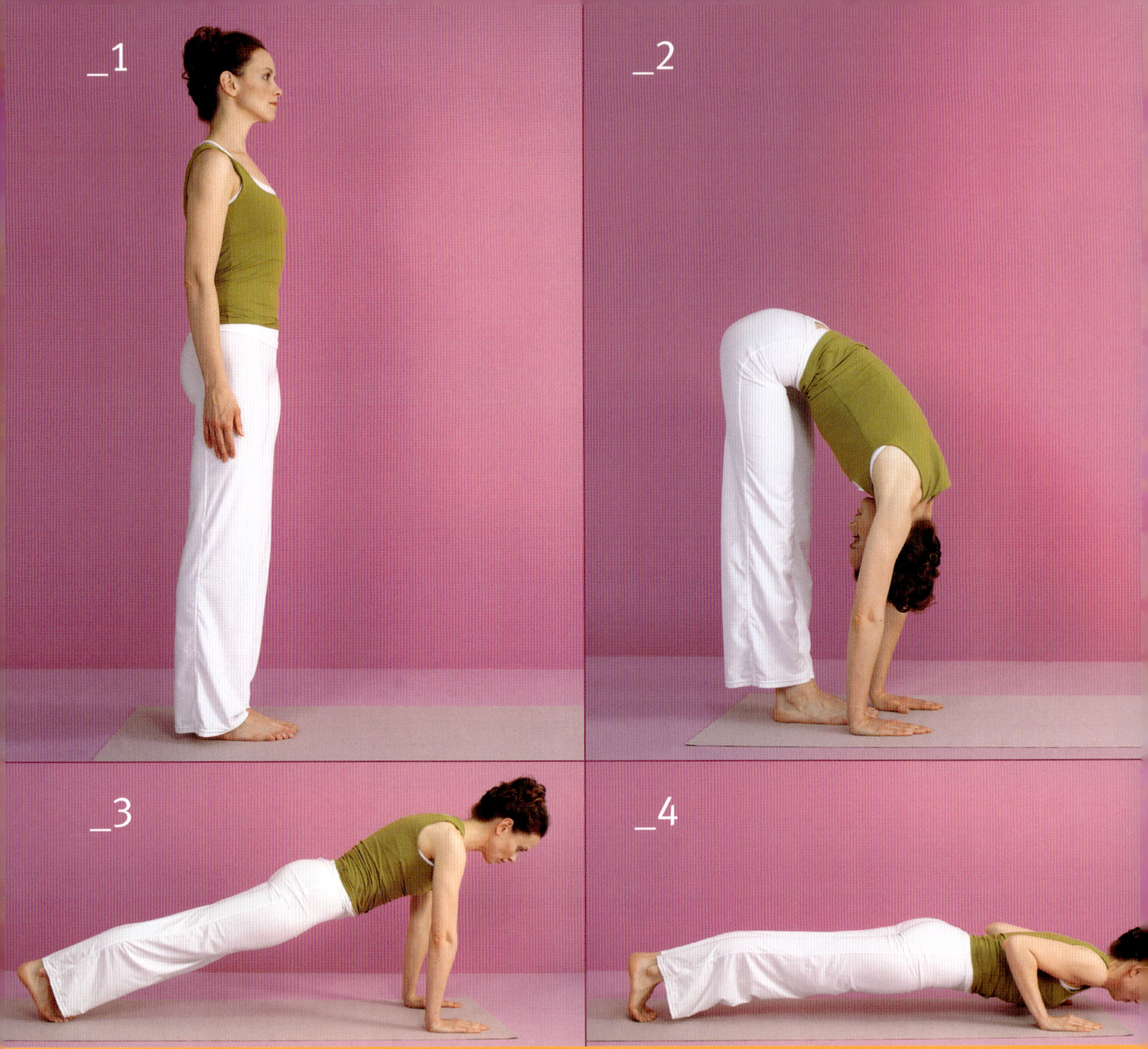

beachten

_vorsicht: Bei Handgelenks-, Ellbogen- und Schulterproblemen bleiben Sie bei Variante 1.

_details: Achten Sie auf die Stabilisierung der Schulterblätter: Der Abstand zwischen Schultern und Ohren sowie zwischen den beiden Schulterblättern bleibt groß.

_inneres bild: Um zu verhindern, dass die Schulterblätter in der Liegestützposition zueinander rutschen, stellen Sie sich vor, jemand würde Ihr Brustbein zur Decke drücken und dadurch Ihren Rumpf leicht anheben. Spüren Sie, wie die Muskeln unter den Achselhöhlen fest werden und Sie sich aus diesem Bereich heraus höher drücken. Halten Sie die Liegestützposition vom Scheitel bis zu den Zehenspitzen und senken beziehungsweise heben Sie den Körper nur durch die Armbewegungen. Stellen Sie sich dazu vor, Ihr Körper wäre ein langes Brett, das der Matte angenähert und wieder hoch gedrückt wird.

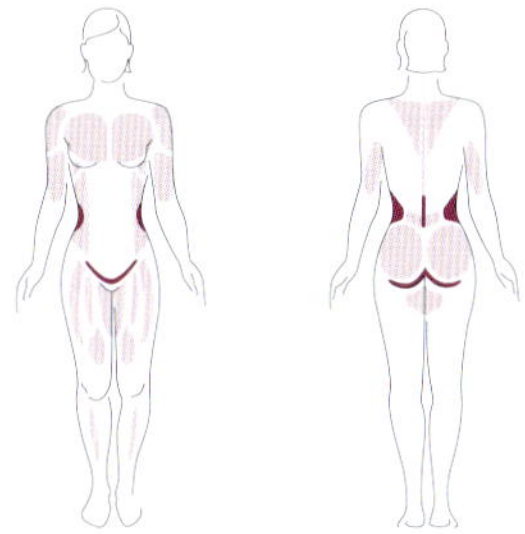

⋆⋆ Push Up

Der »Liegestütz« ist die einzige Übung im Mattenprogramm, die im Stand beginnt und endet. Wenn Sie stehen, können Sie am besten den Unterschied spüren, wie sich Ihr Körper vor und nach dem Training anfühlt. Sie werden schnell feststellen, dass Sie sich jetzt gut aufgerichtet und leichter fühlen.

_1 Ausgangsposition: Stand. Die Beine sind geschlossen, das Gewicht ist gleichmäßig auf die Füße verteilt. Aktivieren Sie Ihre Tiefenmuskulatur. Die Körpermitte wird fest, der Scheitel zieht zur Decke. Machen Sie sich ganz lang.

_2 Einatmen: Rollen Sie Wirbel für Wirbel vom Scheitel bis zum Steißbein ab, bis Ihre Hände möglichst die Matte berühren. Die Beine bleiben gestreckt, das Gewicht ruht gleichmäßig verteilt auf den Füßen. Der Blick geht zu den Knien.

_3 Ausatmen: Laufen Sie mit den Händen 4 Schritte nach vorn, bis Sie im Liegestütz sind.

_4 Einatmen: Beugen Sie die Arme 3-mal und bringen Sie jedes Mal die Brust näher zur Matte.

_5 Ausatmen: Strecken Sie die Arme, um sich wieder hoch zu drücken. Nach 2 Wiederholungen laufen Sie mit den Händen zurück und bringen das Gewicht wieder auf die Füße. Rollen Sie Wirbel für Wirbel in den Stand zurück.

Wiederholungen: Gehen Sie 3-mal in den Liegestütz und pumpen Sie je 3-mal.

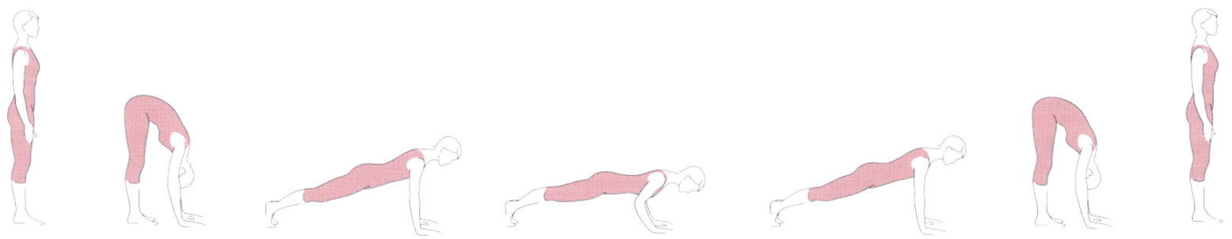

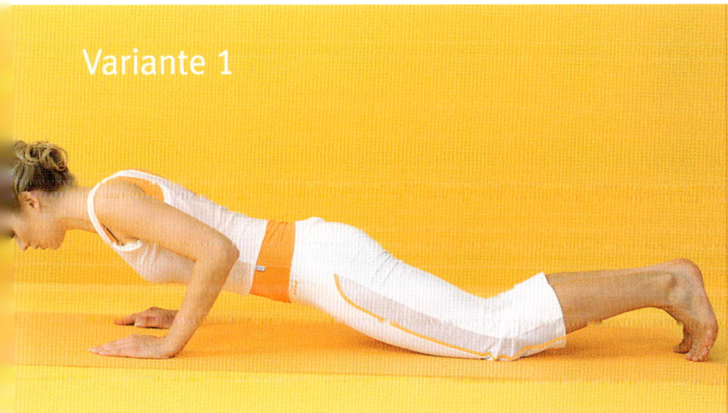

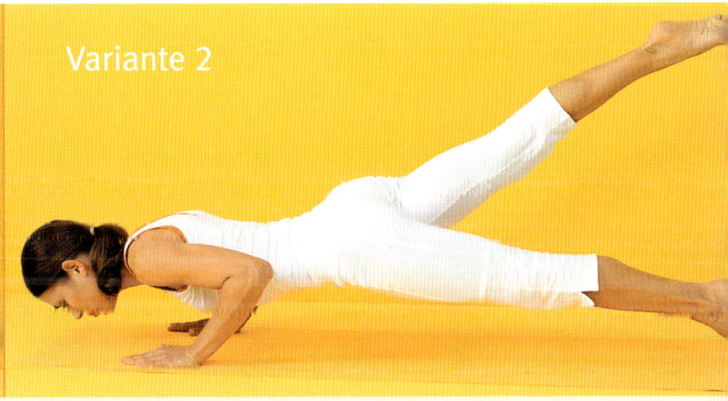

⋆ Variante 1: Vereinfachen Sie die Liegestützposition dadurch, dass Sie den Unterkörper statt auf den Zehenspitzen auf den Knien halten. Diese Stellung ist stabiler und bringt weniger Körpergewicht auf die Arme.

⋆⋆⋆ Variante 2: Führen Sie die Übung auf einem Bein balancierend durch. Dazu heben Sie ein Bein an, ziehen es hinter den Körper und rotieren es nach außen. Weiter wie oben. Nach jedem Liegestütz Seite wechseln. Pro Bein 3-mal.

_1

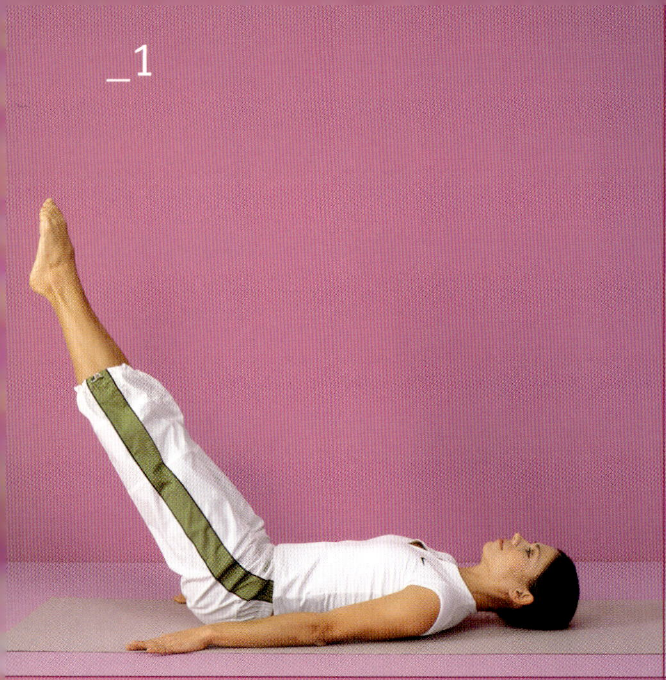

_2

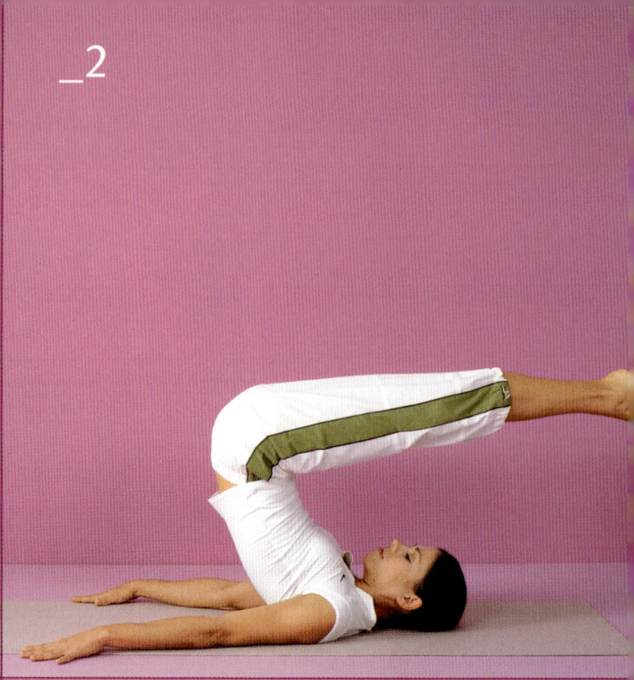

_3

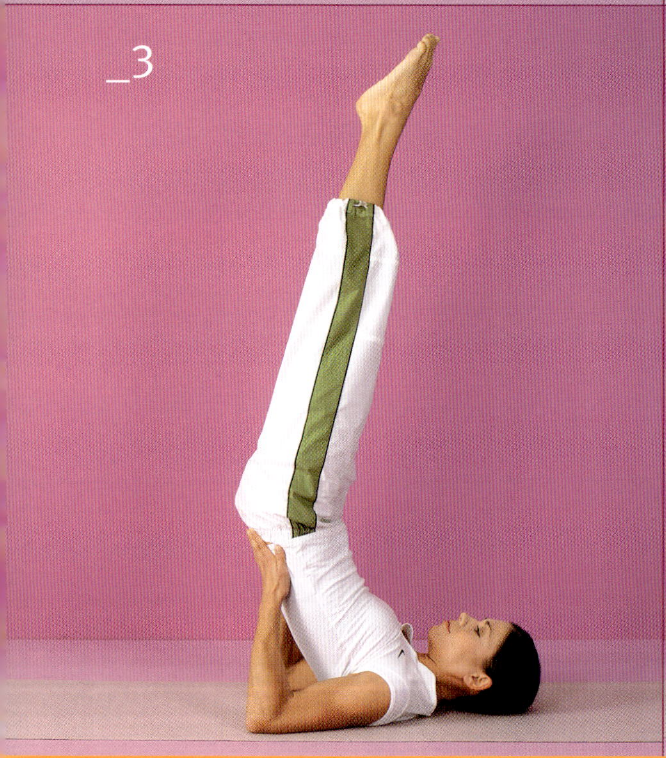

_5

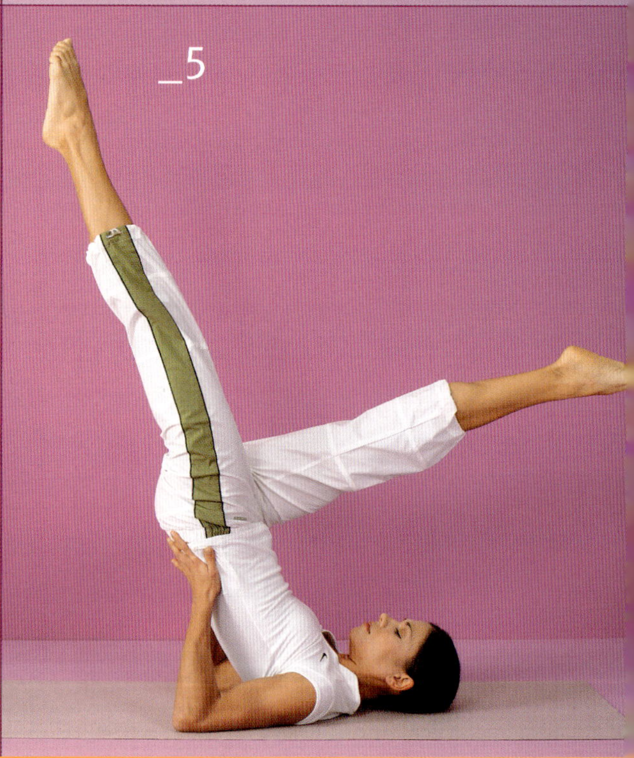

beachten

_vorsicht: Balancieren Sie Ihr Körpergewicht auf den Schulterblättern, nicht auf dem Nacken! Bei Wirbelsäulenproblemen versuchen Sie es lieber mit der einfacheren Variante.

_details: Ziehen Sie Ihre Zehenspitzen immer wieder lang zur Decke. Das hilft Ihnen, Kraft und Kontrolle, die Sie für diese Übung brauchen, aus der Körpermitte zu schöpfen. Gelingt Ihnen das, spüren Sie nur wenig Gewicht auf Ihren Händen.

⋆⋆⋆ Scissors in Air

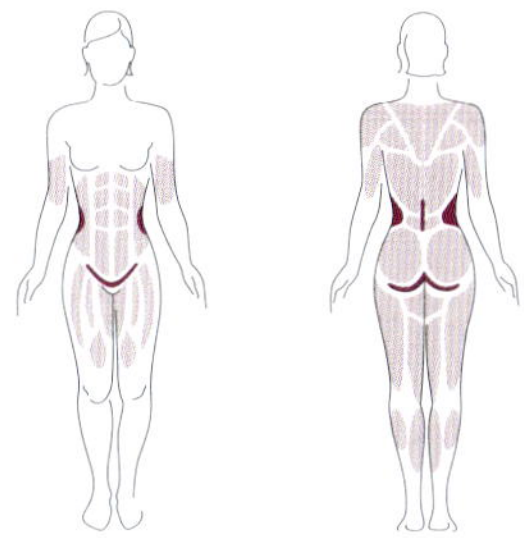

An »Scheren in der Luft« sollten Sie sich erst dann wagen, wenn Ihnen Jack Knife (siehe Seite 97) leicht fällt. Beginnen Sie mit kleinen Beinbewegungen und lassen Sie diese erst größer werden, wenn Sie sicher sind, dass Ihr Rumpf ruhig bleibt. Ziehen Sie Ihre Beine jedes Mal lang und spüren Sie die Dehnung in der vorderen Hüft- und der rückwärtigen Oberschenkelmuskulatur.

_1 Ausgangsposition: Rückenlage imprint. Bringen Sie Ihre Beine zu tabletop. Dann strecken und senken Sie sie so tief zur Matte, dass Sie imprint gerade noch halten können. Die Arme liegen am Körper, die Handflächen zeigen zur Matte.

_2 Einatmen: Ziehen Sie die gestreckten Beine zur Körpermitte, bis sich Ihr Steißbein leicht von der Matte hebt. Lösen Sie sich Wirbel für Wirbel von der Matte. Dabei bringen Sie die Beine über den Kopf und parallel zur Matte.

_3 Ausatmen: Halten Sie den Rumpf in der leichten Rundung und spannen Sie die Pomuskeln an, um die Beine anzuheben, bis die Zehenspitzen zur Decke zeigen. Legen Sie Ihre Hände unter das Becken, um es zu stützen.

_4 Einatmen: Machen Sie eine kurze Pause.

_5 Ausatmen: Ziehen Sie dann Ihre Beine für die erste Schere lang auseinander. Das linke Bein geht dabei nach vorn und das rechte über den Kopf. Federn Sie einmal ganz langsam und kontrolliert nach.

_6 Einatmen: Beine zusammenziehen, bis die Zehenspitzen wieder zur Decke zeigen.

_7 Ausatmen: Für die zweite Schere das rechte Bein nach vorn, das linke über den Kopf ziehen. Wiederum 1-mal nachfedern.

_8 Einatmen: Ziehen Sie die Beine zusammen, bis Ihre Zehenspitzen wieder zur Decke zeigen.

Wiederholungen: Nach 6 bis 10 Scheren in die Ausgangsposition zurückrollen.

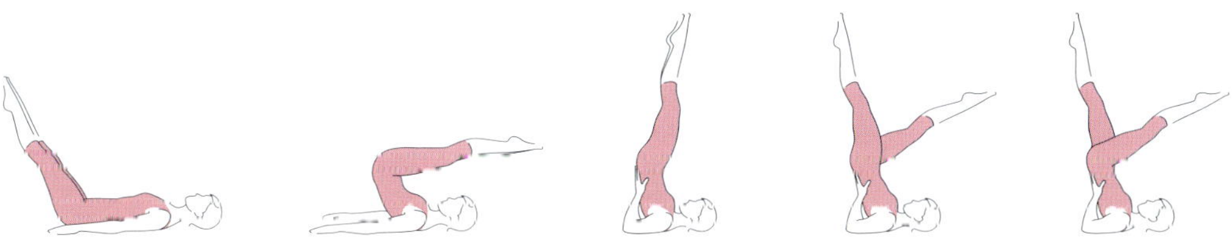

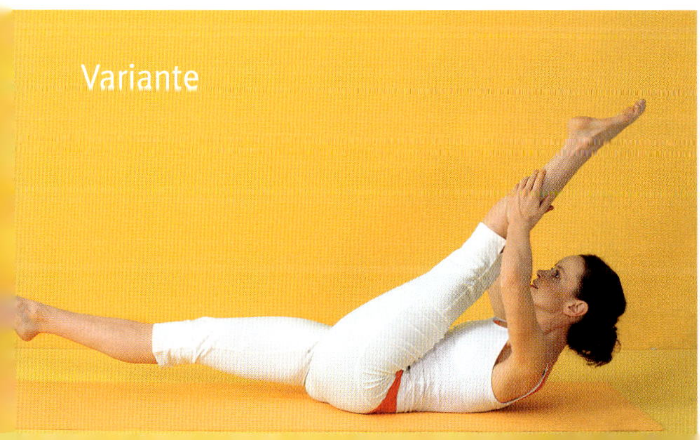

⋆⋆ Variante: Bleiben Sie auf dem Rücken liegen und üben Sie zunächst nur die Scherenbewegungen. Heben Sie Kopf und Schultern an und greifen Sie das linke Bein am Unterschenkel, um es zur Nase zu ziehen. Das rechte Bein geht zur Matte, legen Sie es aber nicht ab. Federn Sie 1-mal mit beiden Beinen nach. Dann wechseln Sie die Beine. Insgesamt 6- bis 10-mal.

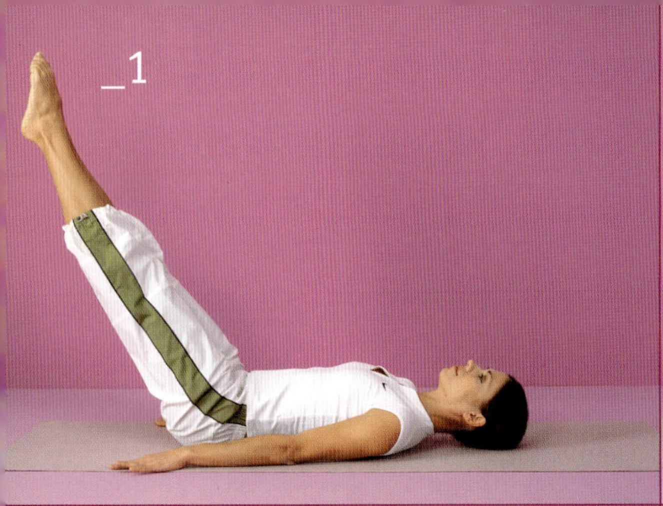

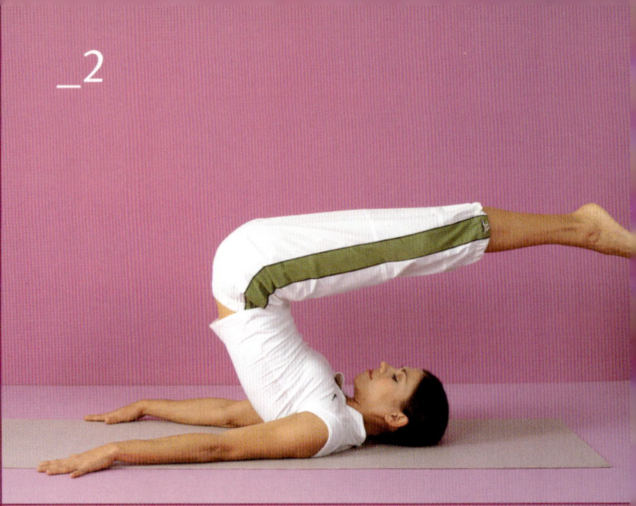

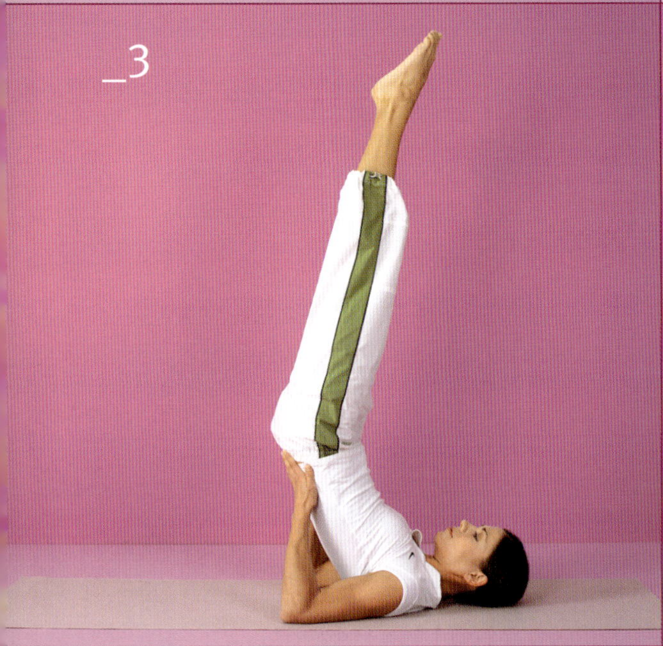

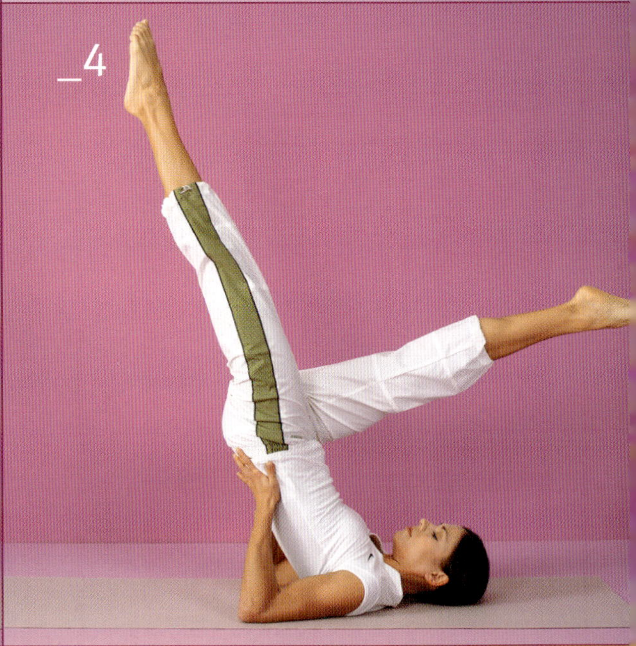

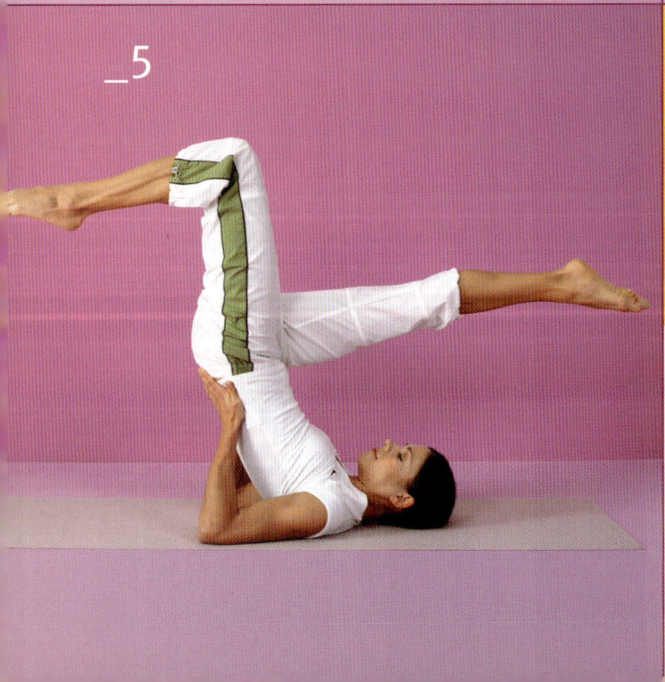

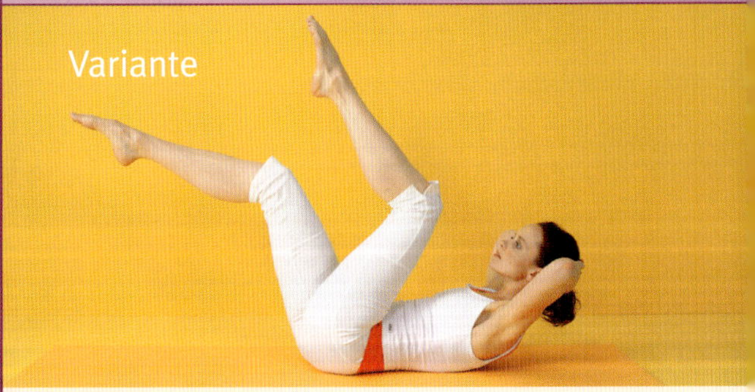

★★ Variante: Bleiben Sie auf dem Rücken liegen und üben Sie zunächst nur die Beinbewegungen. Heben Sie dazu Kopf und Schultern von der Matte. Legen Sie den Kopf in die Hände und schauen Sie zu Ihren Beinen, mit denen Sie bis zu 10-mal vorwärts, dann rückwärts radeln.

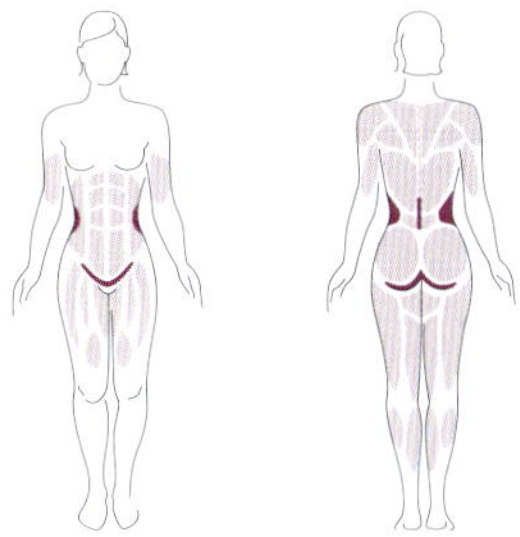

*** Bicycle in Air

»Radfahren in der Luft« unterscheidet sich von Scissors in Air (siehe Seite 115) nur durch die Beinbewegungen. Da der Bewegungsablauf jedoch recht komplex ist, fördert die Übung auch Ihre Koordination.Treten Sie erst vorwärts, dann rückwärts in die Pedale.

_1 Ausgangsposition: Rückenlage imprint. Bringen Sie Ihre Beine zu tabletop. Strecken und senken Sie sie dann so tief, dass Sie imprint gerade noch halten können. Die Arme liegen neben dem Körper und die Handflächen zeigen zur Matte.

_2 Einatmen: Ziehen Sie die gestreckten Beine zur Körpermitte, bis sich das Steißbein leicht von der Matte hebt. Lösen Sie dann Wirbel für Wirbel von der Matte. Dabei bringen Sie die Beine über den Kopf und parallel zur Matte.

_3 Ausatmen: Halten Sie den Rumpf in der leichten Rundung. Spannen Sie die Pomuskulatur an, um die Beine anzuheben, bis die Zehenspitzen zur Decke zeigen. Die Hände stützen das Becken.

_4 Einatmen: Ziehen Sie das linke Bein nach vorn, das rechte über den Kopf. Machen Sie Ihre Beine ganz lang. Sie sind jetzt in Scherenstellung.

_5 Ausatmen: Beugen Sie das linke Bein und ziehen Sie den Fuß erst zur Matte, dann zum Po.

_6 Einatmen: Führen Sie das linke Bein über den Kopf und strecken Sie es dabei. Gleichzeitig ziehen Sie das rechte Bein gestreckt nach vorn und zur Matte. Die Beine sind jetzt in der Scherenstellung und haben gewechselt.

7 Ausatmen: Beugen Sie das rechte Bein. Ziehen Sie den Fuß erst zur Matte, dann zum Po.

_8 Einatmen: Führen Sie das rechte Bein gestreckt über den Kopf. Gleichzeitig ziehen Sie das linke Bein gestreckt nach vorn und zur Matte. Die Beine sind jetzt wieder in Scherenstellung, haben gewechselt und sind lang auseinander gezogen.

Nach dem letzten Wechsel ziehen Sie die Beine gestreckt zur Decke und rollen ab.

Wiederholungen: Radeln Sie je 5- bis 10-mal vorwärts und rückwärts.

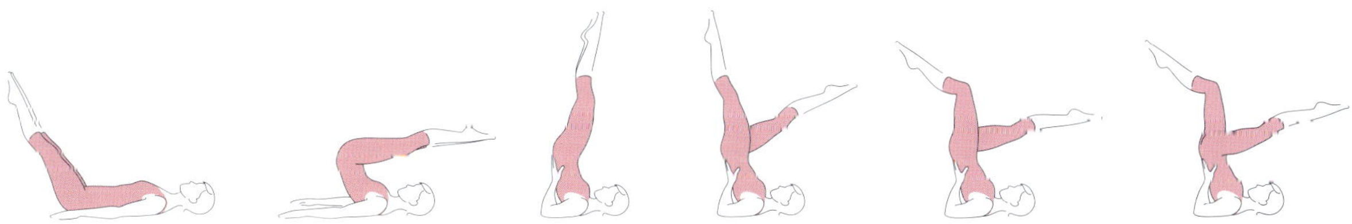

beachten

_vorsicht: Balancieren Sie Ihr Körpergewicht auf den Schulterblättern, nicht auf dem Nacken! Wenn Sie Probleme mit der Wirbelsäule haben, bleiben Sie bei der einfacheren Variante.
_details: Halten Sie den Muskeltonus im Rumpf aufrecht. Das entlastet die Handgelenke. Ziehen Sie die Beine in der Scherenstellung lang, als wollten Sie einen Spagat machen.
_inneres bild: Machen Sie sich die Beinbewegung schwer, indem Sie sich vorstellen, Sie müssten durch nassen Sand radeln.

_1

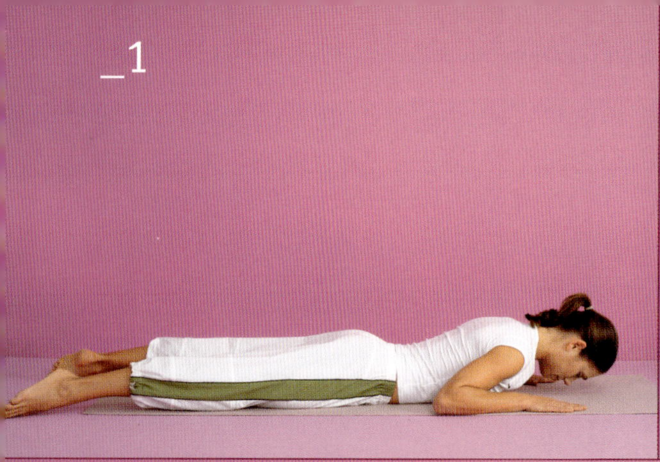

_2

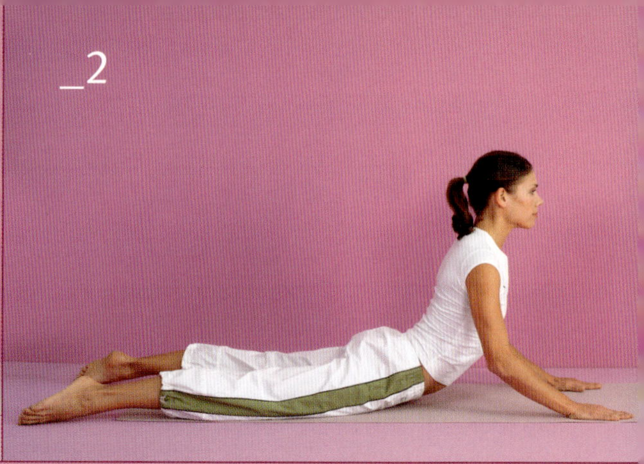

_3

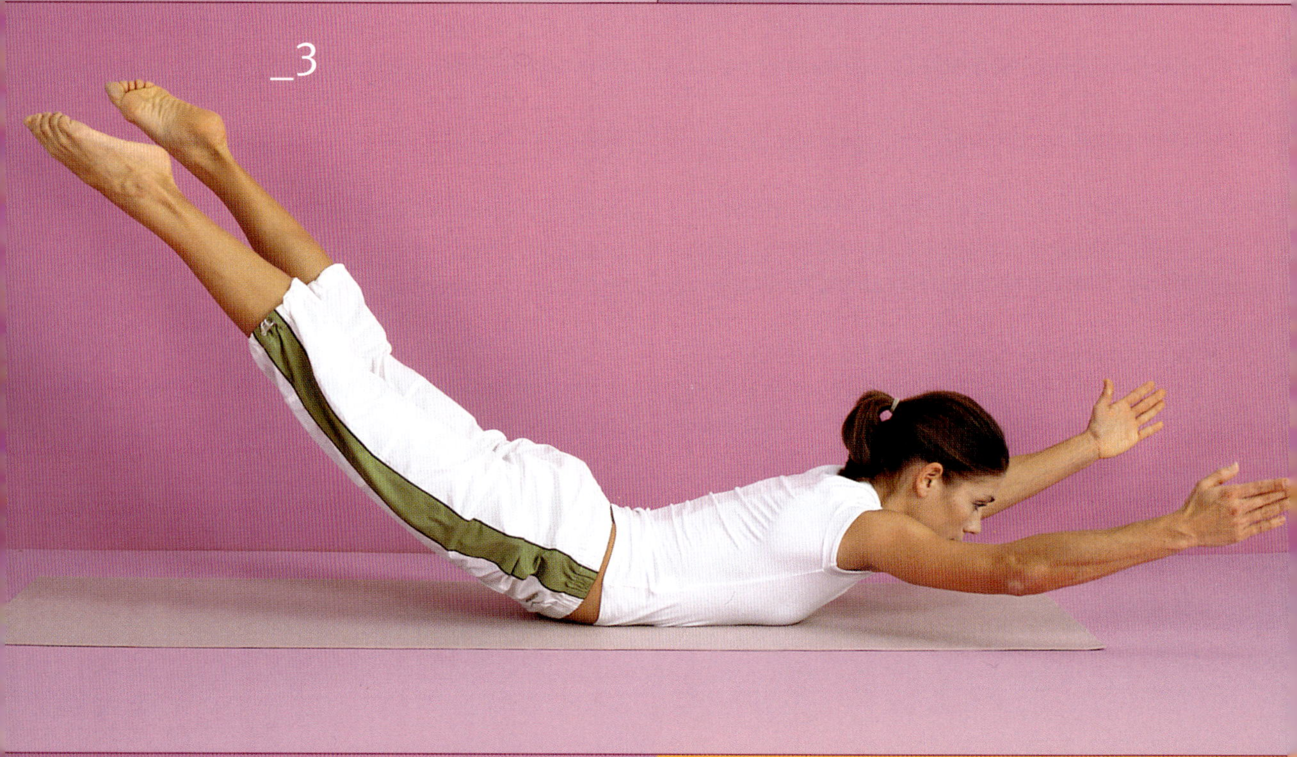

_4

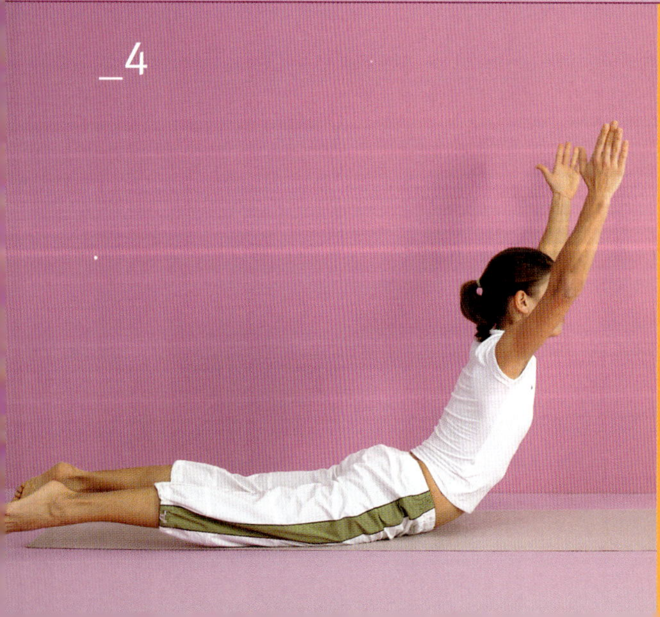

beachten

_vorsicht: Um den Rücken vor einer Überstreckung im Lendenwirbelbereich zu schützen, muss die tiefe Muskulatur während der Übung aktiviert bleiben. Stabilisieren Sie die Bogenform zusätzlich, indem Sie die Pomuskeln anspannen, um das Schambein fest in die Matte zu pressen. Bei Wirbelsäulenproblemen bleiben Sie besser bei Variante 1 oder dem Kleinen Schwan (siehe Seite 61).

_details: Halten Sie die Beine schulterbreit geöffnet und außenrotiert, damit Ihr Becken mehr Bewegungsfreiheit hat und weniger Druck auf der Lendenwirbelsäule lastet.

⋆⋆⋆ Swan Dive

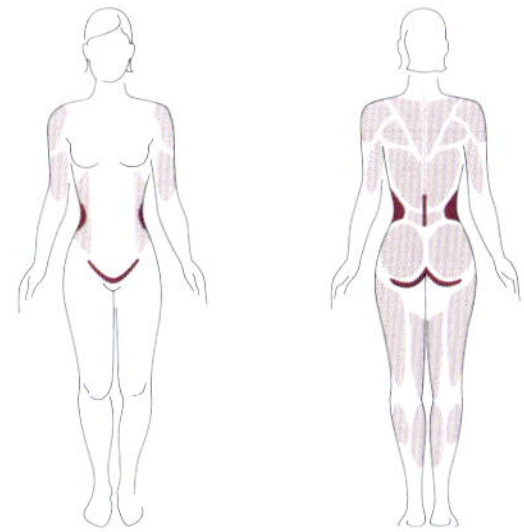

Für den »Schwan« brauchen Sie eine sehr gute Körperbeherrschung, um die Bogenform einzunehmen. Halten Sie die Spannung und nehmen Sie nur ganz wenig Schwung zum Schaukeln. Verlieren Sie dabei auf keinen Fall die Kontrolle über Ihren Körper.

_1 Ausgangsposition: Bauchlage neutral. Die Beine sind gestreckt, schulterbreit geöffnet und außenrotiert. Die Hände liegen unter den Schultern, die Handflächen zeigen zur Matte.

_2 Einatmen: Machen Sie sich ganz lang und aktivieren Sie Ihre tiefe Muskulatur. Ziehen Sie die Schulterblätter leicht zusammen und zur Hüfte. Drücken Sie die Hände etwas in die Matte und heben Sie Kopf, Schultern und Oberkörper an. Strecken Sie Ihren Rücken, ohne den Bauch herauszupressen. Das Schambein bleibt auf der Matte. Die Arme sind leicht gebeugt oder gestreckt.

_3 Ausatmen: Verlagern Sie Ihr Gewicht nach vorn und strecken Sie die Arme in die Luft, um vorzuschaukeln. Die Handflächen drehen Sie dabei zur Decke. Die Beine ziehen Sie mit hoch.

_4 Einatmen: Schaukeln Sie Ihren Körper in der Bogenform zurück. Ziehen Sie dazu die Finger zur Decke. Beine nicht zur Matte senken.

5 Ausatmen: Schaukeln Sie nach vorn.

Nach dem letzten Mal Hände auf die Matte setzen, Arme beugen, Oberkörper und Beine absenken.

Wiederholungen: Nach 5- bis 8-mal Schaukeln in den Shell Stretch (Seite 67) wechseln.

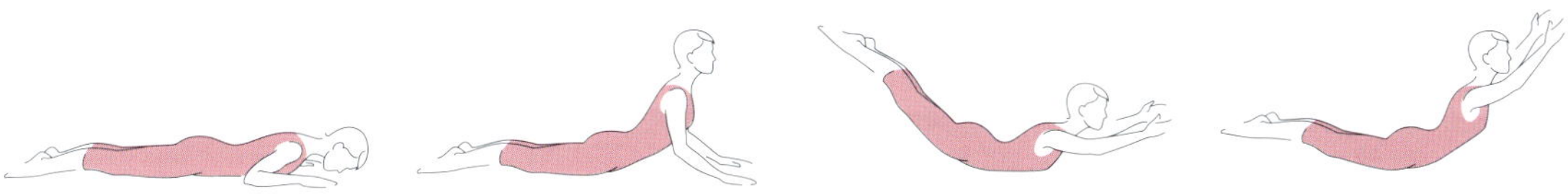

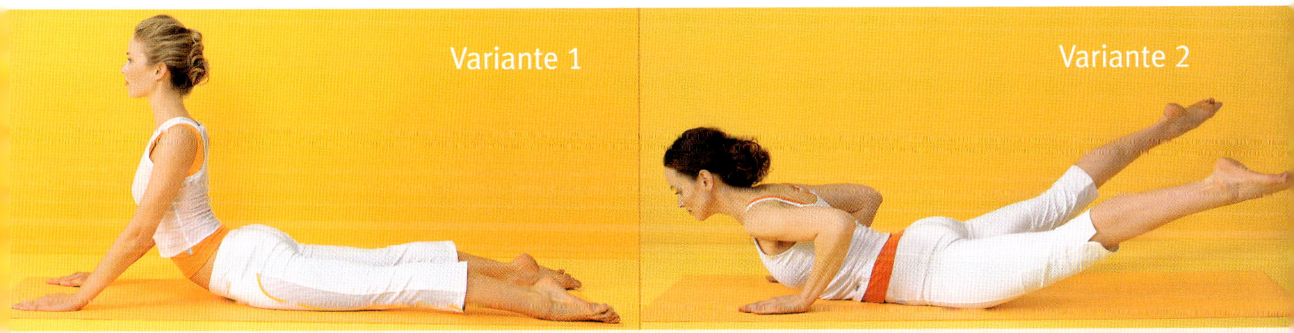

⋆ Variante 1: Schaukeln Sie nicht, sondern führen Sie nur die Rückenstreckung durch. Die Beine bleiben auf der Matte. Konzentrieren Sie sich auf die Aktivierung der tiefen Muskulatur. Strecken Sie den Rücken 5- bis 8-mal.

⋆⋆ Variante 2: Sie strecken den Rücken, verlagern das Gewicht nach vorn und beugen die Arme. Langsam nach vorn kippen. Die Beine ziehen Sie mit hoch. Arme strecken und langsam zurückkippen. 5- bis 8-mal hin und her.

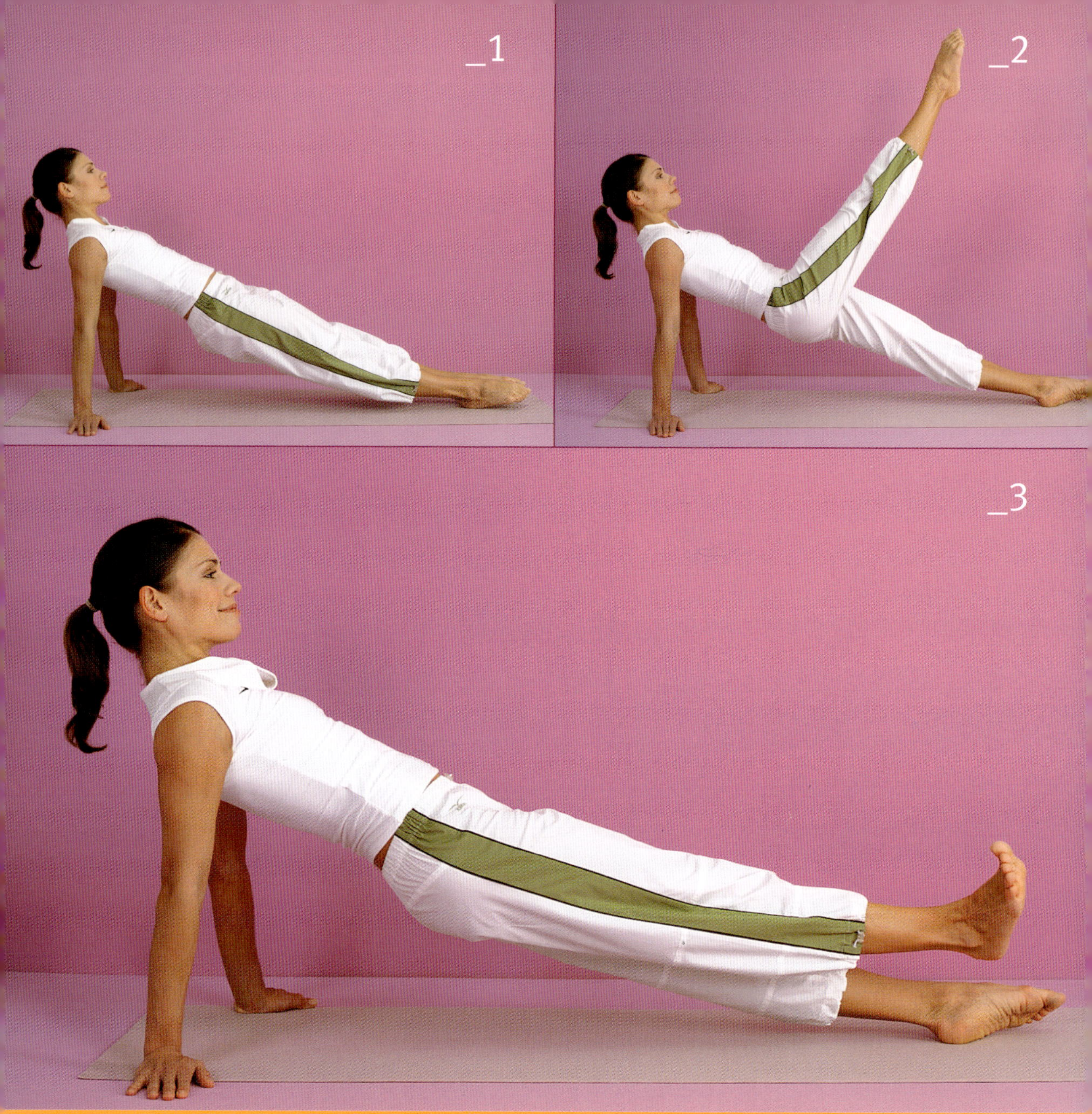

beachten

_vorsicht: Bei Handgelenksproblemen können Sie versuchen, sich auf die Unterarme zu stützen. So lastet kein Gewicht auf den Gelenken. Oder Sie bleiben einfach bei der Variante. Diese ist auch dann zu empfehlen, wenn Sie Probleme mit den Schultern oder Knien haben.

_details: Achten Sie auf ein weiches Gefühl in den Ellbogengelenken. Es ist ein Zeichen dafür, dass Ihre Oberarmmuskulatur aktiviert ist und die Gelenke stabilisiert sind. Spüren Sie einen Druck in den Kniekehlen, sind die Kniegelenke überstreckt. Pressen Sie Ihre Fersen stärker in die Matte.

_inneres bild: Becken und Wirbelsäule bleiben wie aus Zement gegossen, auch wenn Sie dadurch das Bein nur minimal anheben können. Mit etwas Übung kommen Sie schon bald höher.

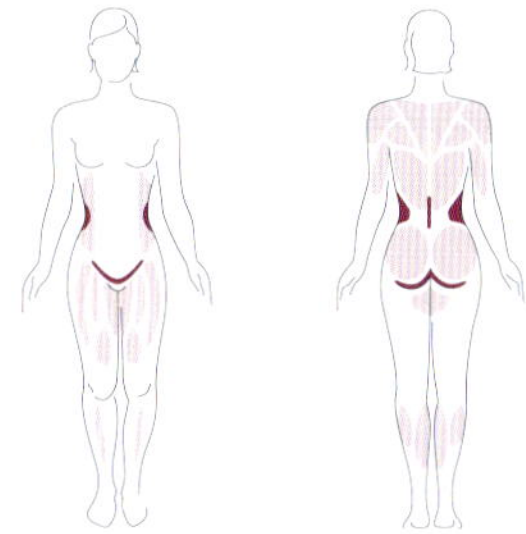

*** Leg Pull

Beim »Beinzug zur Decke« setzen Sie neben der Bauch- und Rückenmuskulatur auch die Pomuskeln ein. Gleichzeitig kräftigen und dehnen Sie die Muskeln in der Hüfte und in den Oberschenkeln.

_1 Ausgangsposition: Gehen Sie in den umgedrehten Liegestütz.

_2 Ausatmen: Ziehen Sie das rechte Bein so hoch zur Decke, dass Sie Wirbelsäule und Becken noch ruhig halten können. Machen Sie das Bein ganz lang. Der Fuß bleibt point.

_3 Einatmen: Senken Sie Ihr Bein so tief, dass es knapp über der Matte schwebt. Fuß zu flex.

_4 Ausatmen: Bein wieder hoch, Fuß point.

_5 Einatmen: Bein senken, Fuß zu flex.

_6 Ausatmen: Strecken Sie das Bein erneut zur Decke, der Fuß wechselt wieder zu point.

_7 Einatmen: Ziehen Sie das gestreckte Bein auf die Matte. Der Fuß bleibt point.

_8 Ausatmen: Ziehen Sie jetzt das linke Bein lang gestreckt nach oben. Der Fuß bleibt point.

_9 Einatmen: Senken Sie das Bein. Fuß zu flex.

_10 Ausatmen: Das Bein wieder zur Decke strecken, Fuß zu point.

_11 Einatmen: Bein senken, Fuß zu flex.

_12 Ausatmen: Bein hoch, Fuß zu point.

_13 Einatmen: Ziehen Sie das Bein gestreckt auf die Matte zurück. Der Fuß bleibt point.

Wiederholungen: Im Wechsel pro Seite 3- bis 6-mal, dabei je 3-mal zur Decke ziehen.

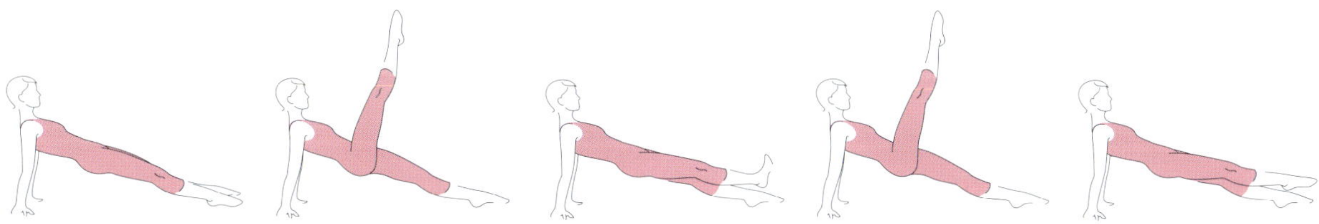

Variante

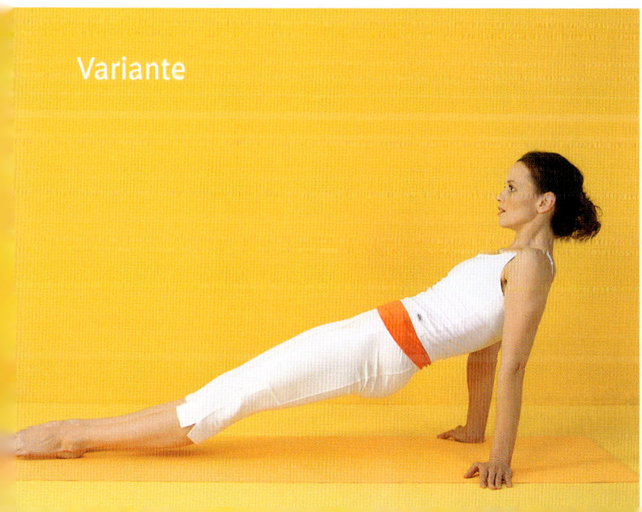

** Variante: Die Beinbewegungen entfallen und Sie üben, in die umgedrehte Liegestützposition zu kommen. Setzen Sie sich dazu auf die Matte. Die Arme sind hinter dem Körper gestreckt, die Hände liegen flach auf Matte, die Fingerspitzen zeigen nach außen. Die Beine sind gestreckt, fest geschlossen und außenrotiert. Heben Sie nun Ihr Becken an, um in die umgedrehte Liegestützposition zu kommen. Machen Sie einen Moment Pause, ehe Sie sich langsam und kontrolliert wieder setzen.

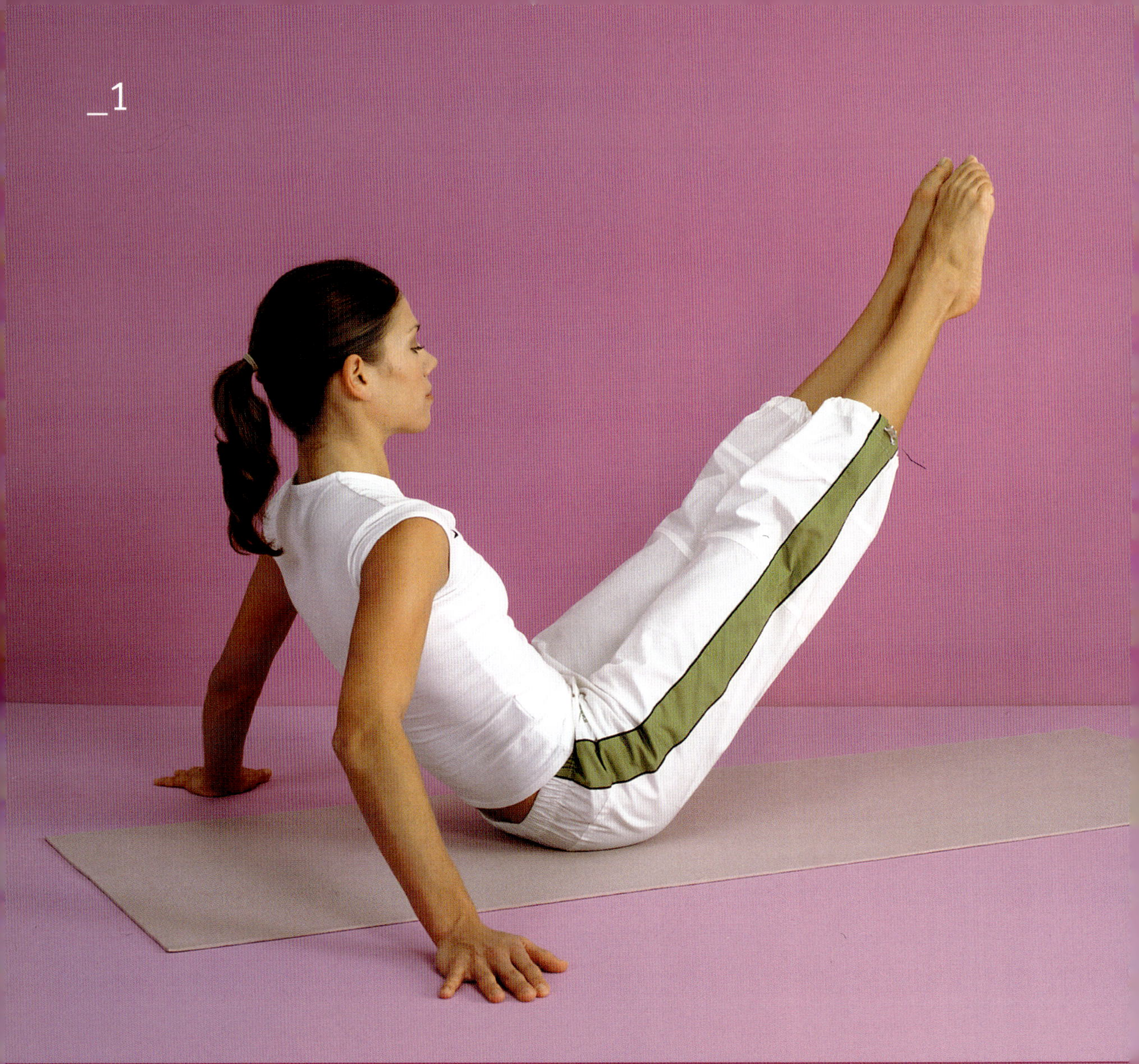
_1

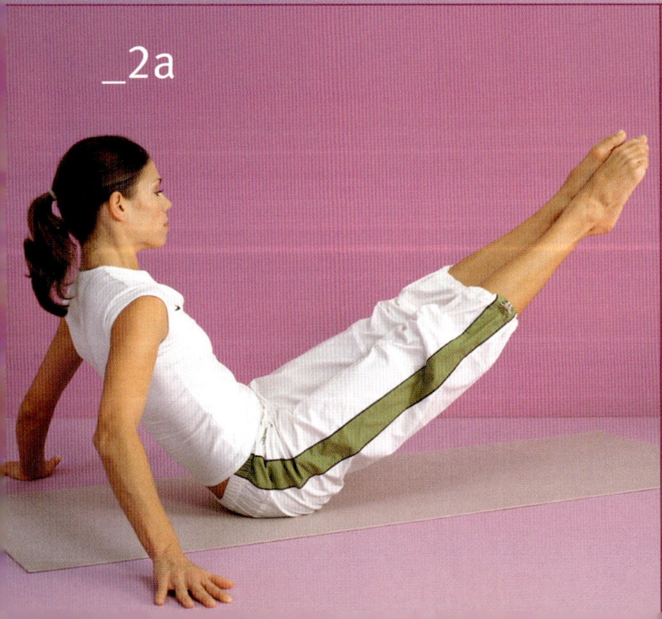
_2a

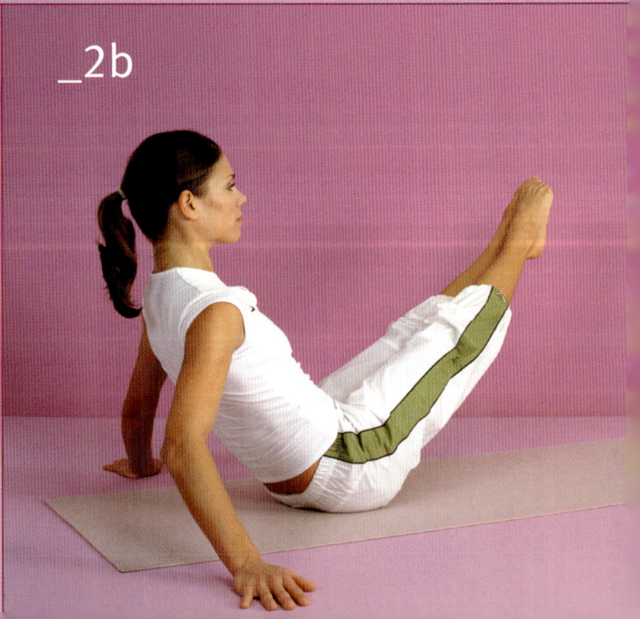
_2b

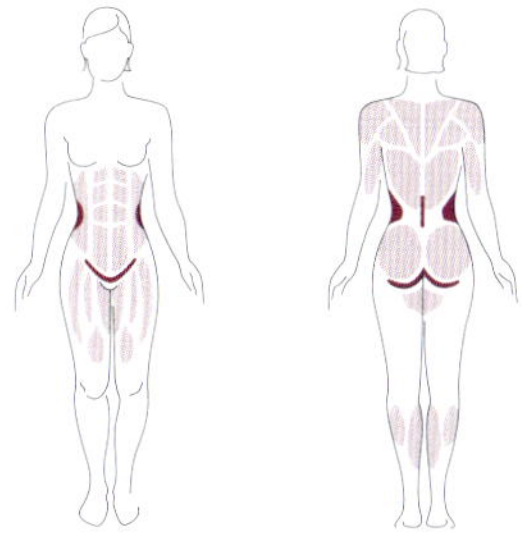

⋆⋆⋆ Hip Twist

Beim »Hüftkreisen« balancieren Sie Ihr Gewicht auf dem Po und den Händen und stabilisieren Ihren Rumpf gegen die kreisenden Beinbewegungen. Diese sind zunächst klein, damit Schultern und Becken ruhig und der Bauch flach bleiben. Mit der Zeit werden die Kreise immer größer und Sie spüren Ihre Muskulatur stärker.

_1 Ausgangsposition: Sie sitzen. Die Hände liegen hinter dem Körper, die Fingerspitzen zeigen zur Seite. Die Brust ist geöffnet, so dass sich das Schlüsselbein groß anfühlt. Kippen Sie das Becken leicht nach hinten, indem Sie den Nabel zur Wirbelsäule ziehen. Heben Sie die Knie zur Brust, die Füße von der Matte und strecken Sie die Beine in die Luft. Ziehen Sie sie, so dicht es geht, zur Brust. Rücken lang machen, Schulterblätter stabilisieren.

_2 Ausatmen: Ziehen Sie beide Beine erst nach rechts, dann nach unten und nach links.

_3 Einatmen: Ziehen Sie beide Beine weiter. Der erste Kreis ist geschlossen. Die Beine sind wieder in der Mitte, möglichst dicht am Körper.

_4 Ausatmen: Richtungswechsel. Ziehen Sie die Beine nach links, nach unten und nach rechts.

_5 Einatmen: Ziehen Sie beide Beine weiter, bis sie wieder mittig möglichst nah am Körper sind.

Zum Schluss ziehen Sie die Knie zur Brust, beugen die Beine und setzen die Füße auf der Matte ab.

Wiederholungen: Zeichnen Sie 3 bis 5 Kreise. Wechseln Sie dabei jedes Mal die Richtung.

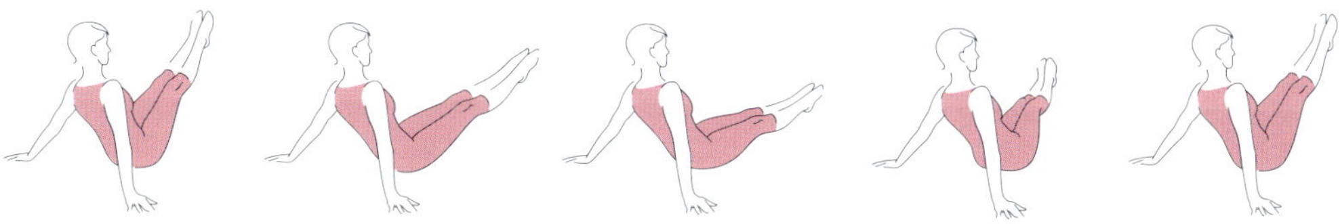

Variante

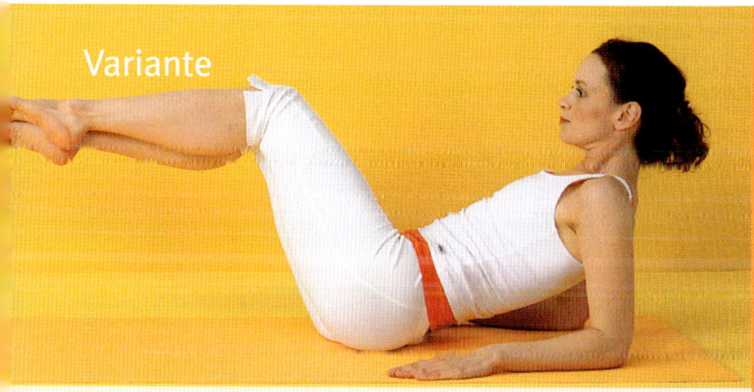

⋆⋆ Variante: Führen Sie die Hüftkreise in einer stabileren Position durch, indem Sie sich auf den Unterarmen abstützen statt auf den Händen. Beugen Sie die Beine und zeichnen Sie die Kreise mit den Knien in die Luft.

beachten

_vorsicht: Bei Problemen in der Lendenwirbelsäule oder in den Handgelenken bleiben Sie bei der einfacheren Variante.

_details: Halten Sie Ihr Becken während der Kreisbewegungen so ruhig wie möglich. Um zu vermeiden, dass Ihr Becken durch das Gewicht der Beine nach vorn kippt und Sie ein Hohlkreuz machen, spannen Sie die Bauchmuskulatur besonders an, wenn Sie den unteren Teil des Kreises zeichnen. Achten Sie auf ein weiches Gefühl in den Ellbogengelenken. Dieses ist ein Zeichen dafür, dass Ihre Oberarmmuskeln aktiviert und die Gelenke stabilisiert sind.

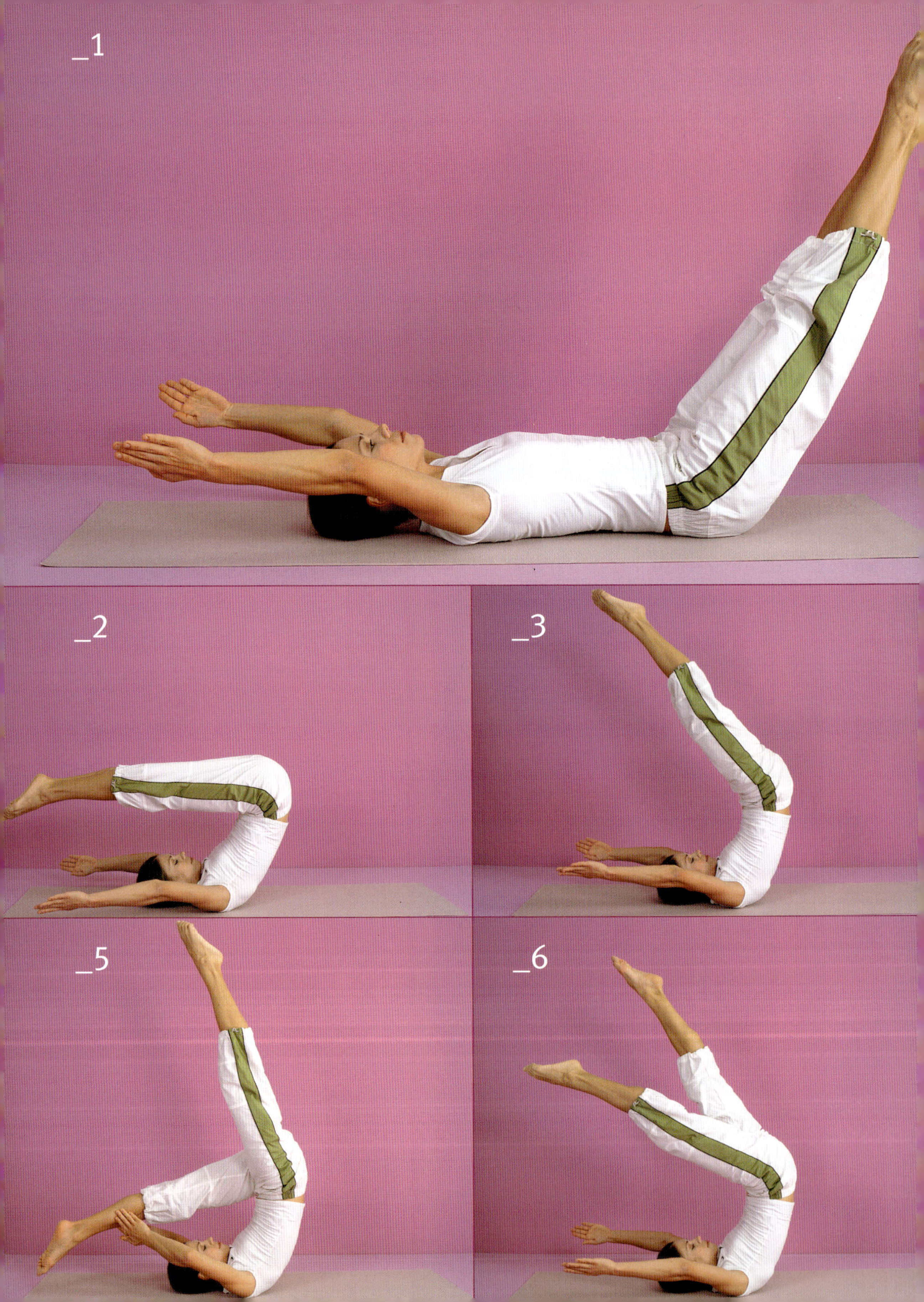
_1
_2
_3
_5
_6

⋆⋆⋆ Control Balance

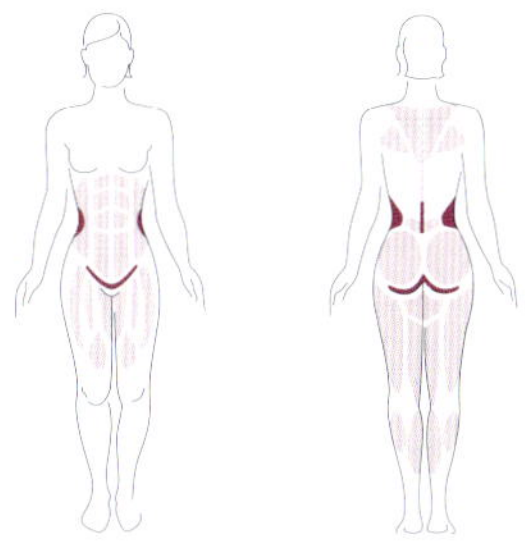

Bei »Kontrolle des Gleichgewichts« balancieren Sie Ihren Körper nur noch auf den Schulterblättern und führen gleichzeitig mit den Beinen große Scherenbewegungen durch. Bevor Sie diese Übung in Ihr Programm aufnehmen, sollten Sie Roll Over (Seite 89), Jack Knife (Seite 97) und Scissors in Air (Seite 115) sicher beherrschen.

_1 Ausgangsposition: Rückenlage imprint. Bringen Sie Ihre Beine zu tabletop. Dann strecken und senken Sie sie so tief, dass Sie imprint gerade noch halten können. Die Füße sind point. Heben Sie die Arme schräg über den Kopf. Stabilisieren Sie Ihre Schulterblätter.

_2 Einatmen: Ziehen Sie die gestreckten Beine so weit zur Körpermitte, bis sich das Steißbein leicht von der Matte hebt. Setzen Sie Ihre Bauchmuskeln ein, um die Wirbelsäule Wirbel für Wirbel von der Matte zu lösen. Dabei bringen Sie die gestreckten Beine parallel zur Matte über den Kopf.

_3 Ausatmen: Halten Sie Ihren Rumpf in der leichten Rundung. Spannen Sie die Pomuskeln an, um die gestreckten Beine anzuheben, bis die Zehenspitzen zur Decke zeigen.

_4 Einatmen: Machen Sie eine kurze Pause, balancieren Sie Ihren Körper weiter auf den Schulterblättern und überprüfen Sie Ihre Haltung. Ist der Bauch flach, der Nacken frei? Können Sie die Zehenspitzen noch höher zur Decke ziehen?

_5 Ausatmen: Halten Sie die Position und senken Sie das linke Bein zur Nasenspitze ab. Greifen Sie, wenn möglich, den linken Knöchel mit beiden Händen. Gleichzeitig ziehen Sie die rechten Zehenspitzen weiter zur Decke. Das ist die erste Scherenbewegung.

_6 Einatmen: Der Beinwechsel beginnt.

_7 Ausatmen: Für die zweite Scherenbewegung senken Sie das rechte Bein zur Nasenspitze. Umfassen Sie den rechten Knöchel, während Sie die linken Zehenspitzen zur Decke ziehen.

Nach der letzten Scherenbewegung schließen Sie Ihre Beine, rollen Wirbel für Wirbel auf die Matte ab und nehmen wieder die Ausgangsposition ein.

Wiederholungen: Nach 6 bis 10 Scherenbewegungen wieder auf die Matte abrollen.

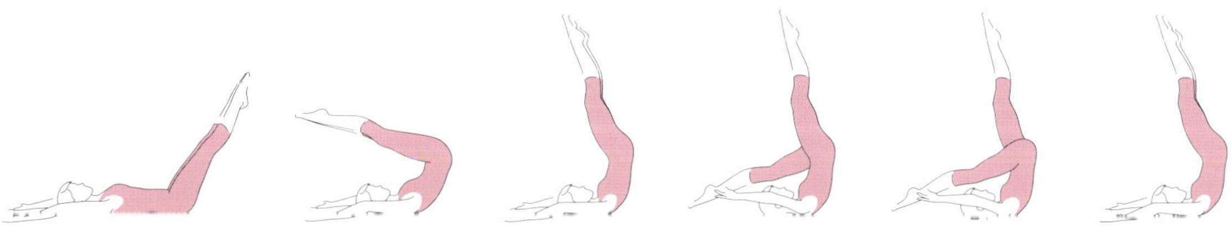

beachten

_vorsicht: Balancieren Sie Ihr Körpergewicht nur auf den Schulterblättern, nicht auf dem Nacken! Verzichten Sie auf die Übung, wenn Sie Probleme mit der Wirbelsäule haben.

_details: Ziehen Sie die Zehenspitzen immer wieder lang zur Decke. Das hilft Ihnen, die Kraft und Kontrolle, die Sie für diese Übung brauchen, aus der Körpermitte zu schöpfen. Wenn Sie die Balance verlieren, rollen Sie so kontrolliert wie möglich nach vorn zurück. Rollen Sie auf keinen Fall rückwärts.

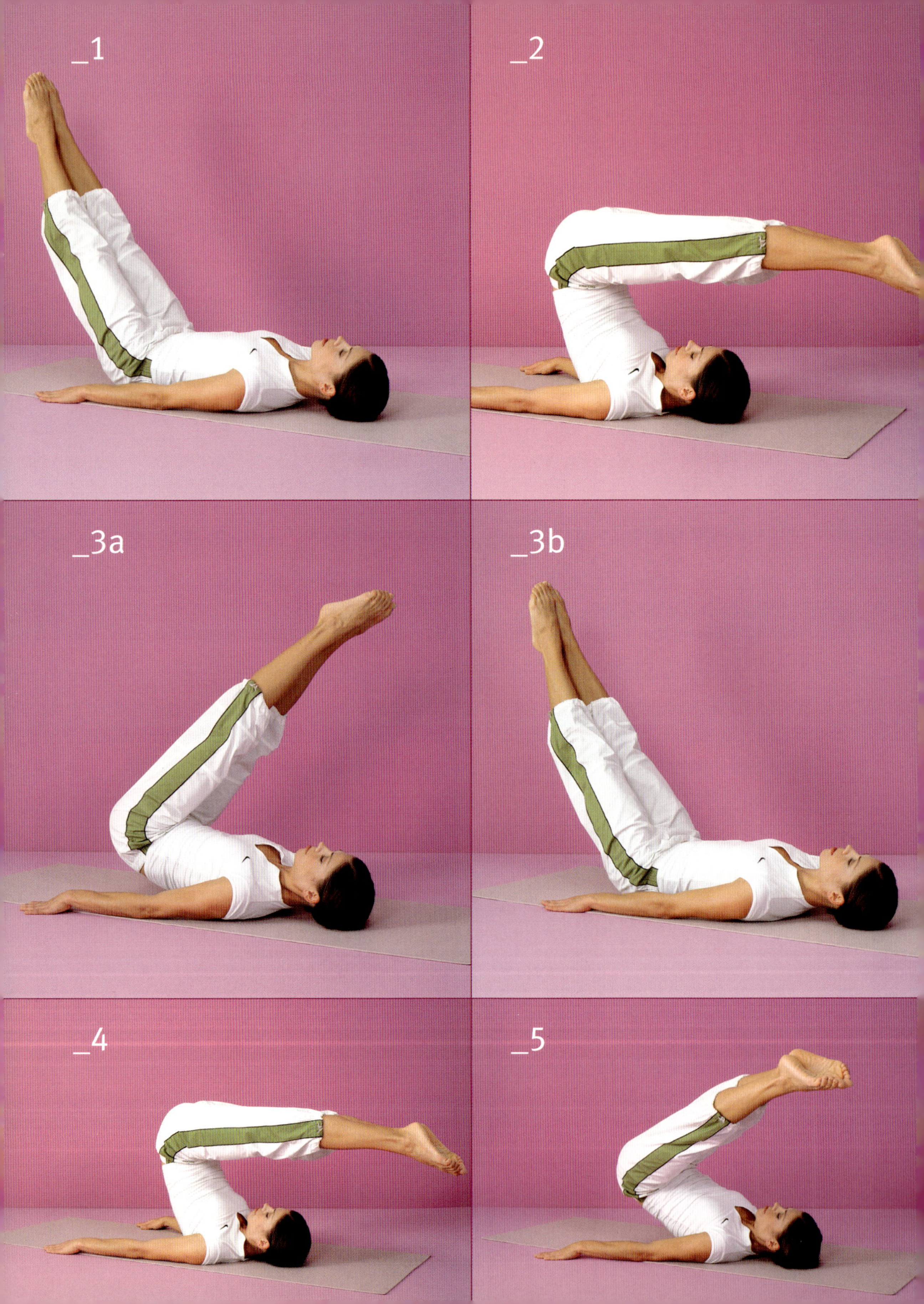
_1
_2
_3a
_3b
_4
_5

★★★ Corkscrew

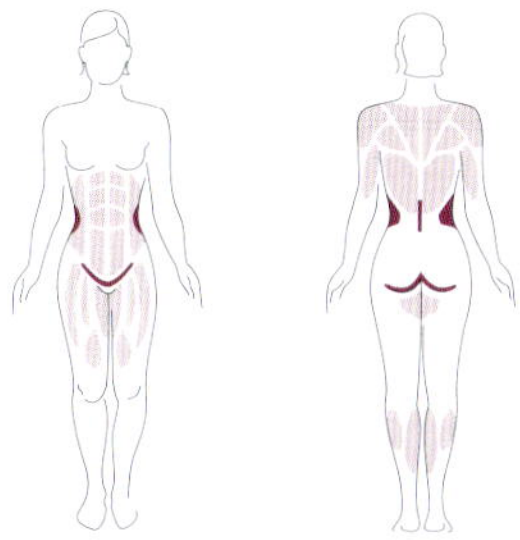

Der »Korkenzieher« ist eine Kombination aus Spine Twist, Roll Over und Hip Twist (Seite 69, 89 und 123), die Sie bereits gut beherrschen sollten, ehe Sie diese Übung versuchen.

_1 Ausgangsposition: Rückenlage imprint. Beine tabletop. Strecken und senken Sie sie dann so tief, dass Sie imprint noch halten können. Die Arme liegen am Körper, Handflächen zur Matte.

_2 Einatmen: Ziehen Sie die gestreckten Beine so weit zur Körpermitte, bis sich das Steißbein leicht von der Matte hebt. Lösen Sie dann Wirbel für Wirbel von der Matte. Bringen Sie dabei die Beine über den Kopf und parallel zur Matte.

_3 Ausatmen: Ziehen Sie beide Beine nach rechts und verlagern Sie Ihr Gewicht leicht auf die rechte Körperhälfte. Rollen Sie nun den Rücken Wirbel für Wirbel zurück, bis Ihr Becken wieder auf der Matte liegt. Kreisen Sie die Beine nach unten und links. Verlagern Sie Ihr Gewicht dabei leicht auf die linke Körperhälfte. Beginnen Sie vom Steißbein aus wieder, die Wirbel zu lösen.

_4 Einatmen: Lösen Sie Wirbel für Wirbel weiter von der Matte, bis Ihre gestreckten Beine über dem Kopf und parallel zur Matte sind. Verteilen Sie Ihr Gewicht am Ende der Bewegung wieder gleichmäßig auf die Schulterblätter.

_5 Ausatmen: Ziehen Sie jetzt beide Beine nach links. Ihr Gewicht verlagert sich dabei leicht auf die linke Körperhälfte. Rollen Sie Wirbel für Wirbel zurück, bis das Becken auf der Matte liegt. Kreisen Sie mit den Beinen nach unten und rechts. Das Gewicht verlagert sich ebenfalls etwas nach rechts. Beginnen Sie erneut, die Wirbel zu lösen.

_6 Einatmen: Lösen Sie Wirbel für Wirbel weiter von der Matte, bis die Beine wieder über den Kopf gestreckt und parallel zur Matte sind. Verteilen Sie Ihr Gewicht am Ende der Bewegung gleichmäßig auf die Schulterblätter.

Wiederholungen: 6- bis 10-mal. Dabei jedes Mal die Richtung wechseln.

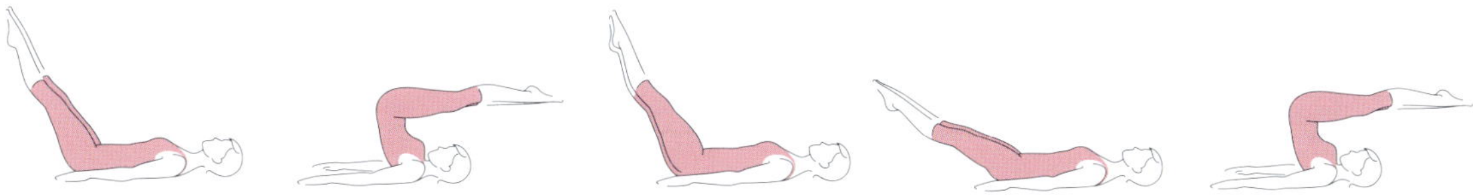

beachten

_vorsicht: Bei Wirbelsäulenproblemen führen Sie diese Übung besser nicht durch.

_inneres bild: Halten Sie Ihre Wirbelsäule trotz der Gewichtsverlagerung während des Rollens immer mittig. Stellen Sie sich einfach vor, auf der Matte wäre ein gerader Kreidestrich gezogen, auf dem Sie Ihre Wirbelsäule auf- und abrollen.

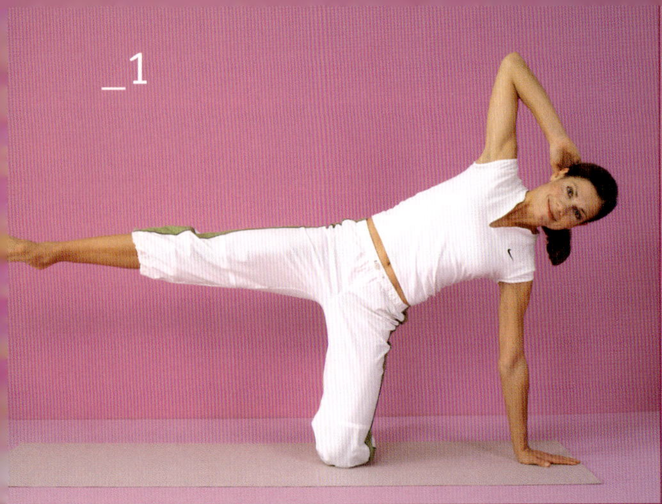

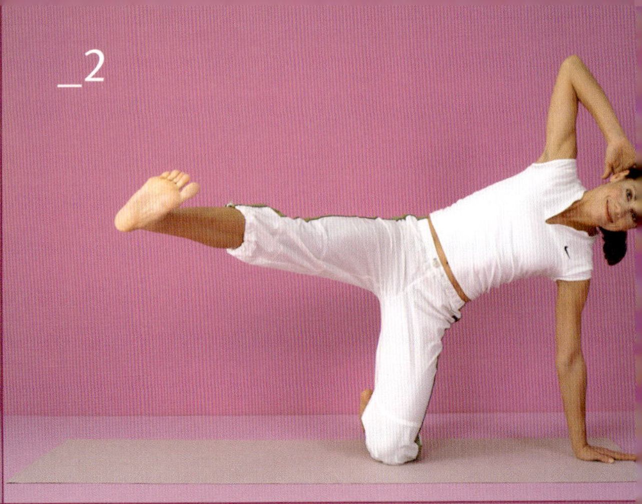

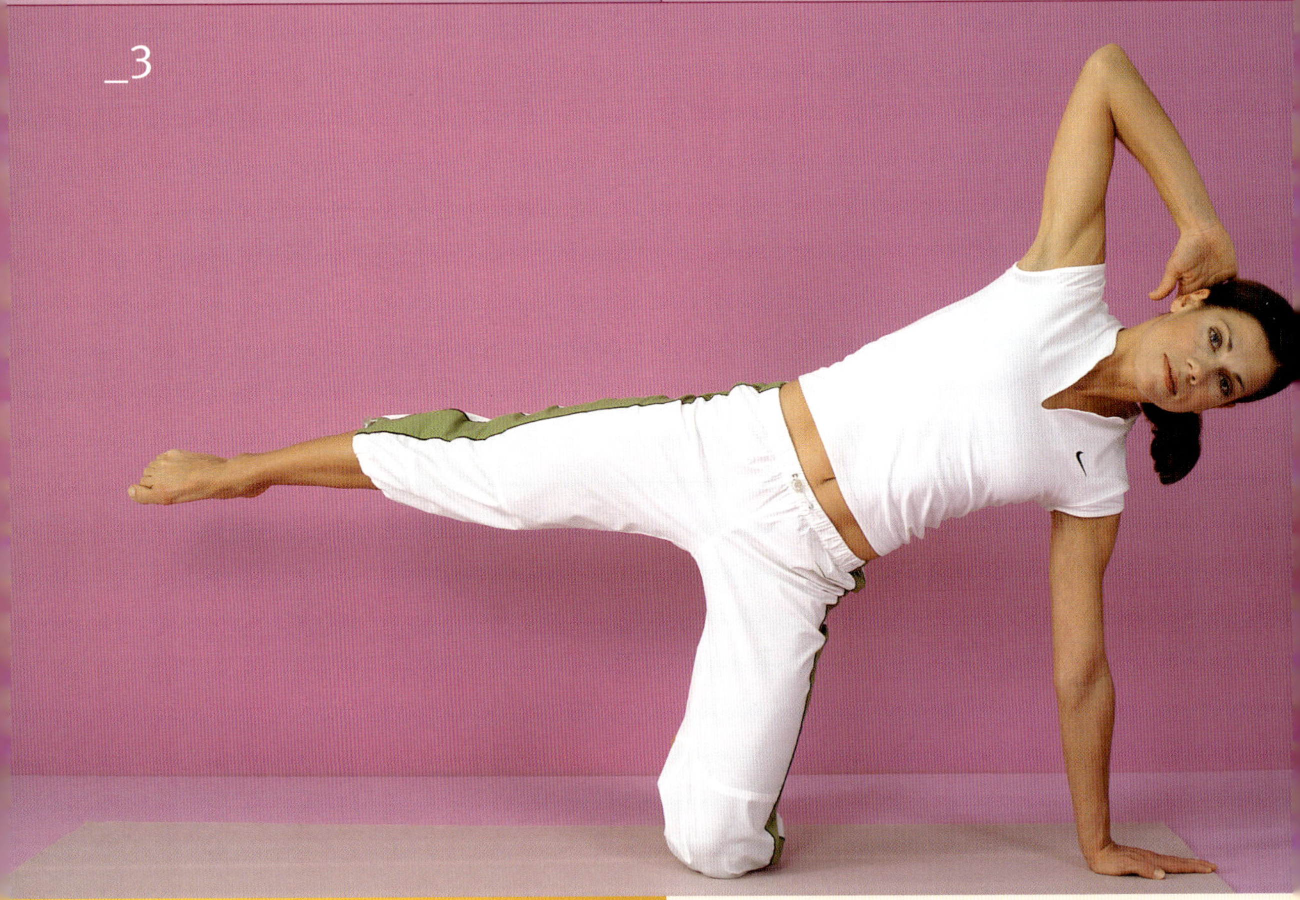

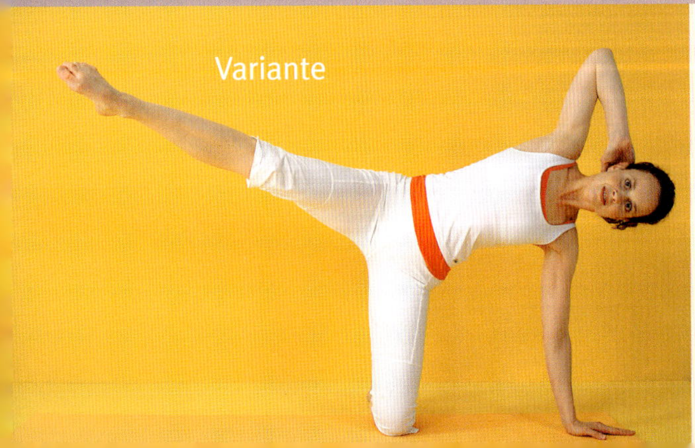

★★ Variante: Ersetzen Sie die großen Beinschwünge durch kleine Kreise, die Sie mit den Zehenspitzen in die Luft zeichnen. Kreisen Sie 5- bis 10-mal in die eine Richtung, dann ebenso oft in die andere.

★★★ Side Kick Kneeling

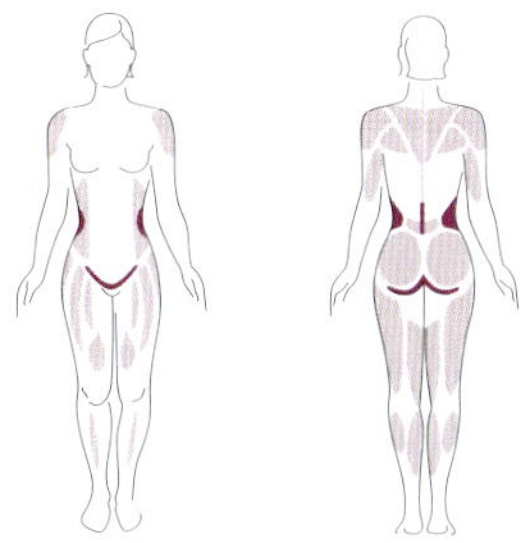

Beim »Schwebenden Seitlagen-Kick« balancieren Sie Ihren Körper auf einer Hand und einem Unterschenkel. Während Sie Ihr Bein bewegen, stabilisieren Bauch-, Rücken- und Pomuskulatur den Rumpf. Beginnen Sie mit kleinen Beinschwüngen und halten Sie dabei Ihren Oberkörper ganz ruhig. Mit der Zeit können Sie dann versuchen, die Position gegen größere Beinschwünge zu stabilisieren.

_1 Ausgangsposition: Kniestand. Heben Sie Ihre Arme seitlich maximal auf Schulterhöhe an. Ziehen Sie Ihre Fingerspitzen so lang, bis Sie spüren, dass die Oberarmmuskulatur aktiviert wird. Stabilisieren Sie Ihre Schulterblätter und machen Sie die Wirbelsäule ganz lang. Verlagern Sie Ihr Gewicht nach links und neigen Sie sich seitlich zur Matte. Setzen Sie Ihre linke Hand flach auf die Matte, genau unter der linken Schulter. Gleichzeitig heben Sie Ihr rechtes Bein auf Hüfthöhe und strecken es. Der Fuß ist point. Die rechte Hand geht hinter den Kopf. Das linke Knie ist unterhalb der linken Hüfte. Von oben betrachtet liegen Knöchel, Knie, Hüfte, Schultern und Ohr auf einer geraden Linie.

_2 Einatmen: Schwingen Sie das rechte Bein vor den Rumpf und federn Sie einmal langsam und kontrolliert nach. Fuß zu flex.

_3 Ausatmen: Ziehen Sie das Bein ebenso langsam hinter den Rumpf. Fuß zu point.

_4 Einatmen: Schwingen Sie das Bein wieder vor den Rumpf und federn Sie einmal langsam und kontrolliert nach. Der Fuß geht dabei wieder zu flex.

_5 Ausatmen: Ziehen Sie das Bein hinter den Rumpf. Der Fuß geht dabei zu point.

Wiederholungen: Schwingen Sie 8- bis 10-mal vor und zurück, ehe Sie das Bein wechseln.

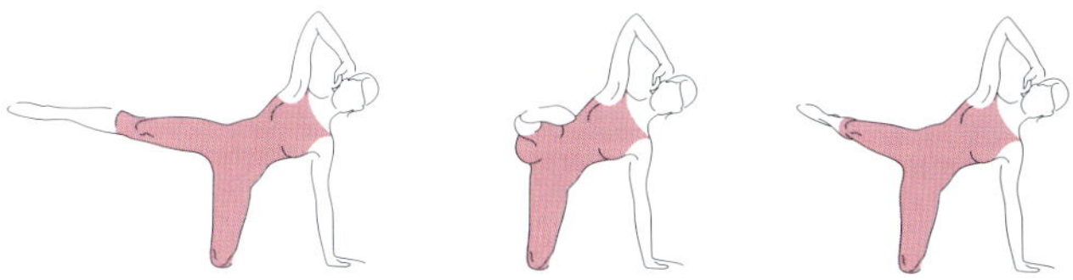

beachten

_vorsicht: Testen Sie bei Problemen mit den Handgelenken, Ellbogen und Schultern zunächst vorsichtig, ob Sie die Ausgangsposition einnehmen können. Heben Sie das Bein bei Hüftproblemen nur wenige Zentimeter vom Boden. Bei Knieproblemen führen Sie die Übung am besten gar nicht durch.

_details: Spannen Sie Bauch- und Pomuskeln besonders an, wenn das Bein hinter den Körper schwingt, und ziehen Sie die Muskeln der Oberschenkelrückseite lang, wenn das Bein nach vorn schwingt.

_inneres bild: Becken und Wirbelsäule bleiben während der Beinschwünge ganz ruhig. Stellen Sie sich dazu vor, Ihr Rumpf befände sich zwischen zwei dünnen Glasscheiben, die Sie nicht berühren dürfen, weil sie dann sofort brechen würden.

_1

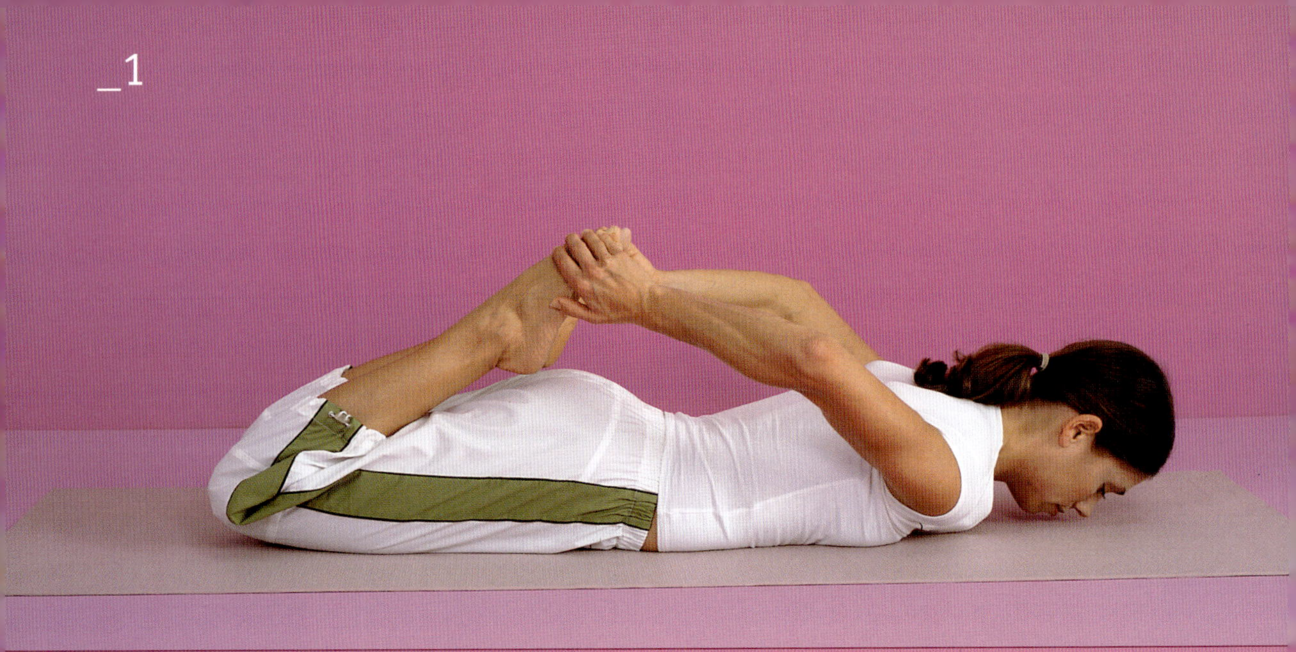

_2

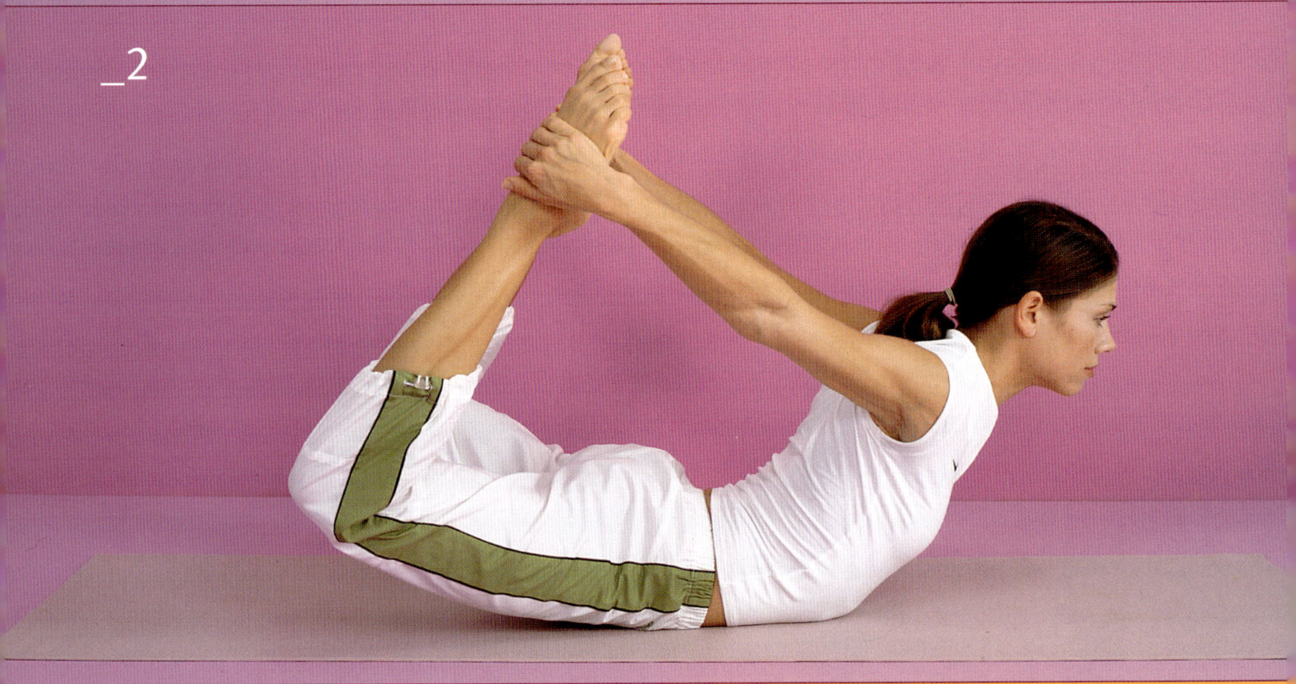

_3

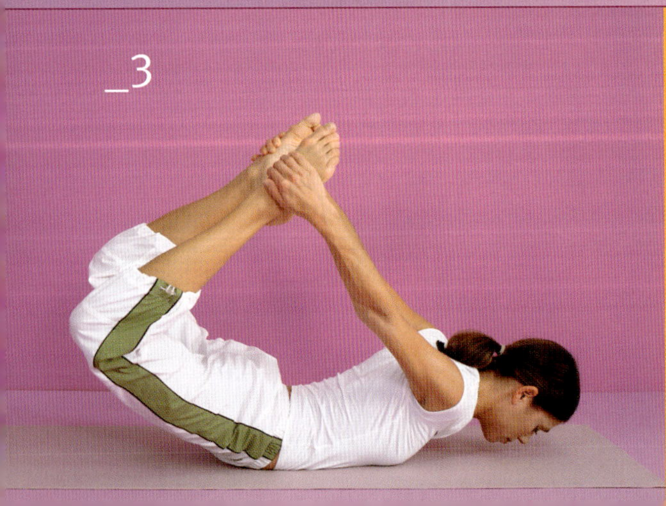

beachten

_vorsicht: Um den Rücken vor Überstreckung zu schützen, ist es wichtig, bereits vor der Bewegung die tiefe Muskulatur zu aktivieren und den Nabel von der Matte zu heben. Bei Problemen in der Wirbelsäule führen Sie diese Übung besser nicht durch.

_details: Atmung und Hochziehen der Oberschenkel unterstützen das Schaukeln nach vorn. Für das Rückschaukeln pressen Sie die Füße in die Hände. Nacken und Kopf bleiben ruhig.

⋆⋆⋆ Rocking

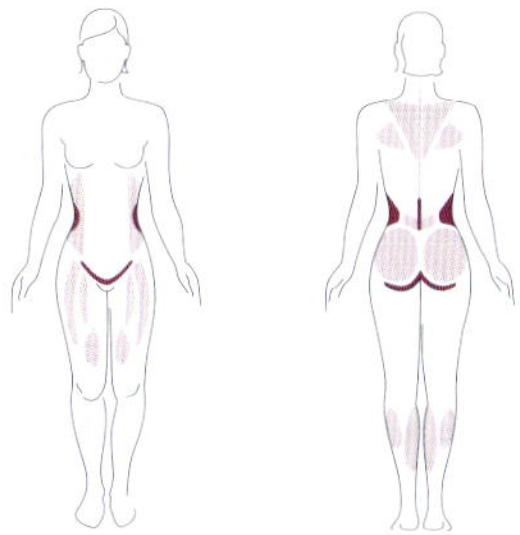

Aufs »Schaukeln« sollten Sie sich aufgrund der intensiven Rückenstreckung mit Übungen wie Double Leg Kick und Swan Dive vorbereiten (siehe Seite 101 und 119). Die Übung dehnt die gesamte Muskulatur der Körpervorderseite und kräftigt die Muskeln auf der Körperrückseite. Doch dazu sind Kraft, Flexibilität und eine gute Körperbeherrschung erforderlich.

_1 Ausgangsposition: Bauchlage. Beugen Sie Ihre Beine, fassen Sie mit den Händen von außen um die Knöchel und ziehen Sie die Fersen so nah wie möglich zum Po. Hüfte und Schambein bleiben fest auf der Matte. Die Füße sind point. Der Blick geht zur Matte.

_2 Einatmen: Pressen Sie die Füße in die Hände und heben Sie gleichzeitig Oberschenkel, Kopf, Schultern und Oberkörper von der Matte. Die Beine können Sie dabei öffnen. Der Blick geht jetzt nach vorn.

_3 Ausatmen: Halten Sie die eingenommene Position und verlagern Sie Ihr Körpergewicht nach vorn, indem Sie die Oberschenkel etwas weiter von der Matte heben. Nach vorn schaukeln.

_4 Einatmen: Pressen Sie die Füße in die Hände und schaukeln Sie zurück.

Nach dem letzten Schaukeln Oberkörper und Oberschenkel zur Matte absenken (Ausgangsposition). Ziehen Sie die Fersen wieder zum Gesäß, ohne Hüfte und Schambein anzuheben.

Wiederholungen: Nach 5- bis 10-mal Schaukeln in die Ausgangsposition zurück und in den Shell Stretch (Seite 67) wechseln.

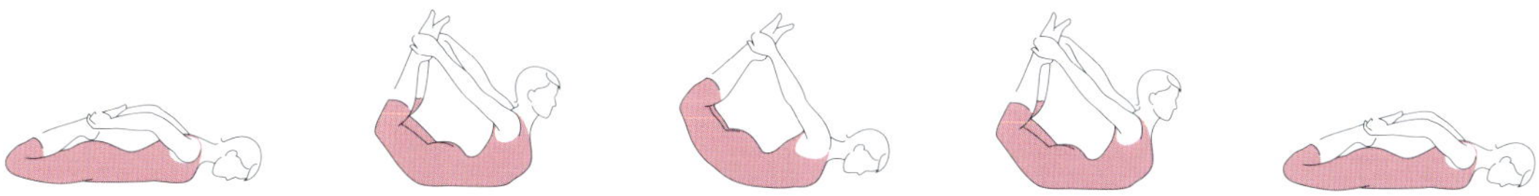

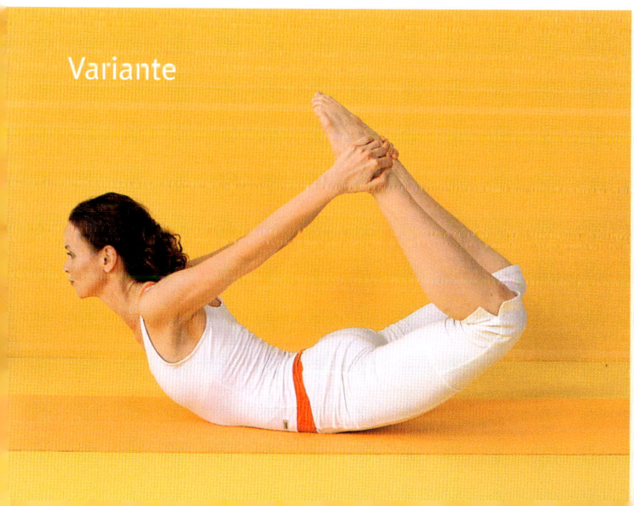

⋆⋆ Variante: Bringen Sie Ihren Körper in die Schaukelposition, schaukeln Sie jedoch nicht. Stattdessen lenken Sie Ihre volle Konzentration auf die Aktivierung der tiefen Muskulatur vor und während der Rückenstreckung. Kommen Sie insgesamt 5- bis 10-mal in diese stabile Schaukelposition.

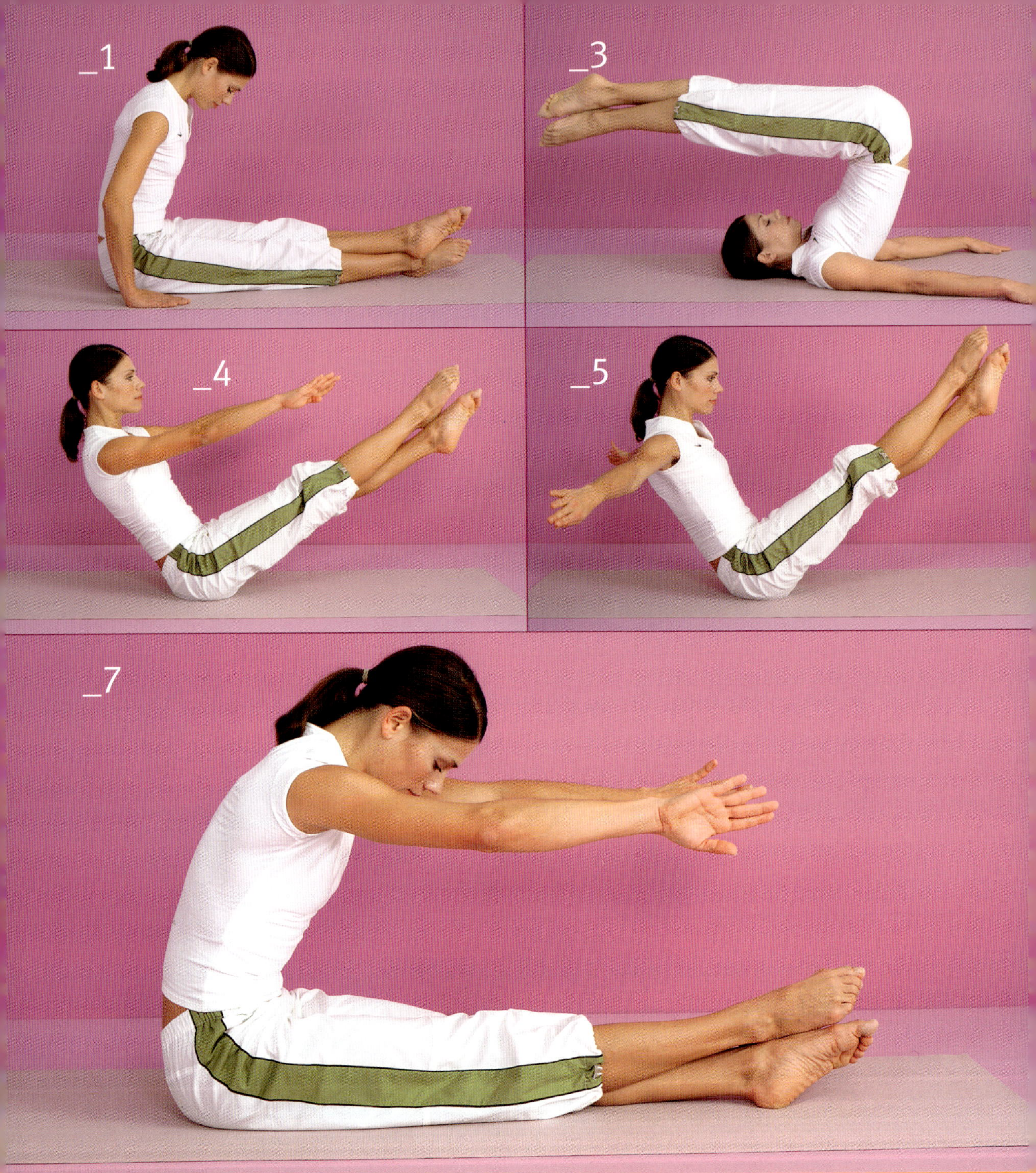

beachten

_vorsicht: Vermeiden Sie, Ihr Körpergewicht auf den Nacken zu bringen! Sie sollten den Kopf jederzeit leicht von der Matte anheben können. Wenn Sie Probleme mit der Wirbelsäule haben, verzichten Sie ganz auf diese Übung.

_details: Holen Sie keinen Schwung, sondern nutzen Sie Ihre tiefe Muskulatur in Bauch und Hüfte.

_inneres bild: Stellen Sie sich vor, Sie wären ein Bumerang, der vor- und zurückgekippt wird. So wie der Bumerang seine Form beibehält, verändern auch Sie nicht Ihre Position.

*** Boomerang

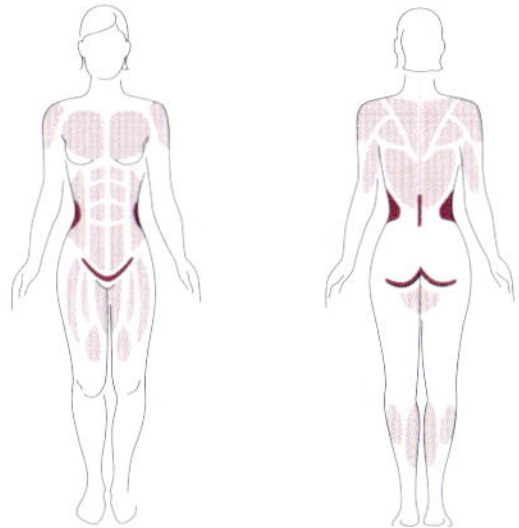

Der »Bumerang« ist eine regelrechte Mini-Choreographie. In seiner Komplexität wird er von keiner Mattenübung übertroffen. Er verlangt wahre Körperbeherrschung, Konzentration und Koordination.

_1 Ausgangsposition: Sie sitzen mit leicht gerundetem Rücken und spüren die Sitzbeinhöcker auf der Matte. Die Beine sind gestreckt, außenrotiert und übereinander geschlagen. Der linke Fuß liegt oben. Von der Seite betrachtet bilden Sie ein C. Setzen Sie die Handflächen neben den Oberschenkeln auf die Matte. Ihr Blick geht zu den Knien. Stabilisieren Sie die Schulterblätter.

_2 Ausatmen: Halten Sie den Abstand zwischen Brust und Oberschenkeln. Heben Sie die Beine von der Matte an, um Ihr Gewicht leicht nach hinten zu verlagern und die eingenommene Position zurückzurollen, bis Ihr Gewicht auf den Schulterblättern ruht. Zur Unterstützung können Sie Ihre Hände vor dem Zurückrollen ein wenig in die Matte pressen. Ihre Beine sind jetzt über dem Kopf und parallel zur Matte.

_3 Einatmen: Halten Sie die Position und öffnen Sie die Beine kurz auf Schulterbreite, um sie gleich wieder zusammenzuziehen. Dabei bringen Sie den rechten Fuß über den linken.

_4 Ausatmen: Rollen Sie zum Sitzen auf und balancieren Sie Ihr Körpergewicht auf dem Po. Heben Sie beim Aufrollen die Arme mit an, so dass die Fingerspitzen jetzt zu den Füßen zeigen. Machen Sie Ihre Wirbelsäule lang.

_5 Einatmen: Ziehen Sie Ihre Arme erst zur Seite, dann hinter den Körper. Die Handflächen zeigen am Ende der Bewegung zueinander.

_6 Ausatmen: Halten Sie den Abstand zwischen Brust und Oberschenkeln und senken Sie langsam die Beine zur Matte. Die Arme bleiben hinter dem Körper. Der Blick geht zu den Knien.

_7 Einatmen: Von der Seite betrachtet bilden Sie wieder ein C. Ziehen Sie die Arme vor den Körper. Die Handflächen zeigen nach außen.

Wiederholung: Führen Sie die Übung insgesamt 4- bis 6-mal durch.

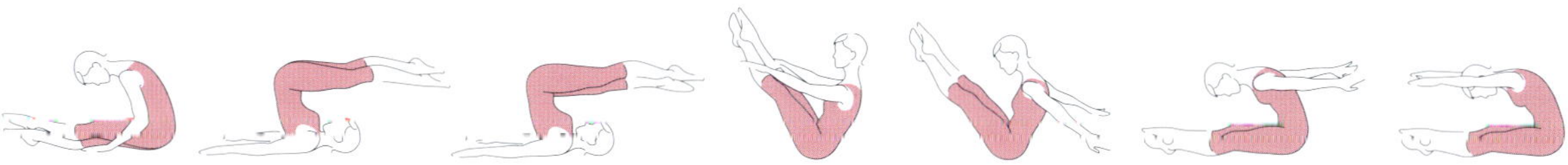

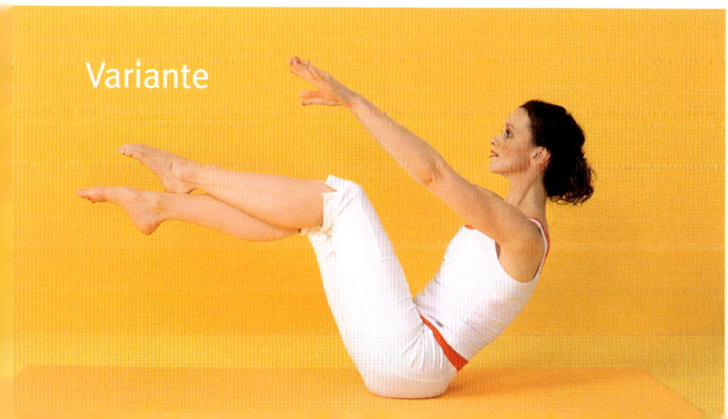

Variante

** Variante: Beugen Sie Ihre Beine leicht, wenn Sie Ihr Gewicht auf dem Po balancieren. Das entspannt die vordere Hüft- und Oberschenkelmuskulatur.

Das Training mit Kleingeräten

Im Pilates-Studio werden Sie nicht nur in den Bodenübungen unterrichtet, sondern auch an speziell entwickelten Geräten. Diese sind aufgrund ihrer Größe und des Preises für das Training zu Hause eher ungeeignet. Sie können das Grundtraining aber dadurch variieren, indem Sie mit kleinen Geräten üben, die weder viel Platz beanspruchen noch besonders hohe Kosten verursachen. Und auch auf Geschäfts- oder Urlaubsreisen lassen sie sich einfach transportieren. Fitness Circle™, Flex-Band™ und Fitnessball sorgen aber nicht nur für Abwechslung. Sie können mit diesen Kleingeräten auch ganz gezielt bestimmte Muskelbereiche trainieren. Schließlich muss Ihre Muskulatur so nicht nur die Schwerkraft überwinden, sondern auch die Widerstände, die beispielsweise der Circle oder das Band bieten. Dadurch wird sie in besonderem Maße herausgefordert. Das ist zum Beispiel dann gut, wenn Sie gezielt gegen Haltungsschwächen angehen möchten.

Kleingeräte eignen sich für jedermann. Nicht umsonst werden Band und Ball seit langem auch für Rehabilitationsübungen in der Krankengymnastik eingesetzt. Dennoch stellen diese Varianten gegenüber dem klassischen Mattentraining immer die größere Herausforderung dar. Sobald nämlich die Widerstände beim Training intensiver werden, geht schnell die gute Übungstechnik verloren – und vor allem kommt die Atmung ins Stocken. Achten Sie daher beim Einsatz von Kleingeräten besonders auf sich: Denken Sie nicht nur daran, die Übung einfach zu schaffen, sondern sie exakt auszuführen.

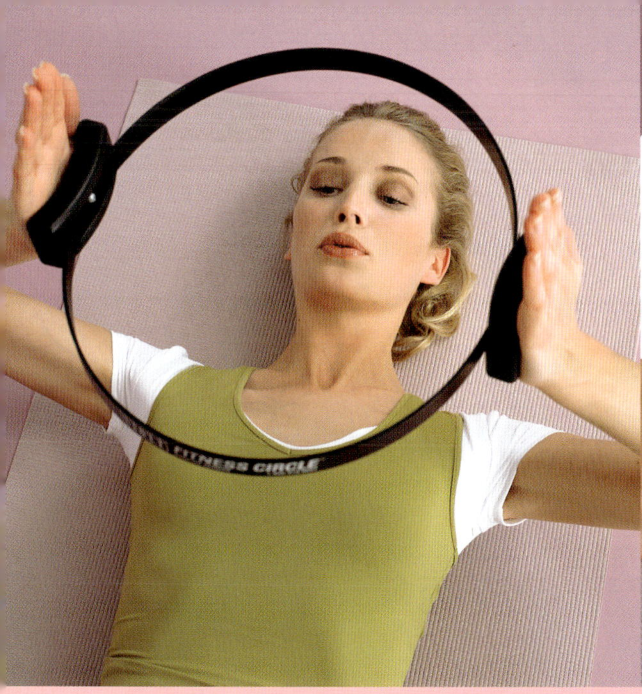

_a Handflächen auf die Polster, Finger strecken, Arme leicht beugen – und pressen.

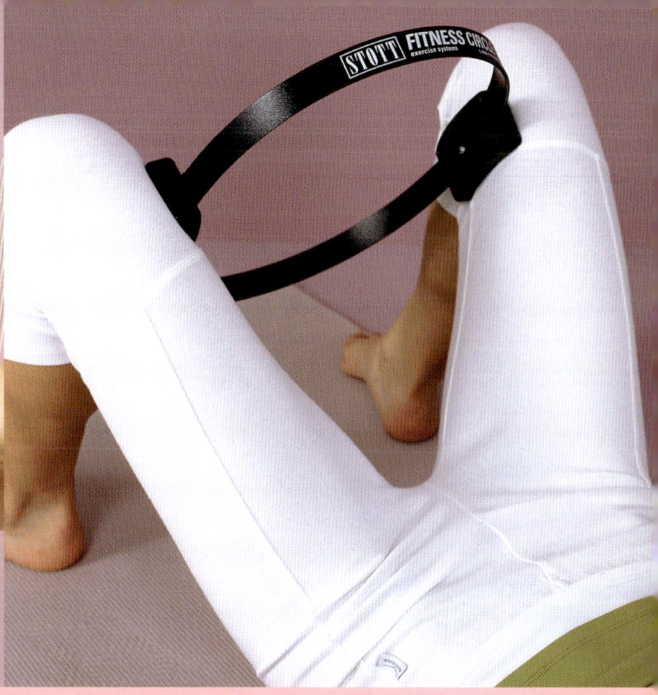

_b Setzen Sie die Polster so an die Oberschenkel an, dass die Position angenehm ist.

Der Circle

Der Fitness Circle™ wurde von Joseph Pilates extra für sein eigenes Training und das seiner Kunden entwickelt. Sie können das Gerät in Pilates-Studios und gut sortierten Sportgeschäften erwerben. Je nach Hersteller wird er auch unter der Bezeichnung Pilates Ring oder Magic Circle vertrieben. Der pressbare Metallring, dessen zwei kleine Polster als Auflagefläche für Hände oder Beine dienen, lässt sich bei fast allen klassischen Pilates-Übungen benutzen. Im Laufe der Zeit haben die großen Pilates-Organisationen ein ganzes Übungsrepertoire speziell für seinen Einsatz entwickelt. Die ab Seite 140 vorgestellten Übungen verschaffen Ihnen einen guten Überblick darüber.

Effektives Muskeltraining

Wollen Sie Brust- und Oberarmmuskeln verbessern, nehmen Sie den Circle, wann immer es bei einer Übung praktikabel ist, zwischen Ihre Hände [_a]. Während der Übung pressen Sie ihn dann gerade so leicht zusammen, bis Sie spüren, dass die Muskeln im Brust- und Armbereich aktiviert werden. Sollen die Innenseiten der Oberschenkel trainiert werden, nehmen Sie den Circle (wenn es die Übung erlaubt) zwischen die Beine [_b] und pressen ihn leicht, bis Sie spüren, wie sich Oberschenkel- und Beckenbodenmuskulatur anspannen. Die Aktivierung Letzterer ist übrigens auch ein guter Grund für den Einsatz des Circles.

Das Band

Im Gegensatz zum Circle werden Flex-Bänder™ im Pilates erst seit einigen Jahren benutzt. Durch ihren Einsatz ist es möglich, sehr effektive Übungen aus dem Pilates-Großgeräterepertoire auch auf der Matte durchzuführen. Die meisten Übungen simulieren dabei das Training am so genannten Reformer.

»Reformer-Training« in den eigenen vier Wänden

Der Reformer wurde von Joseph Pilates entwickelt und findet sich heute in jedem Pilates-Studio. An dem massiven Gestell ist mit Metallfedern eine bewegliche Plattform befestigt, auf der Sie sitzen, liegen oder stehen können. Um diese Plattform in Bewegung zu setzen, müssen die Federn durch Muskelkraft auseinander gezogen werden. Bei einigen Reformer-Übungen ziehen Sie dazu mit den Händen an Seilen und verlängern so die Metallfedern. Je stärker Sie dabei ziehen, desto höher wird die Spannung in den Federn. Wird sie zu hoch, kommt es zu einer Umkehrbewegung: Die Metallfedern ziehen sich wieder zusammen, Ihre Hände kehren in die Ausgangsposition zurück. Auf diesem Weg brauchen Sie Ihre Muskelkraft, um das Zusammenziehen der Federn abzubremsen und zu kontrollieren.

Im Vergleich zu den Bodenübungen lassen sich mit dem Reformer Kraftausdauer und Muskelaufbau weitaus schneller verbessern. Das Flex-Band™ erzielt einen vergleichbaren Trainingseffekt. Denn das Band bietet wie die Metallfedern einen Widerstand, der Ihre erhöhte Muskelkraft fordert, um es auseinander zu ziehen und das Zusammenziehen zu kontrollieren [_a].

Besonders gut geeignet ist der Einsatz des Bandes deshalb auch dann, wenn Sie einen bestimmten Muskelbereich kräftigen oder dehnen möchten. Doch auch dabei gilt das grundlegende Pilates-Prinzip: Achten Sie auf die korrekte Haltung und aktivieren Sie zuerst die tiefe Muskulatur, um Ihren Rumpf zu stabilisieren. Erst dann beginnen Sie mit der Bewegung. Ein zu überwindender Widerstand verleitet nämlich oftmals dazu, eine Übung nicht präzise auszuführen.

Auswahl des Bandes

Die Bänder erhalten Sie in verschiedenen Stärken im Sporthandel. Benutzen Sie anfangs ein Modell, das nur einen geringen Widerstand bietet. Wenn Sie feststellen, dass Ihnen die Übung mit der Zeit immer leichter fällt, können Sie auf ein festeres Band umsteigen. Welche Stärke ein Band besitzt, erkennen Sie an seiner Farbe, die allerdings von Hersteller zu Hersteller variiert. Greifen Sie beim Kauf also nicht einfach zu Ihrer Lieblingsfarbe! Und: Das Band sollte mindestens 1,80 Meter lang sein.

Die Handhabung

Ziehen Sie das Band schon zu Beginn der Bewegung so straff, das es leicht gespannt ist. Generell gilt dabei: Je straffer Sie es halten, desto anstrengender wird die Übung.

Achten Sie auch darauf, dass das Band die ganze Übung hindurch gespannt bleibt.

Die Handhabung des Bandes mag zunächst vielleicht etwas umständlich erscheinen. Doch das gibt sich bei regelmäßigem Üben schnell, da sich Koordination sowie Hand- und Fußmotorik bald verbessern. Am besten halten Sie das Band zwischen Daumen und Zeigefinger. So sehen Sie gut, ob Ihr Handgelenk während der Armbewegungen ruhig bleibt oder ob es abknickt, was nicht passieren sollte, da es sonst unnötig belastet wird. Das Gelenk muss vielmehr in einer Linie mit dem Ellbogen liegen. Bei einigen Übungen fixieren Sie das Band nicht mit den Händen, sondern unter Ihren Füßen. Legen Sie es dabei möglichst breit und flach unter den Mittelfuß, damit es nicht abrutscht.

Die Übungsbeispiele ab Seite 144 geben Ihnen einen guten Überblick über die Einsatzmöglichkeiten des Bandes. Je nach persönlichem Trainingsziel können Sie sich dort die passenden Übungen auswählen und diese zusätzlich zum klassischen Pilates-Workout durchführen.

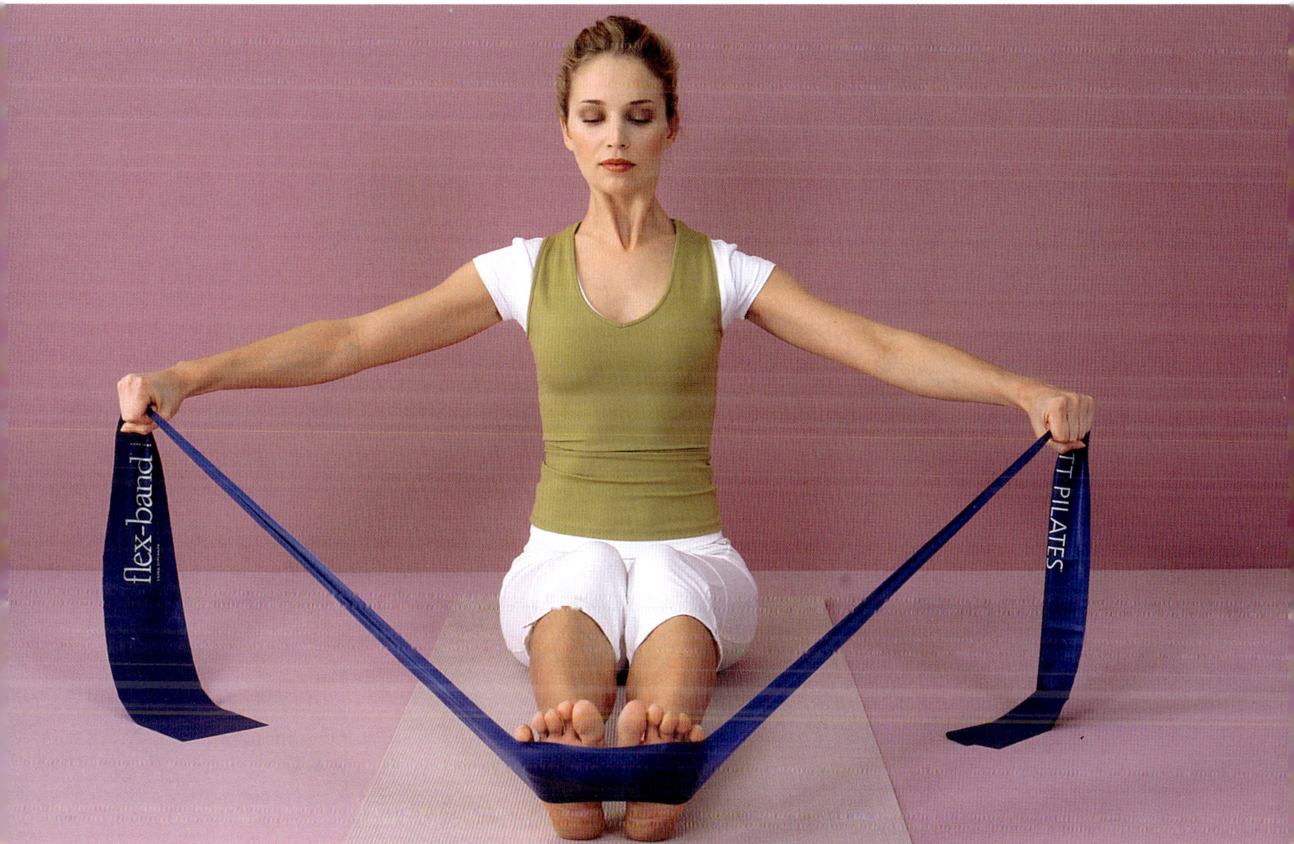

_a Mit dem Band lassen sich die Muskeln ebenso effektiv trainieren wie am Reformer im Pilates-Studio. Bei einigen Bodenübungen unterstützt es den Kraftaufbau und die Dehnung bestimmter Muskelgruppen.

Der Ball

Der Einsatz des Fitnessballs eröffnet in vielerlei Hinsicht neue Dimensionen für Ihr Pilates-Training. Schließlich hatten Sie bei allen Übungen, die Sie bisher kennen gelernt haben, festen Boden unter den Füßen. Ihre Basis war die Matte. Das ändert sich jetzt.
Die runde Form des Fitnessballs bewirkt eine Instabilität. Dadurch wird Ihre tiefe Muskulatur im Vergleich zu den Bodenübungen automatisch wesentlich stärker aktiviert. Sie müssen Ihren Körper auf dem Ball ja ständig in Balance halten. Und da Sie aufgrund der wesentlich kleineren Auflage beziehungsweise Sitzfläche auf dem Ball viel weniger abgestützt sind, wird Ihr Stabilisationssystem zusätzlich herausgefordert.
Wenn Sie Übungen auf dem Ball durchführen, kann darüber hinaus der Abstand des Körpers zum Boden genutzt werden, um die Kräftigung oder Dehnung der Muskulatur zu verstärken. Deshalb eignen sich Ballübungen insbesondere dazu, Trainingsschwerpunkte zu setzen, wie es etwa für die Korrektur von Haltungsschwächen notwendig ist.

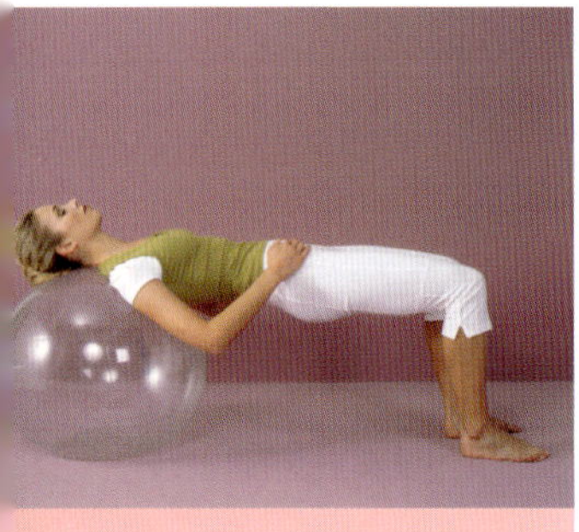

_a Die Füße brauchen in der Rückenlage festen Halt auf der Matte.

Doch das Training mit dem Fitnessball setzt nicht nur neue Akzente für die Muskulatur, sondern auch fürs Nervensystem: Durch die Instabilität wird Ihr Gleichgewichtssinn stark gefördert und Sie lernen, die Balance besser zu halten.

Fitnessbälle sind in unterschiedlichen Größen erhältlich, wobei sich das richtige Maß nach Ihrer Körpergröße richtet. Sind Sie kleiner als 1,70 Meter, sollten Sie sich für einen Ball mit 55 Zentimeter Durchmesser entscheiden. Bis zu einer Körpergröße von 1,80 Meter passt ein Ball mit 65 Zentimeter Durchmesser. Sind Sie größer als 1,80 Meter, benötigen Sie einen Ball mit 75 Zentimeter Durchmesser. Lassen Sie sich in einem Sportfachgeschäft beraten oder – besser noch – testen Sie den Ball vor Ort. Wenn Sie auf ihm sitzen und die Füße flach auf den Boden stellen, sollten Rumpf und Oberschenkel etwa einen rechten Winkel bilden und die Oberschenkel parallel zum Boden sein.

Wann kommt der Ball ins Spiel?

Zwar lassen sich viele klassischen Übungen auch mit dem Fitnssball durchführen. Sie dürfen jedoch nicht vergessen, dass die Übung dann schwieriger ist als am Boden. Daher kommt es ganz besonders auf die korrekte Übungstechnik an: Achten Sie sehr bewusst darauf, dass Sie zuerst die tiefe Muskulatur aktivieren, ehe anschließend die Bewegung einsetzt.
Die Übungsbeispiele ab Seite 150 sind so ausgewählt, dass Sie sie in der angegebenen Reihenfolge durchführen können. Wollen Sie lieber beim Mattentraining Schwerpunkte setzen, tauschen Sie die Übung mit der passenden Ballvariante. Sie erkennen sie am gleichen Namen.

Mehr Muskeleinsatz

› Für eine stärkere Kräftigung der oberen Bauchmuskulatur können Sie bei allen Aufrollbewegungen den Ball zwischen die Hände nehmen. Führen Sie die Arme zu Beginn der Übung schräg über den Kopf und heben Sie den Ball von dort beim Aufrollen über die Brust zu den Beinen.

› Um das Training der unteren Bauchmuskeln zu verstärken, nehmen Sie den Ball immer dann zwischen die Beine, wenn Sie beide Füße von der Matte heben. Die Beine können dabei tabletop oder gestreckt sein.

› Um Übungen im Sitzen zu destabilisieren und so die tiefe Muskulatur zu reizen, setzen Sie sich statt auf die Matte auf den Ball. Vergessen Sie aber auch beim Balltraining nicht die rutschfeste Unterlage.

Nehmen Sie Platz!

› Sitzen Sie auf dem Ball, sind Wirbelsäule und Becken neutral, die Beine hüftbreit geöffnet. Die Füße stehen flach auf der Matte.

› Liegen Sie mit dem Rücken über dem Ball, sollten Kopf und Nacken abgestützt sein. Setzen Sie sich dazu auf den Ball, laufen Sie kleine Schritte nach vorn und rollen Sie dabei Ihren Rücken auf den Ball [_a].

› Um die Bauchlage über dem Ball einzunehmen, knien Sie mit etwas Abstand vor ihm. Stoßen Sie sich mit den Füßen von der Matte ab, um die Beine zu strecken und den Oberkörper über den Ball zu legen [_b].

› Für die Seitlage knien Sie seitlich des Balls und fassen ihn mit den Händen. Lehnen Sie die Hüfte gegen den Ball. Verlagern Sie dann Ihr Körpergewicht dorthin [_c].

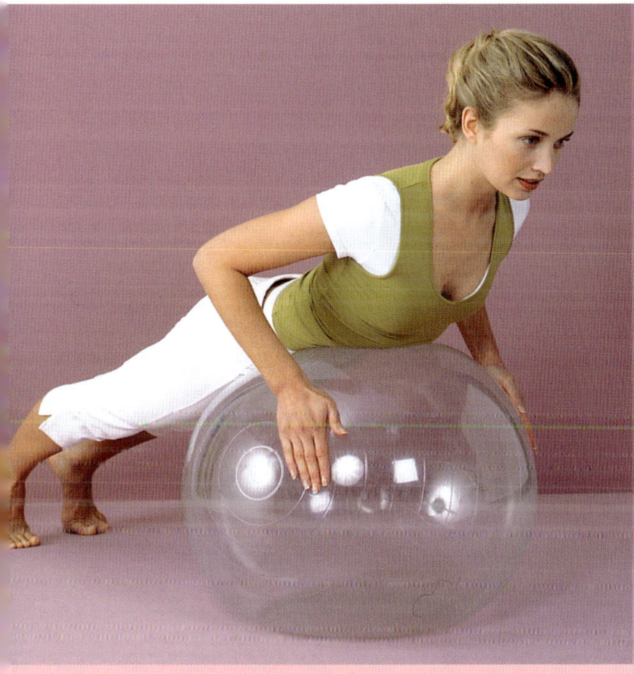

_b In der Bauchlage liegen Schambein und Bauch stabil auf dem Ball. Die Beine und der Oberkörper sind frei beweglich.

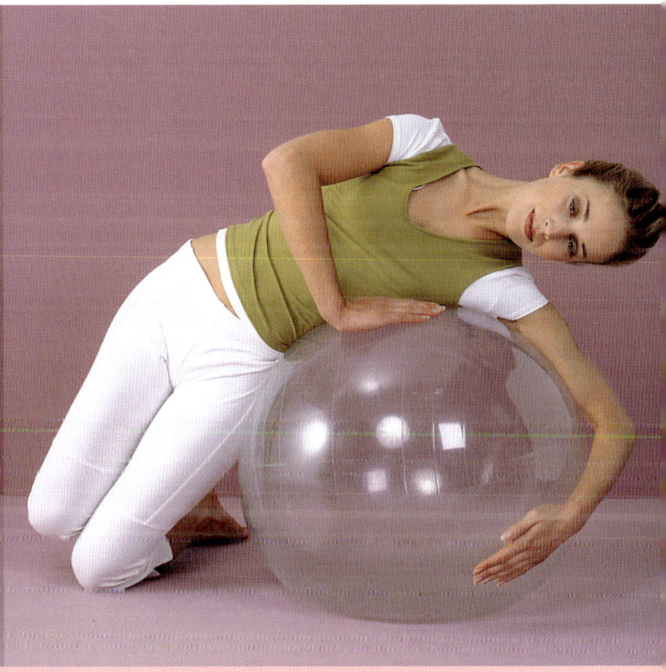

_c Um die Seitlage sicher zu halten, müssen Sie den unteren Arm weit um den Ball herumschlingen, damit er nicht davonrollt.

* Obliques Roll Back

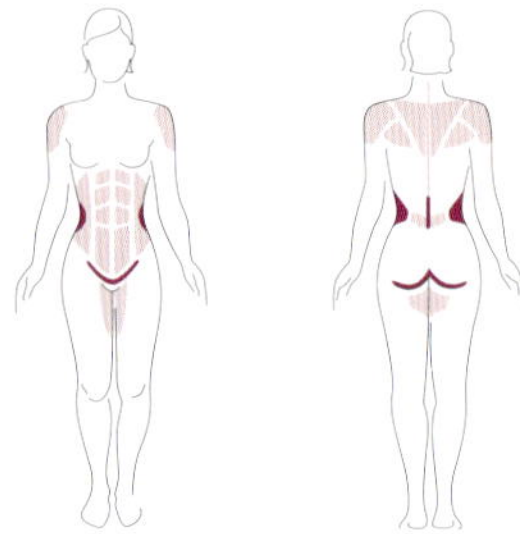

Beim »Abrollen mit Drehung« liegt der Trainingsschwerpunkt auf der schrägen Bauchmuskulatur. Durch den Einsatz des Circles werden zugleich auch die Innenseiten der Oberschenkel trainiert. So macht die Übung die Taille schlanker und die Beine straffer.

_1 Ausgangsposition: Sie sitzen aufrecht, Becken und Wirbelsäule sind neutral. Die Beine sind gebeugt und hüftbreit geöffnet. Die Füße stehen flach auf der Matte. Nehmen Sie den Circle zwischen die Oberschenkel. Hände hinter den Kopf legen und die Schulterblätter stabilisieren.

_2 Ausatmen: Rollen Sie Wirbel für Wirbel so weit zur Matte ab, dass Ihr Bauch noch flach bleibt. Gleichzeitig drehen Sie den Oberkörper nach links und pressen den Circle. Die Füße bleiben fest auf der Matte.

_3 Einatmen: Drehen Sie den Oberkörper zur Mitte und rollen Sie zur Ausgangsposition zurück. Der Circle geht in seine Normalgröße zurück.

_4 Ausatmen: Rollen Sie Wirbel für Wirbel wieder ab. Der Bauch beibt flach. Gleichzeitig drehen Sie den Oberkörper nach rechts und pressen den Circle. Die Füße bleiben auf der Matte.

_5 Einatmen: Oberkörper zur Mitte drehen und zur Ausgangsposition zurückrollen. Der Circle kehrt in seine Ausgangsform zurück.

Wiederholungen: Zu jeder Seite 3- bis 5-mal, den Oberkörper abwechselnd drehen.

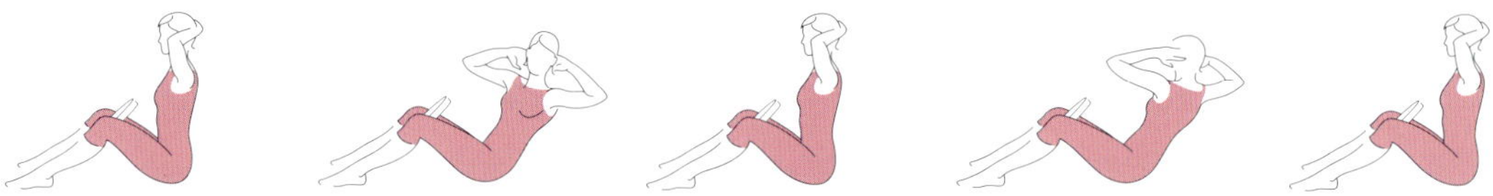

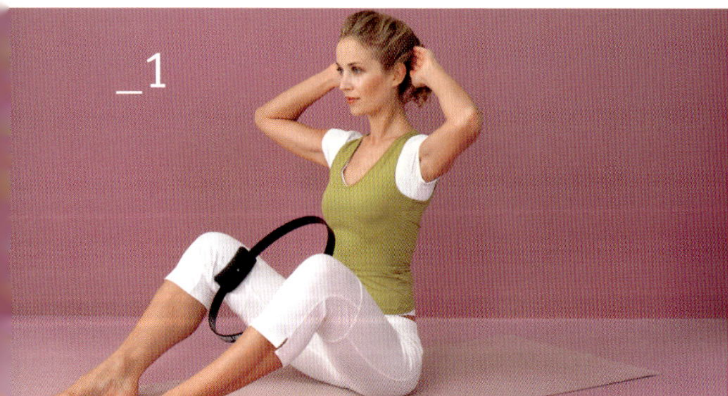

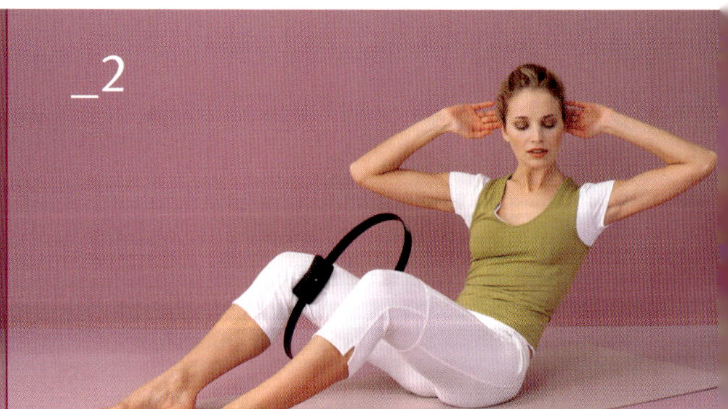

beachten

_details: Halten Sie Ihr Becken während der Drehung ruhig. Die Bewegung entsteht aus der Anspannung der Bauchmuskulatur, die auch das Körpergewicht hält. Bewahren Sie trotz des Abrollens ein Gefühl der Länge in der Wirbelsäule. Das hilft Ihnen dabei, die tiefe Muskulatur zu aktivieren. Gleichzeitig verhindern Sie, dass Ihr Körpergewicht auf die Lendenwirbel drückt.

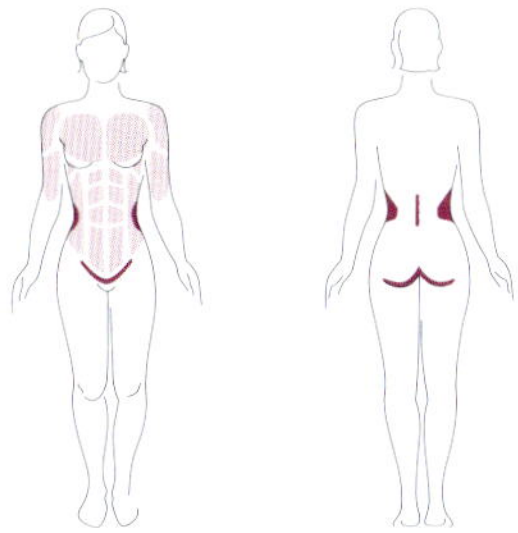

* Obliques

Der »Seitliche Bauchstraffer« macht die Taille schlanker. Der Einsatz des Circles verstärkt zum einen die Aktivierung der oberen Bauchmuskeln und trainiert zugleich die Brustmuskulatur.

_1 Ausgangsposition: Rückenlage in neutraler Stellung. Die Beine sind gebeugt und hüftbreit geöffnet. Die Füße stehen flach auf der Matte. Bringen Sie die Arme schräg über den Kopf und halten Sie den Circle zwischen den Händen. Stabilisieren Sie Ihre Schulterblätter.

_2 Ausatmen: Ziehen Sie Ihr Kinn leicht zur Brust. Lösen Sie dann Kopf und Schultern langsam Wirbel für Wirbel von der Matte und drehen Sie den Oberkörper nach links. Dabei führen Sie Ihre Arme links neben die Beine. Dort den Circle 1-mal pressen.

_3 Einatmen: Drehen Sie den Oberkörper zurück zur Mitte und rollen Sie langsam wieder ab. Die Arme schräg über den Kopf führen.

_4 Ausatmen: Das Kinn erneut leicht zur Brust ziehen und Kopf und Schultern Wirbel für Wirbel wieder von der Matte lösen. Oberkörper nach rechts drehen und die Arme rechts neben die Beine führen. Circle 1-mal pressen.

_5 Einatmen: Den Oberkörper erneut zur Mitte drehen. Abrollen. Die Arme gehen wieder schräg über den Kopf.

Wiederholungen: 5- bis 10-mal zu jeder Seite, wobei Sie jedes Mal die Seite wechseln.

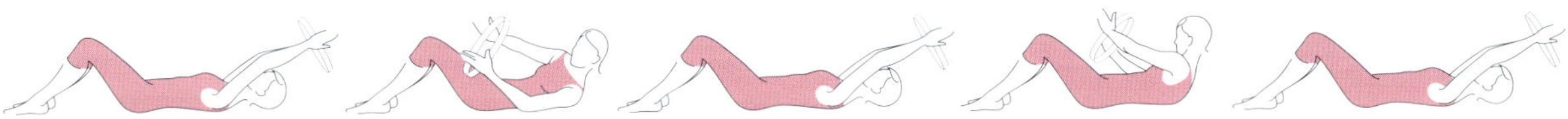

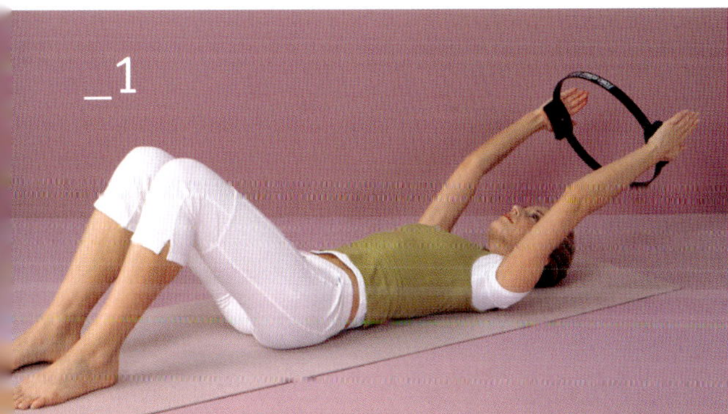

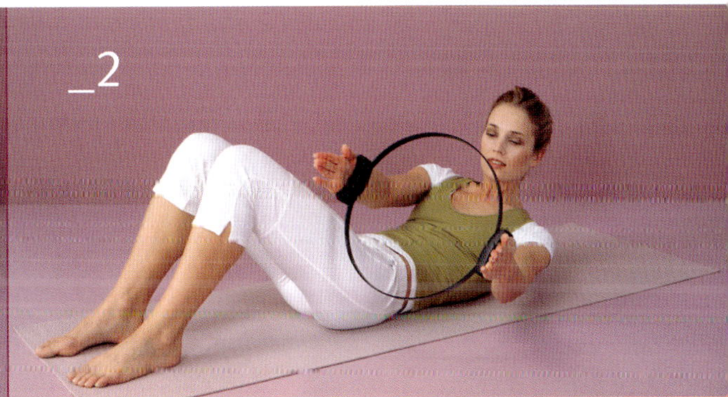

beachten

_details: Führen Sie die Arme nur so weit über den Kopf, dass sich der Brustkorb nicht herauspresst. Das Becken bleibt während der gesamten Übung neutral und ruhig.

_inneres bild: Die Drehung erfolgt durch Aktivierung der Bauchmuskulatur, nicht durch das Drehen des Kopfes. Der macht die Bewegung nur mit. Für die Einleitung der Bewegung aus der Körpermitte können Sie sich vorstellen, Sie müssten Ihr Schulterblatt leicht von der Matte an- und auf die andere Seite heben.

* Scissors

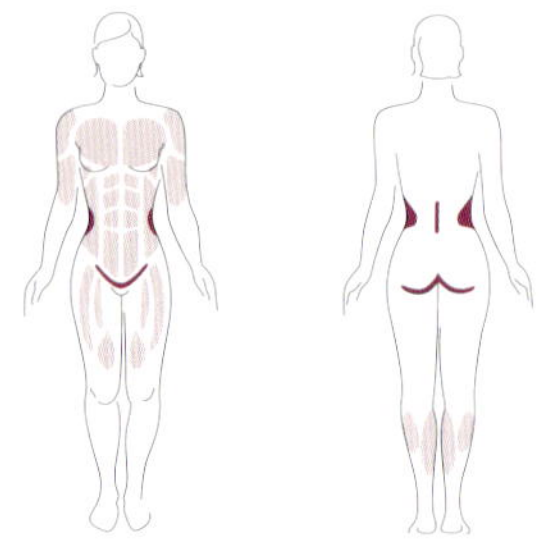

Die »Scheren« trainieren die gesamte Vorderseite des Rumpfes: Brust-, Bauch- und Hüftmuskulatur. Die Übung ist ziemlich anstrengend und fördert gleichzeitig Ihre Koordination, da der Bewegungsablauf sehr komplex ist.

_1 Ausgangsposition: Scoop. Halten Sie den Circle in einiger Entfernung parallel zur Brust zwischen den Händen.

_2 Ausatmen: Halten Sie die Ausgangsposition und führen Sie das linke Bein gestreckt zur Matte und das rechte gestreckt zur Brust. Federn Sie 1-mal langsam und kontrolliert nach. Gleichzeitig pressen Sie den Circle 2-mal.

_3 Einatmen: Ziehen Sie die Beine zusammen.

_4 Ausatmen: Führen Sie jetzt Ihr rechtes Bein zur Matte und das linke zur Brust. Federn Sie erneut 1-mal langsam und kontrolliert nach. Wieder pressen Sie den Circle dabei 2-mal.

_5 Einatmen: Ziehen Sie die gestreckten Beine langsam wieder zusammen.

Wiederholung: 6 bis 10 Scherenbewegungen. Dabei jedes Mal die Beine wechseln.

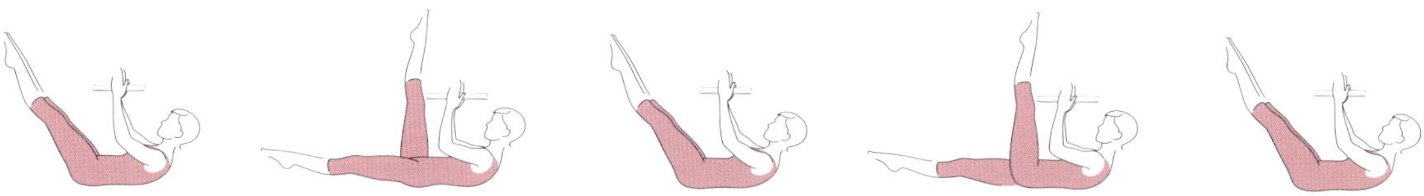

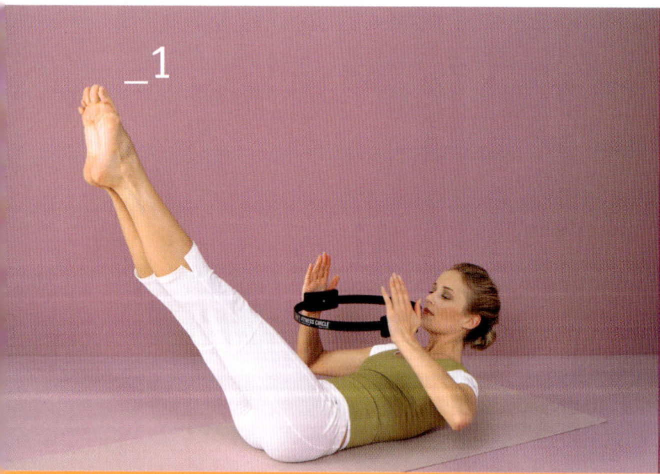

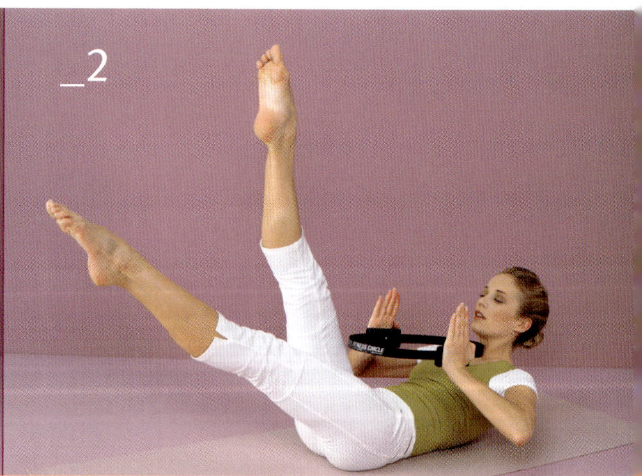

beachten

_details: Machen Sie die Scherenbewegungen mit den Beinen nur so groß, dass Sie den Rumpf noch still halten können und der Bauch flach bleibt.

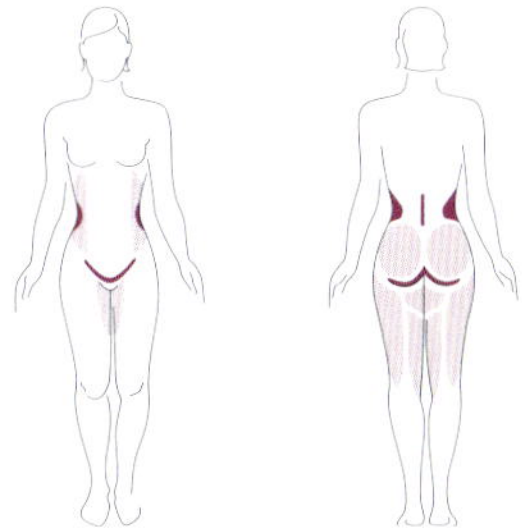

* Heel Squeeze Prone

»Fersen drücken« trainiert die Gesäß- und Oberschenkelmuskulatur – eine sehr effektive Übung für einen schönen Po und schlanke Beine. Bleiben Sie oberhalb des Bauchnabels ganz entspannt.

_1 Ausgangsposition: Bauchlage. Die Beine sind außenrotiert und gebeugt, die Füße flex. Der Circle sitzt oberhalb der Knöchel zwischen den Unterschenkeln. Die Stirn ruht auf den Händen. Schultern und Nacken sind entspannt.

_2 Ausatmen: Aktivieren Sie zuerst die tiefe Muskulatur, um den Bauchnabel etwas von der Matte anzuheben. Dann pressen Sie den Circle. Schultern und Nacken bleiben dabei entspannt.

_3 Einatmen: Entspannen Sie die Muskulatur und lassen Sie den Circle zu seiner ursprünglichen Größe zurückgehen.

Wiederholungen: Pressen Sie den Circle 8- bis 10-mal.

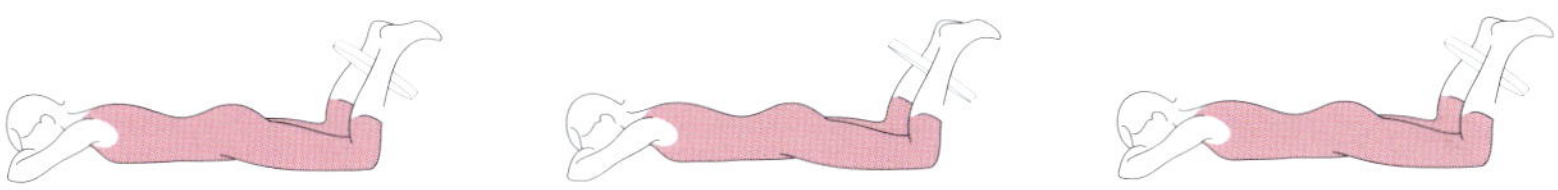

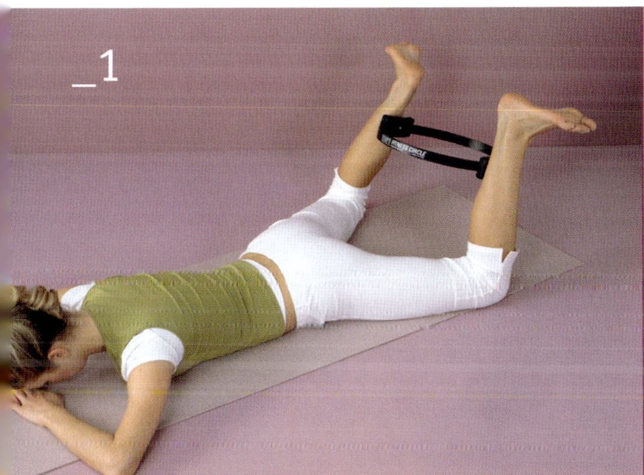

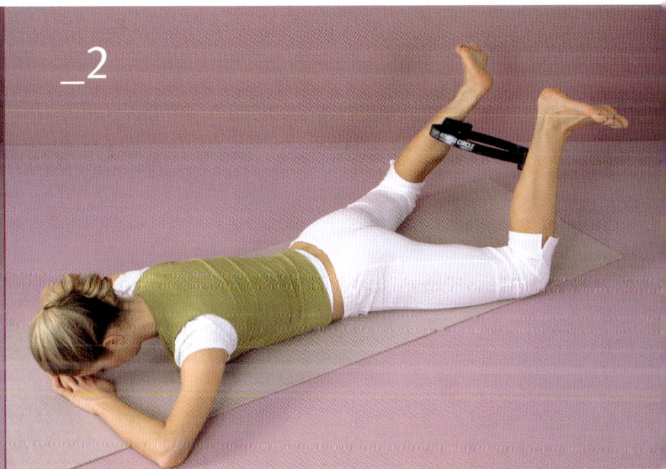

beachten

_details: Schultern und Nacken sind während der gesamten Übung ganz entspannt. Achten Sie darauf, dass Wirbelsäule und Becken neutral bleiben. Sie machen es richtig, wenn Sie Ihr Schambein und Ihre vorderen Hüftknochen schwer auf der Matte fühlen und den Bauchnabel beim Ausatmen leicht von der Matte anheben können.

* Dumb Waiter

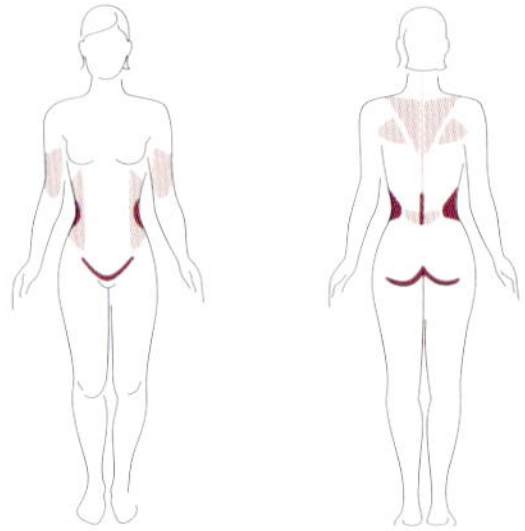

Der »Stumme Diener« dehnt Ihre Brust- und kräftigt Ihre Schulterblattmuskulatur. Er ist eine gute Übung zur Korrektur nach vorn gerundeter Schultern und schwacher Schulterblattmuskulatur.

_1 Ausgangsposition: Schneidersitz. Setzen Sie sich so auf das Band, dass sich die Enden rechts und links des Pos befinden. Nehmen Sie das linke Ende mit der rechten Hand und ziehen Sie es straff. Die Handfläche drehen Sie dabei zur Decke. Beugen Sie den Arm so, dass ein rechter Winkel im Ellbogengelenk entsteht. Bringen Sie den rechten Oberarm dicht an den Körper. Ziehen Sie die Wirbelsäule lang. Blicken Sie nach vorn.

_2 Ausatmen: Beschreiben Sie mit der rechten Hand einen Viertelkreis nach hinten und ziehen Sie dabei das Band mit. Der rechte Oberarm bleibt die ganze Zeit über dicht am Körper.

_3 Einatmen: Führen Sie die Hand langsam und kontrolliert zur Ausgangsposition zurück.

Wiederholungen: Führen Sie die Übung 5- bis 10-mal durch, ehe Sie die Seite wechseln.

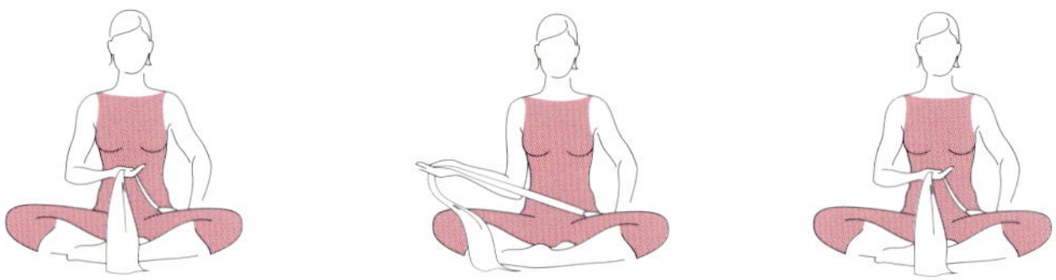

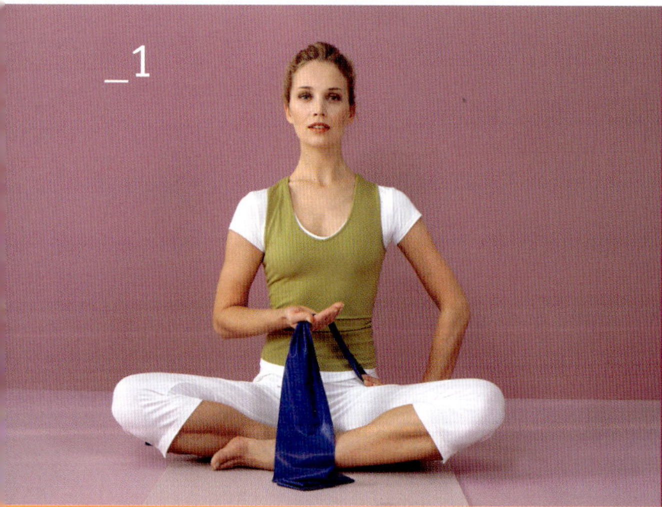

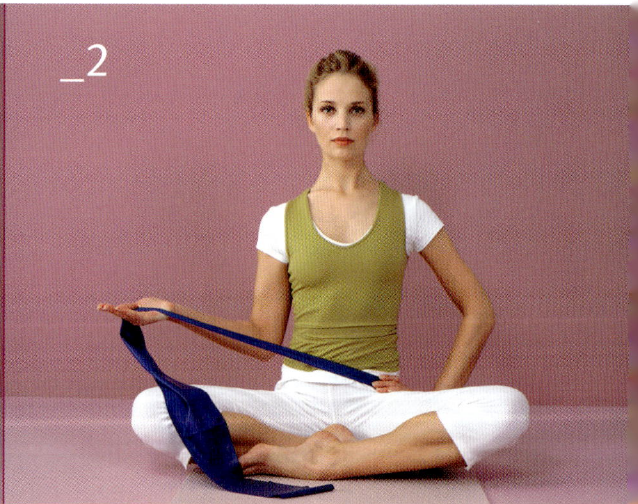

beachten

_details: Halten Sie Ihre Wirbelsäule und Ihr Becken ganz ruhig und drehen Sie den Oberarm aus dem Schultergelenk.

_inneres bild: Damit der Oberarm dicht am Körper bleibt, stellen Sie sich vor, Sie hätten sich einen dicken Katalog unter den Arm geklemmt.

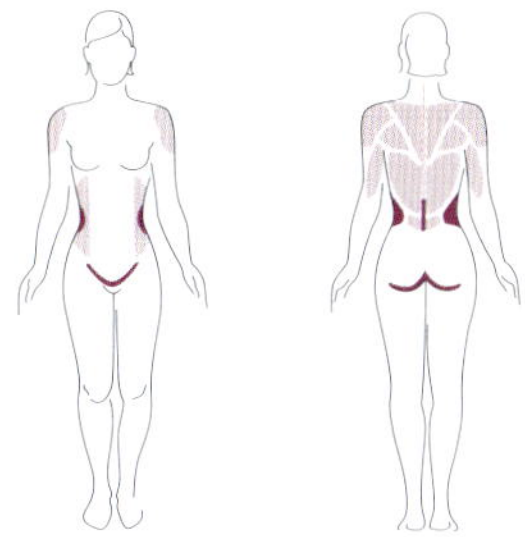

* Airplane

Das »Flugzeug« dehnt Ihre Brustmuskulatur und kräftigt Schultern, Rücken und Oberarme. Wenn Sie einen Rundrücken haben, wirkt diese Übung stark haltungsverbessernd.

_1 Ausgangsposition: Sie sitzen aufrecht, Becken und Wirbelsäule sind neutral. Beugen Sie die Beine leicht an und fixieren Sie das Band unter Ihren Füßen. Nehmen Sie in jede Hand ein Bandende. Drehen Sie die Handflächen zur Matte und halten Sie das Band mit ausgestreckten Armen straff auf Höhe der Knie. Stabilisieren Sie Ihre Schulterblätter und ziehen Sie den Scheitel lang zur Decke.

_2 Ausatmen: Beschreiben Sie mit den Händen einen Viertelkreis nach hinten. Ziehen Sie dabei das Band auseinander und auf Schulterhöhe. Die Handflächen drehen sich dabei zur Decke. Der Abstand zwischen Schultern und Ohren ist groß.

_3 Einatmen: Die Hände gehen langsam und kontrolliert wieder zur Ausgangsposition zurück. Drehen Sie die Handflächen dabei zur Matte.

Wiederholung: Ziehen Sie das Band 5- bis 10-mal auseinander.

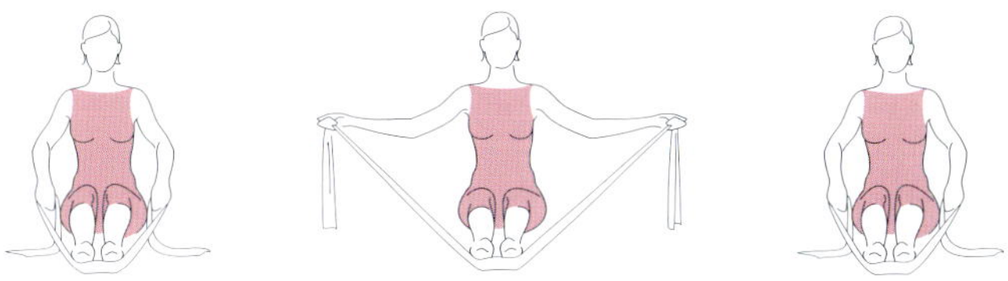

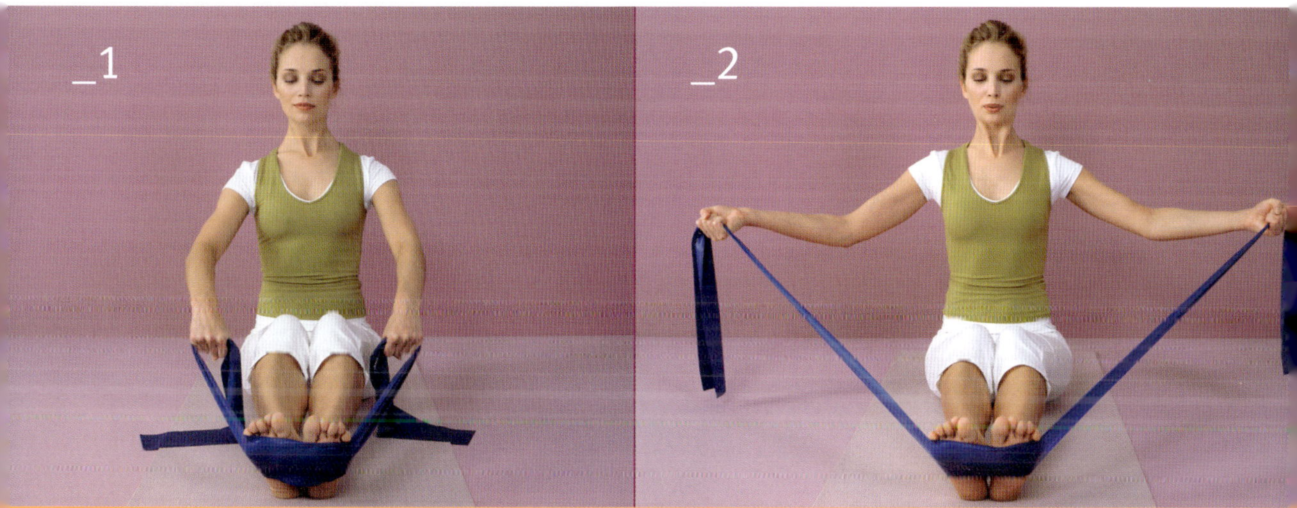

beachten

_details: Wirbelsäule und Becken bleiben ruhig. Machen Sie sich während der gesamten Übung ganz lang.

_inneres bild: Stellen Sie sich vor, Ihre Arme wären große lange Flügel, mit denen Sie die Luft durchschneiden.

⋆ Spine Twist

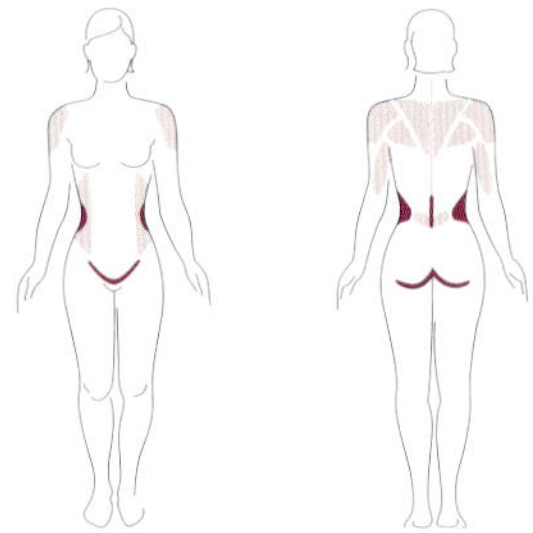

Mit dem »Wirbelsäulendreher« verbessern Sie die Beweglichkeit Ihrer Wirbelsäule und kräftigen die Bauch- und Rückenmuskeln. Zusätzlich dehnen Sie Ihre Brustmuskulatur, kräftigen die Muskeln an der Oberarmrückseite und unterstützen die Aufrichtung der Wirbelsäule.

_1 Ausgangsposition: Schneidersitz. Legen Sie das Band flach entlang der Schulterblätter und halten Sie es mit gestreckten Armen straff auf Schulterhöhe. Die Handflächen zeigen nach vorn. Die Wirbelsäule ist lang, die Brust geöffnet, so dass sich das Schlüsselbein groß anfühlt.

_2 Ausatmen: Bauch- und Rückenmuskeln aktivieren. Den Rumpf nach rechts drehen. Die Arme machen die Bewegung mit. Blicken Sie zur rechten Hand. Federn Sie 2-mal langsam nach.

_3 Einatmen: Drehen Sie den Oberkörper zur Ausgangsposition zurück. Der Blick geht jetzt wieder nach vorn.

_4 Ausatmen: Drehen Sie den Oberkörper jetzt nach links. Wieder gehen die Arme nur mit und Ihr Blick folgt der linken Hand. Federn Sie erneut 2-mal langsam und kontrolliert nach.

_5 Einatmen: Drehen Sie den Rumpf wieder zur Ausgangsposition und schauen Sie nach vorn.

Wiederholungen: Drehen Sie sich 3- bis 5-mal zu jeder Seite.

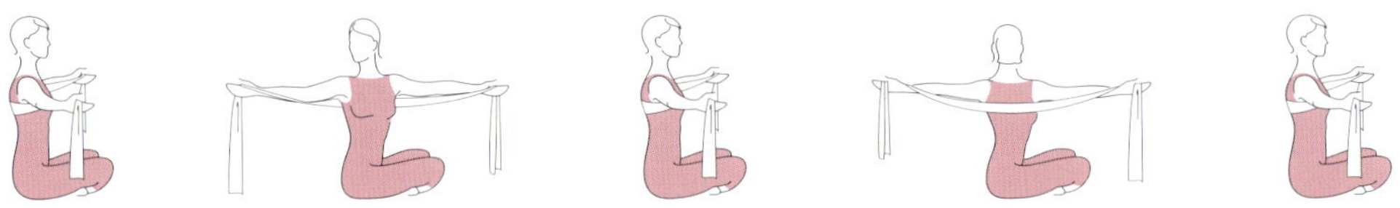

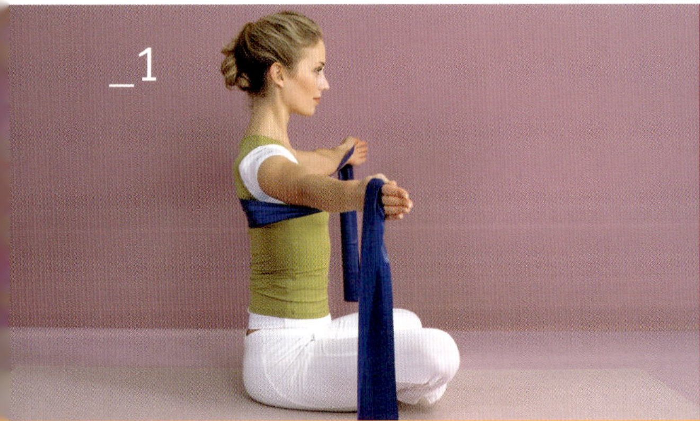

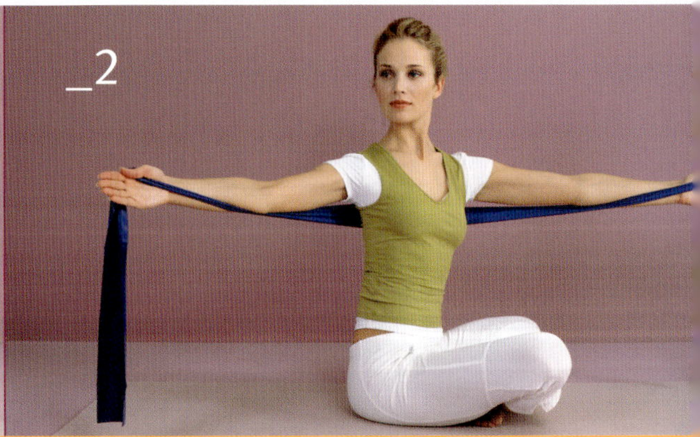

beachten

_details: Ziehen Sie Ihre Wirbelsäule während der gesamten Übung lang. Wenn Sie schrumpfen, bringen Sie zu viel Druck auf die Bandscheiben. Halten Sie das Becken ganz ruhig und vermeiden Sie es, den Brustkorb nach vorn zu schieben.

_inneres bild: Stellen Sie sich vor, Sie wären ein Korkenzieher, der sich in die Decke schraubt.

⋆ Eagle

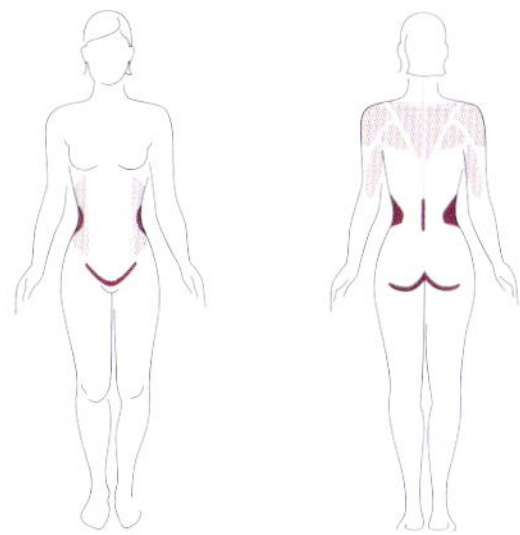

Mit dem »Adler« strecken Sie Ihren Rücken und kräftigen die dafür erforderliche Muskulatur. Das Band unterstützt zudem die Dehnung der Brustmuskulatur und kräftigt die Muskeln der Oberarme und Schulterblätter.

_1 Ausgangsposition: Bauchlage. Legen Sie das Band flach entlang der Schulterblätter und halten Sie es mit gestreckten Armen straff auf Schulterhöhe. Stabilisieren Sie die Schulterblätter.

_2 Einatmen: Machen Sie sich vom Scheitel bis zum Steißbein ganz lang, ohne dabei eine Bewegung durchzuführen.

_3 Ausatmen: Heben Sie zuerst den Bauchnabel, dann den Kopf, die Schultern und die Arme von der Matte an. Das Band bleibt dabei immer straff gespannt.

_4 Einatmen: Ziehen Sie die Wirbelsäule noch ein bisschen länger und halten Sie die Position.

_5 Ausatmen: Senken Sie den Kopf, die Schultern und die Arme wieder zur Matte ab. Wieder bleibt das Band straff.

Wiederholungen: Führen Sie 3 bis 5 Rückenstreckungen durch.

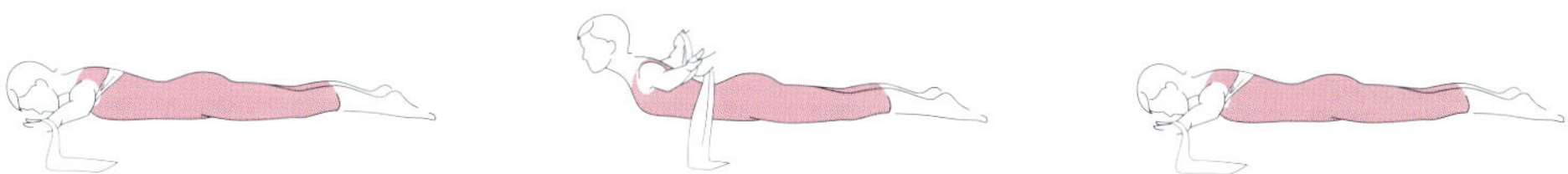

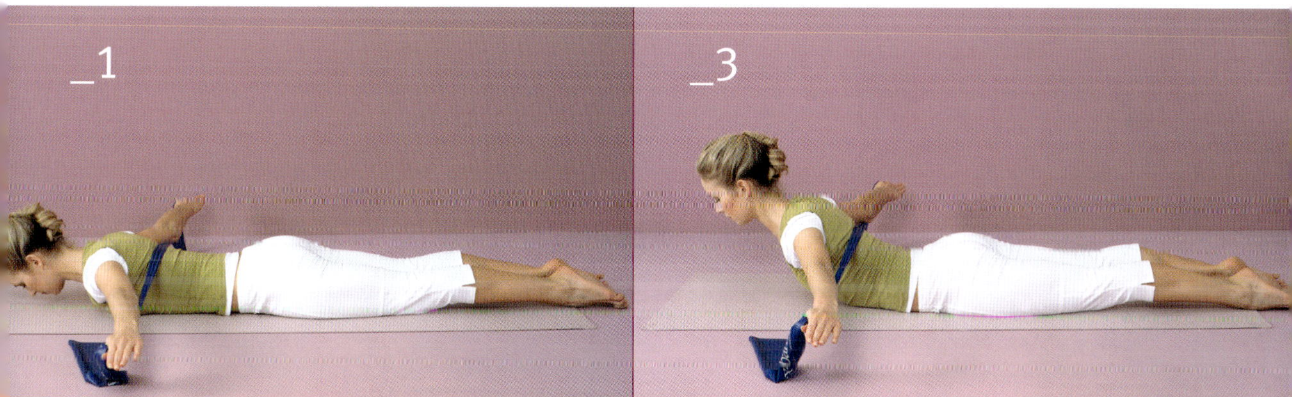

beachten

_details: Heben Sie den Oberkörper nur so hoch, dass Sie den Bauchnabel von der Matte wegziehen können. Nur so wird die Tiefenmuskulatur aktiviert und der Rücken davor geschützt, sich zu überstrecken.

_inneres bild: Fühlen Sie sich wie ein Adler, der mit weit ausgebreiteten Flügeln in den Himmel fliegt.

⋆ Cat Stretch

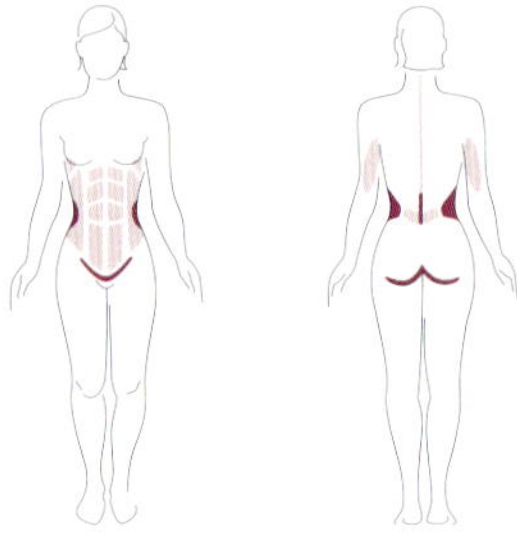

Den »Katzenbuckel« kennen Sie bereits aus den Vorübungen. Mit dem Band spüren Sie die Dehnung der Rückenmuskulatur noch intensiver. Legen Sie es dazu auf den Teil Ihres Rückens, den Sie besonders stark dehnen möchten. Runden Sie dann den Rücken gegen den leichten Widerstand.

_1 Ausgangsposition: Vierfüßlerstand. Legen Sie das Band möglichst flach und breit auf den Teil Ihres Rücken, den Sie dehnen möchten. Halten Sie die Bandenden unter den Händen. Sie blicken zur Matte.

_2 Ausatmen: Machen Sie den Rücken Wirbel für Wirbel schön rund – vom Steißbein bis zum Scheitel. Ihr Blick geht jetzt zum Nabel.

_3 Einatmen: Atmen Sie tief in den seitlichen und hinteren Teil des Brustkorbes und spüren Sie, wie sich Ihr Rücken leicht in das Band drückt.

_4 Ausatmen: Gehen Sie Wirbel für Wirbel durch die neutrale Stellung in eine leichte Rückenstreckung. Beginnen Sie die Bewegung am Steißbein und beenden Sie sie am Scheitel. Sie schauen jetzt nach vorn.

Wiederholungen: Führen Sie den Katzenbuckel 3- bis 5-mal durch.

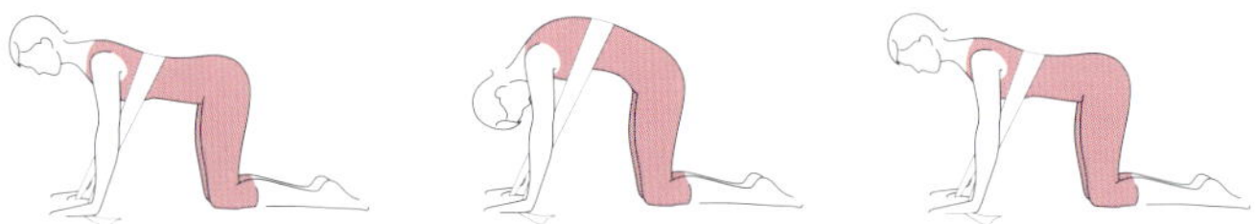

beachten

_inneres bild: Die Bewegung ist sehr sanft und fließend. Bewegen Sie sich geschmeidig wie eine Katze, die sich rund macht und wieder streckt.

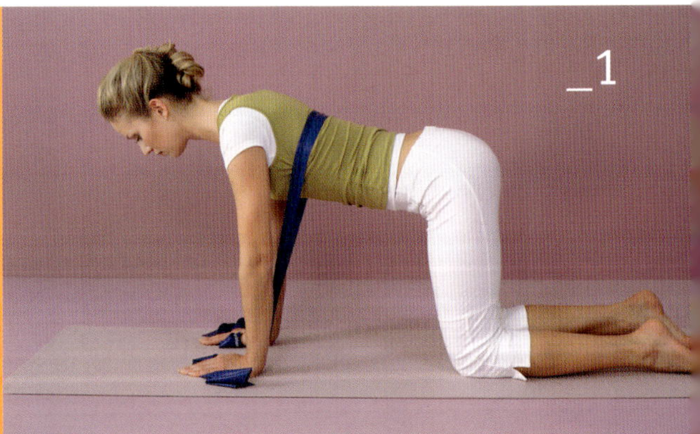

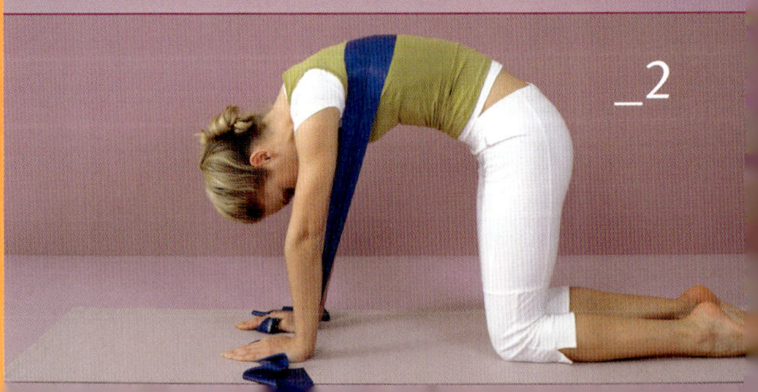

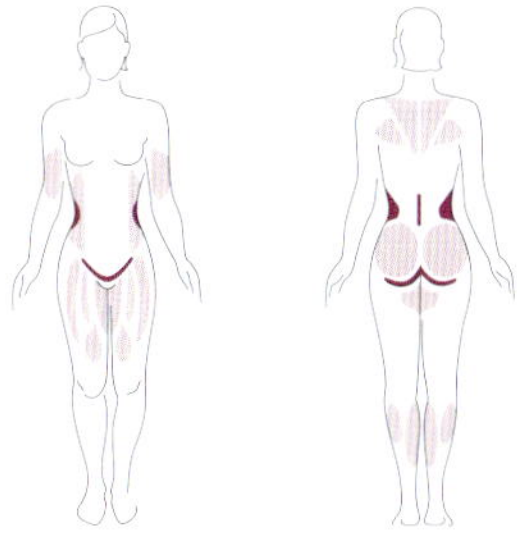

* One Leg Circle

Das »Kreisen mit einem Bein« verbessert die Beweglichkeit des Hüftgelenks. Zusätzlich dehnen Sie durch den Einsatz des Bandes die Oberschenkelrückseite. Wenn es Ihnen schwer fällt, mit gestreckten Beinen aufrecht auf den Sitzbeinhöckern zu sitzen, weil die rückwärtige Oberschenkelmuskulatur verkürzt ist, ist dies eine sehr gute Übung.

_1 Ausgangsposition: Rückenlage in neutraler Stellung. Legen Sie das Band breit unter den linken Fuß und nehmen Sie in jede Hand ein Bandende. Strecken Sie das linke Bein zur Decke, während das rechte Bein auf der Matte liegen bleibt. Beide Füße sind point. Ziehen Sie nun das Band ganz straff, indem Sie Ihre Arme beugen und die Ellbogen fest in die Matte drücken. Der Blick geht senkrecht zur Decke.

_2 Einatmen: Ziehen Sie das linke Bein nach rechts zur Körpermitte und dann nach unten. Das ist die erste Kreishälfte.

_3 Ausatmen: Ziehen Sie das Bein weiter nach links außen, oben und zurück zur Ausgangsposition. Das ist die zweite Kreishälfte. Machen Sie einen Moment Pause, bevor Sie mit dem nächsten Kreis beginnen.

Wiederholungen: 5 Kreise im Uhrzeigersinn, 5 dagegen. Dann wechseln Sie das Bein.

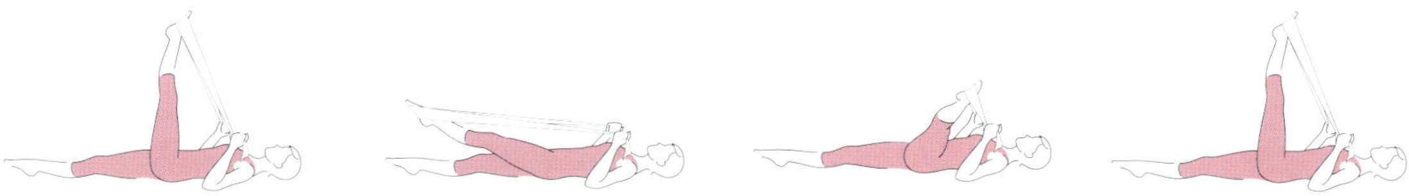

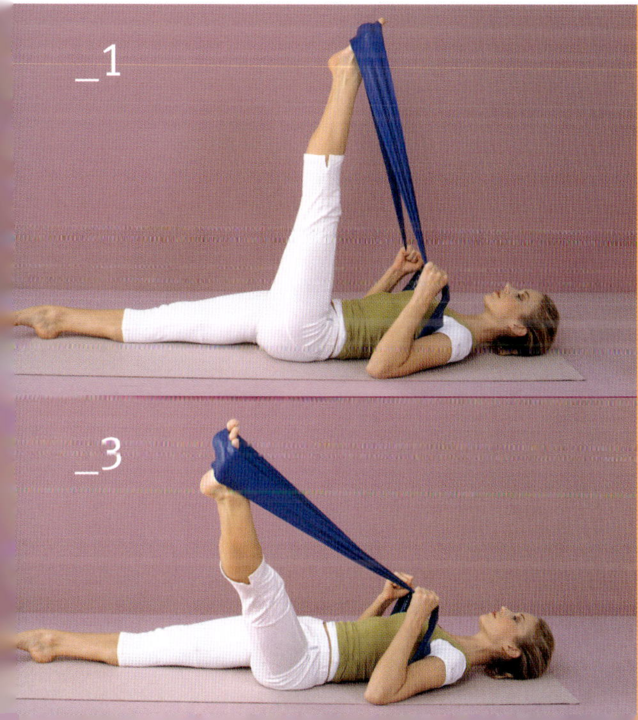

beachten

_details: Halten Sie die Arme ganz ruhig, damit das Band während der gesamten Übung straff gespannt bleibt.

_inneres bild: Zeichnen Sie die Kreise nur so groß, dass Sie Wirbelsäule und Becken noch ruhig halten können. Stellen Sie sich vor, Ihre vorderen Hüftknochen wären Scheinwerfer, die senkrecht zur Decke strahlen. Die Lichtkegel tanzen nicht hin und her. Spannen Sie dazu vor allem die Bauch- und Rückenmuskulatur auf der Seite an, die gegenüber dem kreisenden Bein liegt (wenn Sie das rechte Bein kreisen lassen, achten Sie auf die Rumpfstabilisierung links – und umgekehrt).

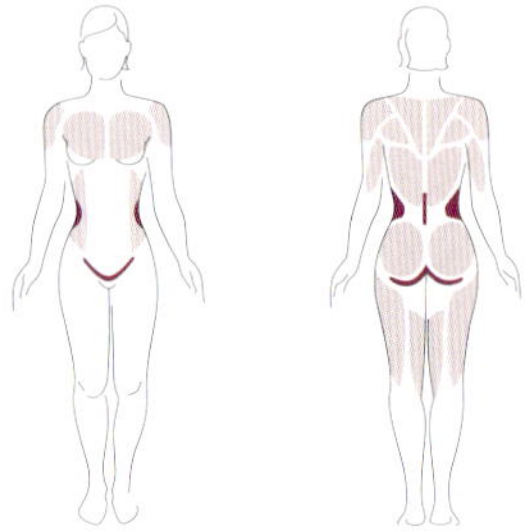

* Arm Circles

Beim »Armkreisen« dehnen Sie Ihre Brust-, Rücken- und Schultermuskulatur und verbessern die Beweglichkeit der Schultergelenke. Neben der tiefen Muskulatur trainieren Sie auch die Pomuskeln. Spannen Sie diese an, um das Becken so anzuheben, dass die Stellung auf dem Ball so neutral wie möglich ist. Die Übung tut Ihnen gut, wenn Ihr oberer Rücken zu stark gerundet ist.

_1 Ausgangsposition: Rückenlage in neutraler Stellung. Achten Sie auf eine rutschfeste Matte unter den Füßen. Ihre Knie sind hüftbreit geöffnet, die Arme gestreckt. Die Hände liegen an den Seiten der Oberschenkel, die Handflächen zeigen zum Körper. Stabilisieren Sie Ihre Schulterblätter. Kopf und Nacken ruhen auf dem Ball.

_2 Einatmen: Heben Sie die Arme zur Decke, dann schräg über den Kopf. Gehen Sie nur so weit, dass Sie den Rumpf noch still halten können. Der Abstand zwischen Schultern und Ohren ist groß.

_3 Ausatmen: Führen Sie die Arme zur Seite und zu den Hüften, um den Kreis zu beenden.

Wiederholungen: Nach 3 bis 5 Armkreisen wechseln Sie die Richtung.

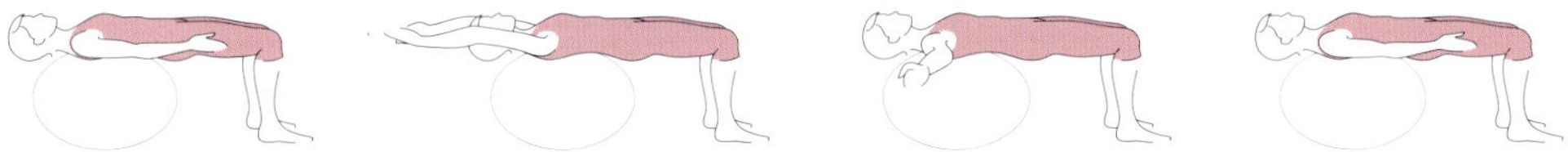

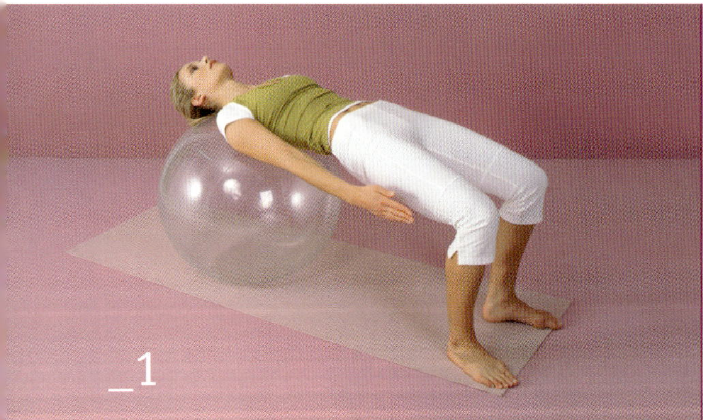

_1

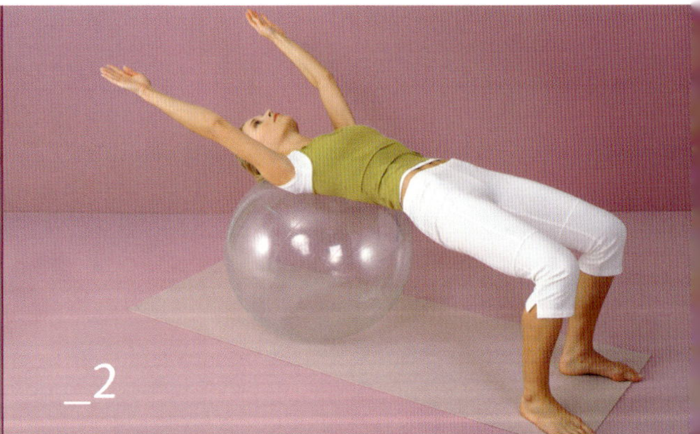

_2

beachten

_details: Halten Sie Wirbelsäule, Becken und Schulterblätter stabil. Lassen Sie Ihre Rippen weich werden, wenn die Arme über den Kopf gehen, damit sich der Brustkorb nicht zu sehr herauspresst.

_inneres bild: Stellen Sie sich vor, Sie würden die Armkreise durch Wasser ziehen.

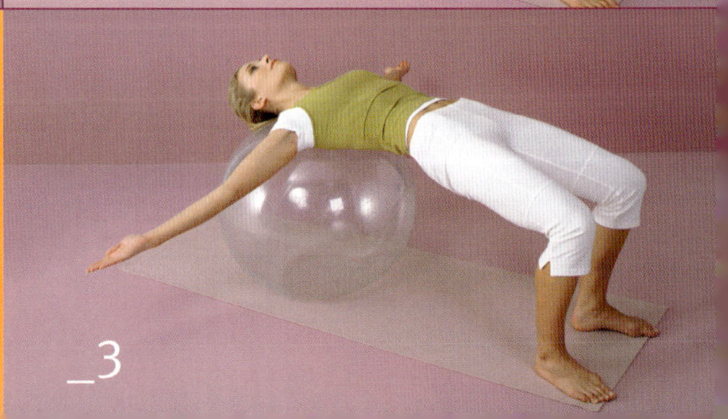

_3

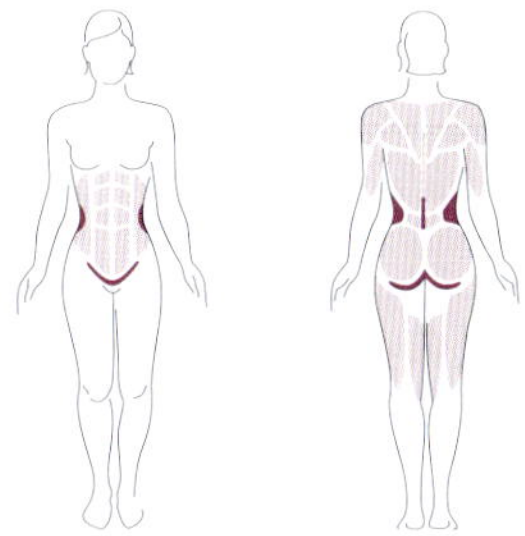

* Hip Rolls

Die »Hüftrolle« mit den Füßen auf dem Ball ist aufgrund der Instabilität und der Höhe des Balls schwieriger als die Übung auf der Matte. Dennoch bekommen Sie ein gutes Gefühl dafür, wie Sie die Wirbel einzeln anheben und wieder zurücklegen.

_1 Ausgangsposition: Rückenlage in neutraler Stellung. Die Füße stehen auf dem Ball, die Knie sind hüftbreit geöffnet. Die Arme liegen neben dem Körper. Schulterblätter stabilisieren.

_2 Einatmen: Machen Sie den Rücken lang.

_3 Ausatmen: Lösen Sie Wirbel für Wirbel, bis Ihr Gewicht auf den Schulterblättern ruht.

_4 Einatmen: Atmen Sie tief in den seitlichen und hinteren Teil Ihres Brustkorbes. Ist die tiefe Muskulatur aktiviert, der Bauch flach, der Brustkorb nicht herausgepresst?

_5 Ausatmen: Ziehen Sie jeden Wirbel vom Scheitel zum Steißbein wieder auf die Matte.

Wiederholungen: Rollen Sie Ihre Wirbelsäule 3- bis 5-mal von und zur Matte.

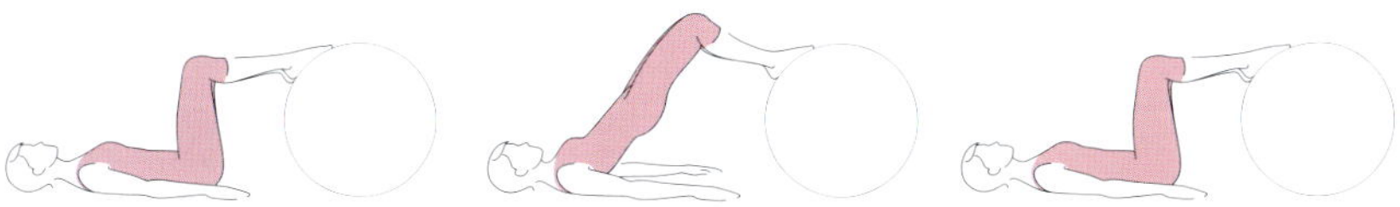

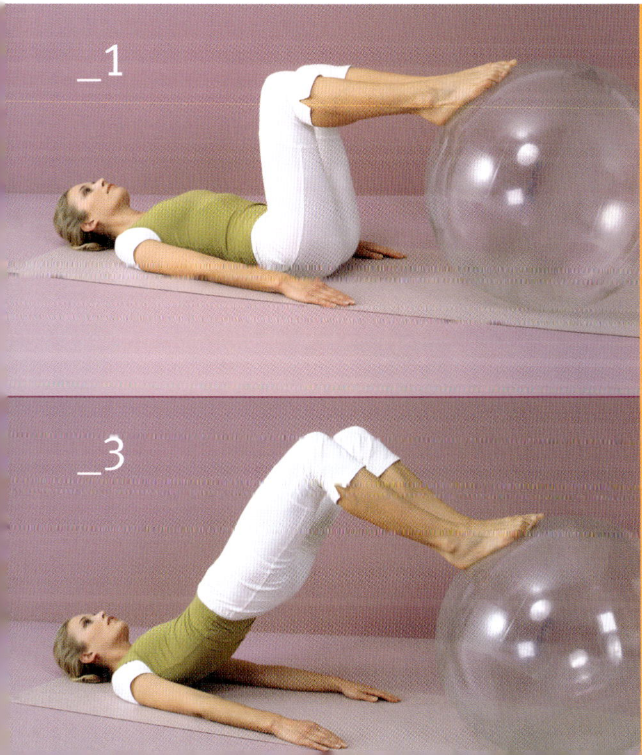

beachten

_vorsicht: Bringen Sie kein Gewicht auf den Nacken und lassen Sie Ihre Schultern entspannt! Am höchsten Punkt der Bewegung ruht das Gewicht auf den Schulterblättern, nicht auf dem Nacken.

_details: Rollen Sie Wirbel für Wirbel und drücken Sie jeden Wirbel sanft in die Matte – sowohl beim Auf- als auch beim Abrollen. Das Becken sollte weder nach rechts noch nach links kippen. Halten Sie beide Hüftknochen auf einer waagerechten Linie. Wenn es sehr wackelig wird, können Sie die Arme ein wenig in die Matte pressen.

⁎ Obliques Preparation

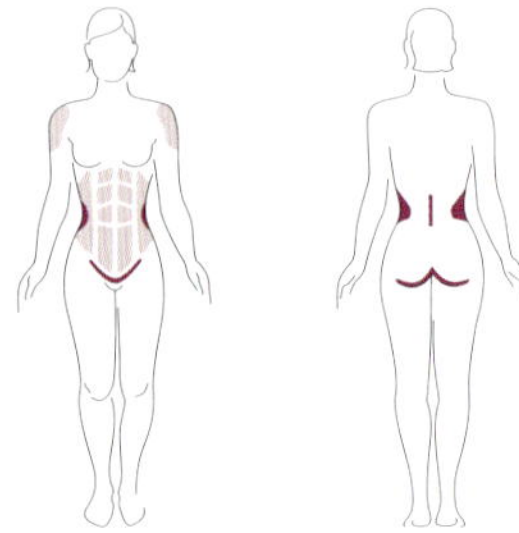

Der »Seitliche Bauchstraffer« mit den Beinen über dem Ball formt eine schlanke Taille. Die Übung eignet sich sehr gut, wenn Sie ein Hohlkreuz haben, da die untere Rückenmuskulatur entspannen kann.

_1 Ausgangsposition: Nehmen Sie die neutrale Rückenlage ein. Die Unterschenkel liegen leicht geöffnet auf dem Ball. Die Hände hinter dem Kopf verschränken und die Schulterblätter stabilisieren.

_2 Einatmen: Ziehen Sie Ihr Kinn leicht zur Brust. Der Kopf bleibt dabei auf der Matte.

_3 Ausatmen: Lösen Sie Kopf und Schultern Wirbel für Wirbel, bis die Schulterblätter keinen Kontakt mehr zur Matte haben. Das Kinn ist parallel zur Brust, der Blick geht zu den Schenkeln.

_4 Einatmen: Fühlt sich Ihre Wirbelsäule lang an? Ist der Bauch flach?

_5 Ausatmen: Drehen Sie den Rumpf nach rechts, bis der Ellbogen die Matte berührt.

_6 Einatmen: Drehen Sie den Rumpf zur Mitte. Der Blick geht wieder zu den Schenkeln.

_7 Ausatmen: Drehen Sie Ihren Oberkörper jetzt nach links. Schauen Sie links am Ball vorbei.

_8 Einatmen: Den Rumpf zur Mitte drehen.

Wiederholungen: Abwechselnd 5- bis 10-mal zu jeder Seite, ehe Sie wieder zurückrollen.

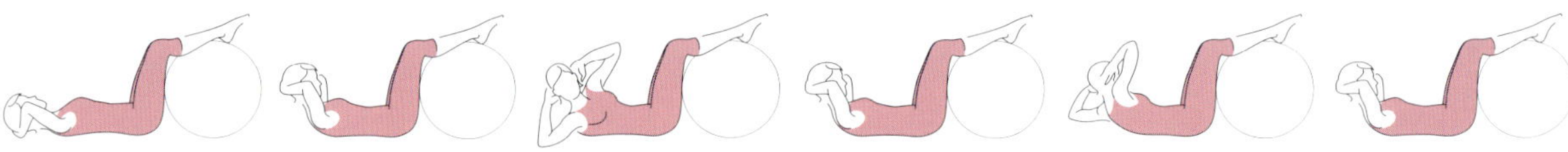

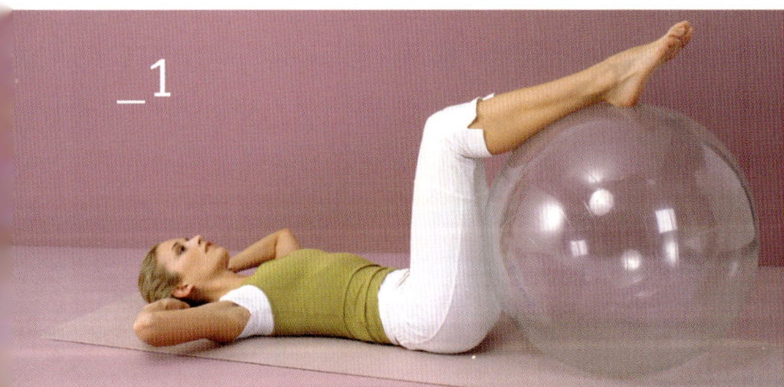

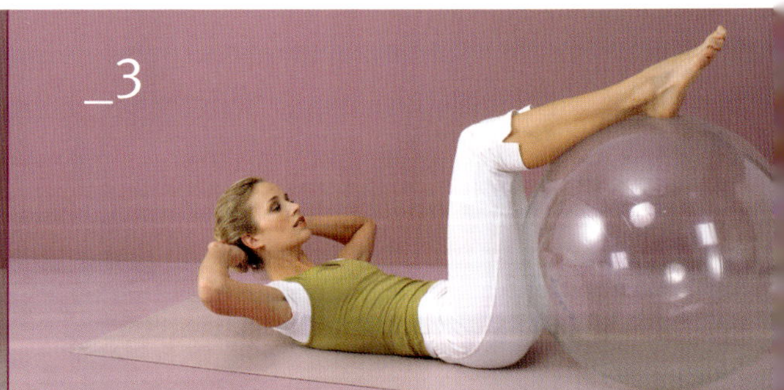

beachten

_details: Die Drehung erfolgt allein durch die Aktivierung der Bauchmuskulatur, nicht weil Sie den Kopf drehen oder die Ellbogen verschieben. Kopf und Ellbogen machen die Bewegung nur mit. Halten Sie das Becken während der gesamten Übung ruhig.

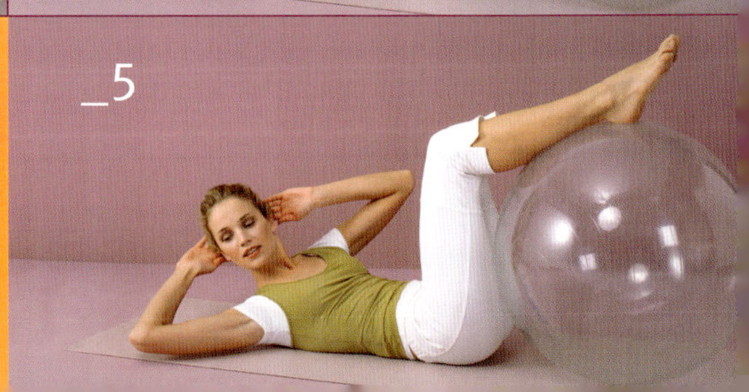

* Back Preparation: Hands by Hips

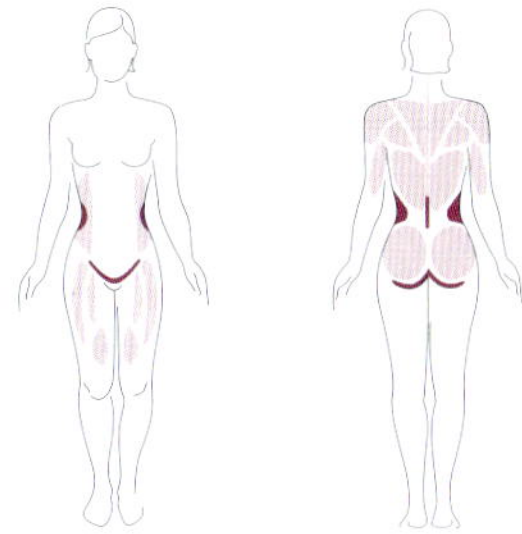

Mit der »Harpune« kräftigen Sie den oberen Rücken, die Schulterblätter und die Rückseite der Oberarme. Die Brustmuskulatur wird gedehnt. Die Übung ist ideal, wenn Ihr oberer Rücken gerundet ist.

_1 Ausgangsposition: Bauchlage. Die Füße stehen auf einer rutschfesten Matte. Öffnen Sie Ihre Beine hüftbreit und halten Sie die gestreckten Arme seitlich vom Ball. Die Handflächen zeigen zum Ball hin.

_2 Ausatmen: Ziehen Sie den Nabel zur Wirbelsäule und die Schulterblätter leicht zusammen und zur Hüfte. Heben Sie den Oberkörper und die Arme an. Ziehen Sie die Fingerspitzen zu den Füßen und drehen Sie die Handflächen zur Matte. Gehen Sie gerade so hoch, dass Ihr Körper vom Scheitel bis zu den Füßen eine gerade Linie bildet.

_3 Einatmen: Ziehen Sie Ihre Wirbelsäule noch ein bisschen länger. Ist der Nabel leicht vom Ball gehoben, der Nacken lang und nicht überstreckt?

_4 Ausatmen: Zurück in die Ausgangsposition.

_5 Einatmen: Machen Sie eine kurze Pause.

Wiederholungen: 3- bis 5-mal. Wechseln Sie dann in den Shell Stretch (siehe Seite 154).

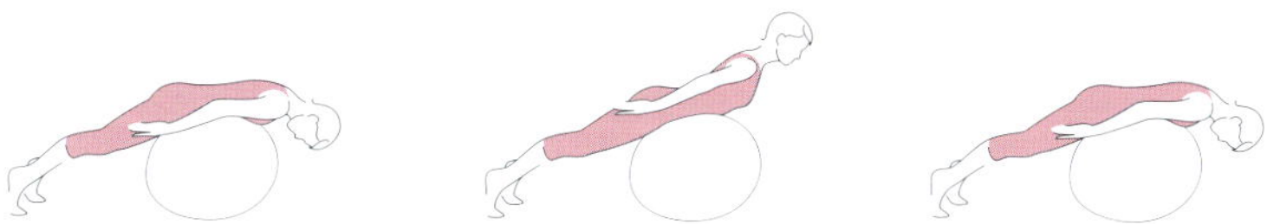

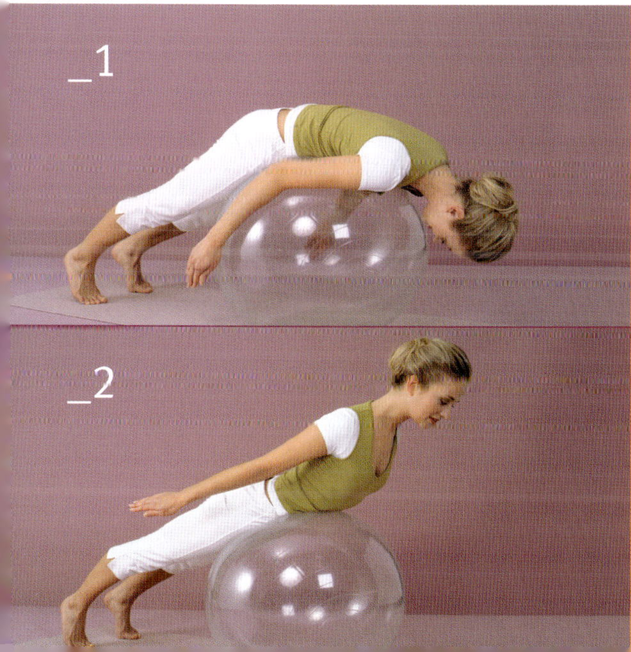

_1

_2

beachten

_vorsicht: Bei Problemen im unteren Rücken (Lendenwirbelsäule) führen Sie diese Übung nicht auf dem Ball, sondern nur auf der Matte durch (siehe Seite 63).

_inneres bild: Ist der Rücken gestreckt, fühlen Sie sich lang und fest wie ein Skispringer. Die Brust ist geöffnet, so dass sich das Schlüsselbein groß anfühlt, und die Wirbelsäule ist sehr lang.

* Shell Stretch

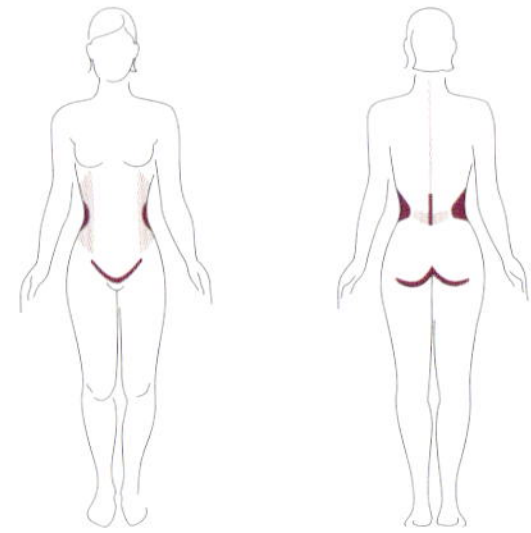

Der »Muschel-Stretch« über dem Ball dehnt und entspannt Ihre Rückenmuskulatur sehr angenehm. Führen Sie ihn nach der Rückenstreckung über dem Ball durch.

_1 Ausgangsposition: Sie sitzen mit dem Po auf den Fersen. Nehmen Sie den Ball in die Arme und genießen Sie diese Ruheposition. Ihr ganzes Gewicht ruht auf dem Ball. Lassen Sie die Wirbelsäule rund und weich werden. Die Knie sind hüftbreit geöffnet und der Kopf dreht sich zu einer beliebigen Seite – so wie es für Sie am angenehmsten ist.

_2 Ein- und Ausatmen: Bleiben Sie für einige Atemzüge in dieser Ruheposition. Atmen Sie in den seitlichen und hinteren Teil des Brustkorbs. Spüren Sie, wie Ihre Rückenmuskulatur intensiv gedehnt wird?

_3 Einatmen: Richten Sie sich dann langsam Wirbel für Wirbel wieder auf. Beginnen Sie die Bewegung beim Steißbein und beenden Sie sie am Scheitel.

Wiederholungen: Für 3 bis 5 Atemzüge in der Position bleiben.

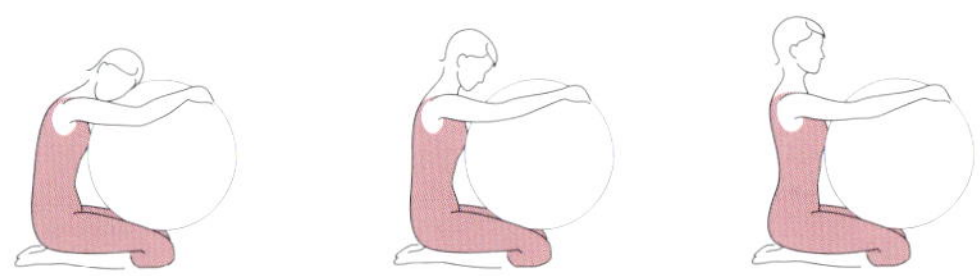

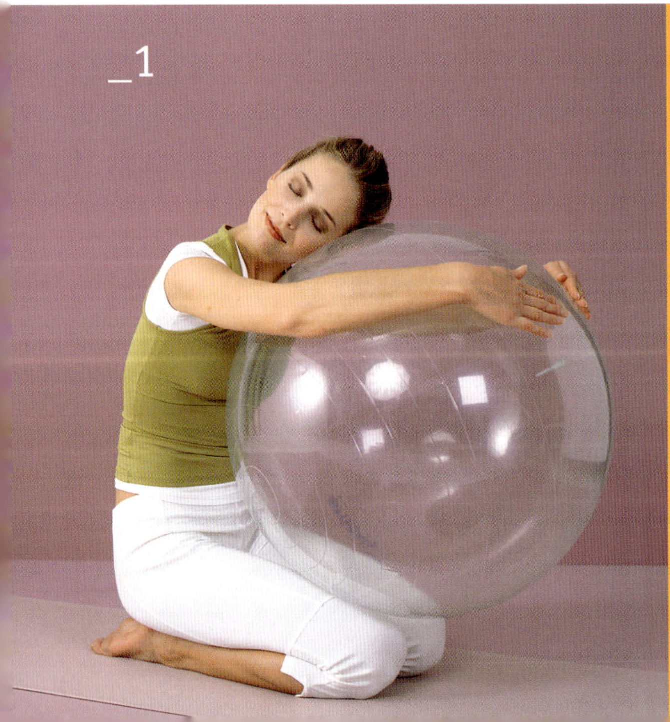

_1

beachten

_details: Machen Sie Ihren Rücken durch Anspannung der Bauchmuskulatur rund.

_inneres bild: Sie sind eine Muschel, die innen hohl ist. Wenn Sie Ihre Wirbelsäule aufrichten, stellen Sie sich vor, Sie würden an eine Wand hinter Ihnen jeden Wirbel einzeln zurückrollen, bis der Oberkörper wieder ganz aufrecht ist.

* Side Kick

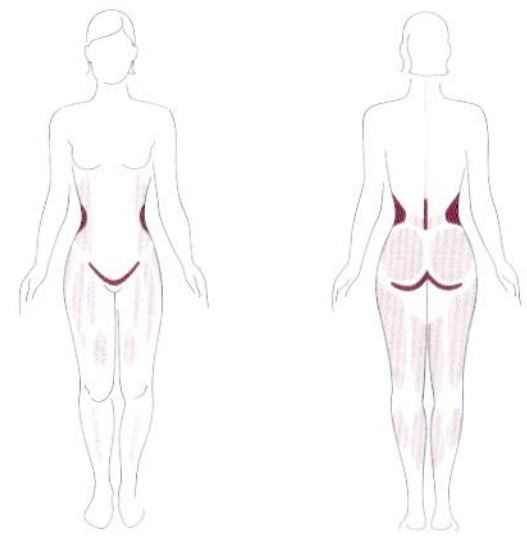

Der »Seitlagen-Kick« verbessert die Beweglichkeit des Hüftgelenks und trainiert die vordere, hintere und seitliche Hüftmuskulatur. Da es bei dieser Übung recht schwierig ist, die Balance zu halten, sollten Sie die Beinbewegung zunächst klein halten. Versuchen Sie, den Beinschwung bei jeder Wiederholung etwas größer zu machen, halten Sie Ihren Rumpf dabei aber ganz still.

_1 Ausgangsposition: Seitlage. Lehnen Sie sich mit der linken Körperseite gegen den Ball und heben Sie das rechte Bein bis auf Hüfthöhe an. Das Bein ist gestreckt und der Fuß flex.

_2 Einatmen: Schwingen Sie das rechte Bein vor den Körper und federn Sie 1-mal langsam und kontrolliert nach.

_3 Ausatmen: Ziehen Sie das Bein hinter den Körper. Der Fuß geht dabei zu point.

Wiederholungen: Nach 8 bis 10 Beinschwüngen vor und zurück wechseln Sie die Seite.

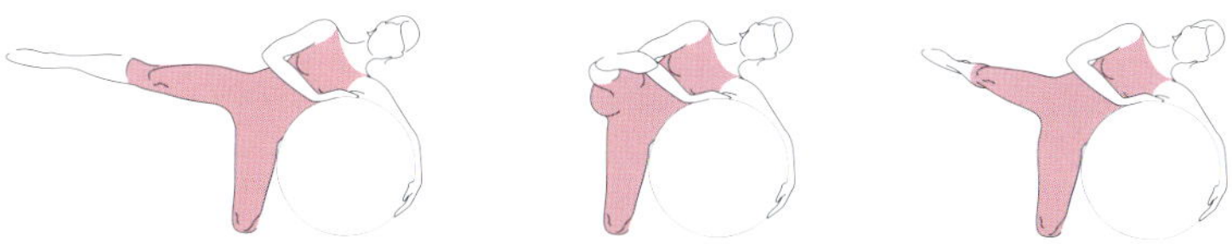

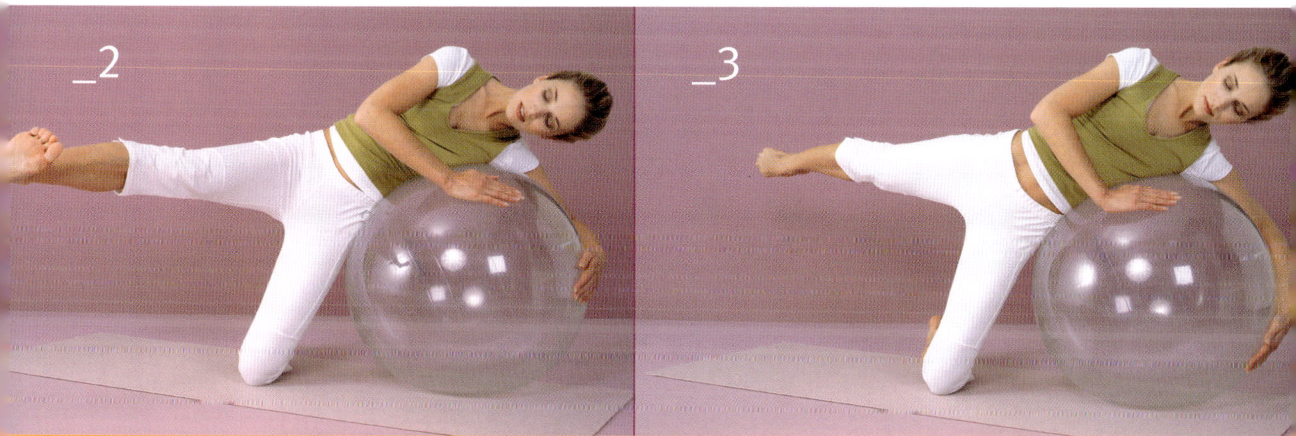

beachten

_vorsicht Bei Hüftproblemen führen Sie anstelle dieser Übung die Bodenübung Side Kick ohne Ball durch (siehe Seite 99).

_details: Halten Sie die Wirbelsäule und das Becken während der Übung ganz ruhig. Die Beinbewegung erfolgt allein durch das Anspannen der Hüftmuskulatur. Die Übung wird leichter, wenn Sie Ihr Bein etwas zur Matte absenken.

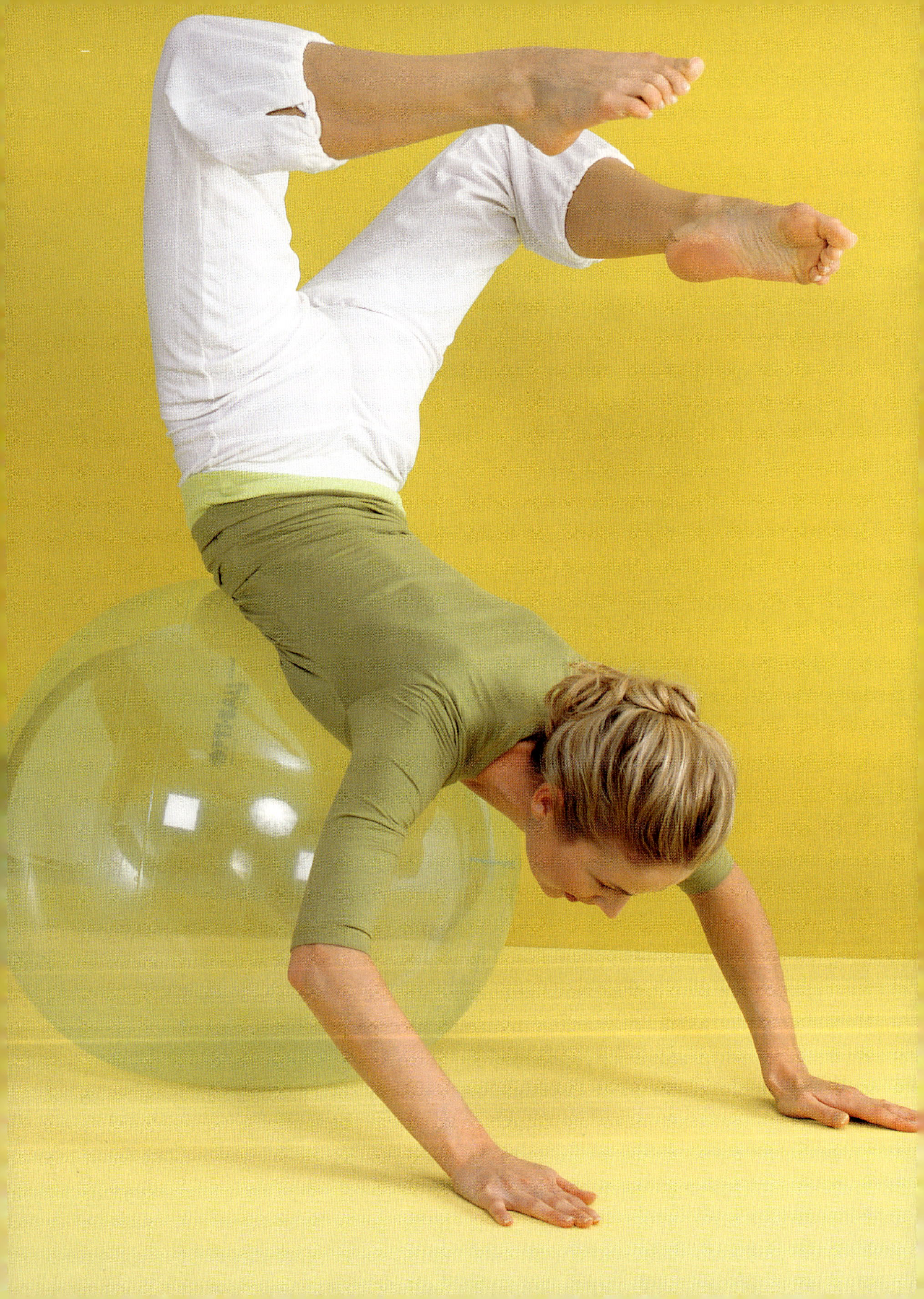

Maßgeschneiderte Trainingspläne

Möchten Sie Ihre Haltung verbessern? Müssen Sie das Tempo drosseln, weil Sie schwanger sind? Wollen Sie auch im Alter noch etwas für Ihre Fitness und innere Balance tun? Auch dann haben Sie mit Pilates genau das richtige Trainingsprogramm gefunden. Schließlich lässt sich die Methode ganz leicht auf Ihre eigenen, individuellen Bedürfnisse abstimmen.

Fit für alle Lebenslagen

Schon seit mehreren Jahren unterziehen die großen Pilates-Organisationen gemeinsam mit Physiotherapeuten und Sportmedizinern die klassischen Pilates-Prinzipien und -Übungen einer wissenschaftlichen Überprüfung. Die Ergebnisse belegen, dass das Trainingskonzept als gesundheitsorientierter Sport nahezu für jeden Menschen geeignet ist. Aus diesem Grund wird Pilates zur Vorbeugung von Verletzungen ebenso empfohlen wie für die Rehabilitation oder während besonderer Lebensphasen. Welche Übungen ausgewählt und wie sie ausgeführt werden, hängt dabei jeweils von der individuellen Situation ab.

Während Sie nach einer Verletzung oder OP jedoch zumindest anfangs unter der Anleitung eines ausgebildeten Pilates-Trainers üben sollten, können Sie in den meisten Fällen auch gut zu Hause ins Training einsteigen. Wollen Sie mit Pilates zum Beispiel eine muskuläre Haltungsschwäche korrigieren? Dann bringen solche Übungen die besten Erfolge, die die zu schwachen Muskelbereiche stärken und zugleich die zu starken dehnen (siehe Seite 159 f.).

Wellness-Fans, die Ausgleich und Entspannung vom stressigen Alltag suchen und Muskelverspannungen loswerden wollen, erfahren auf Seite 162, wie sie täglich ohne großen Zeitaufwand ein Programm mit leichten Übungen durchführen können. Selbst im Alter und während der Schwangerschaft können Sie mit Pilates aktiv und gesund bleiben. Allerdings sind gerade in diesen Lebensphasen nicht alle Übungen ideal. Mehr dazu lesen Sie auf Seite 164 ff. und Seite 168 f.

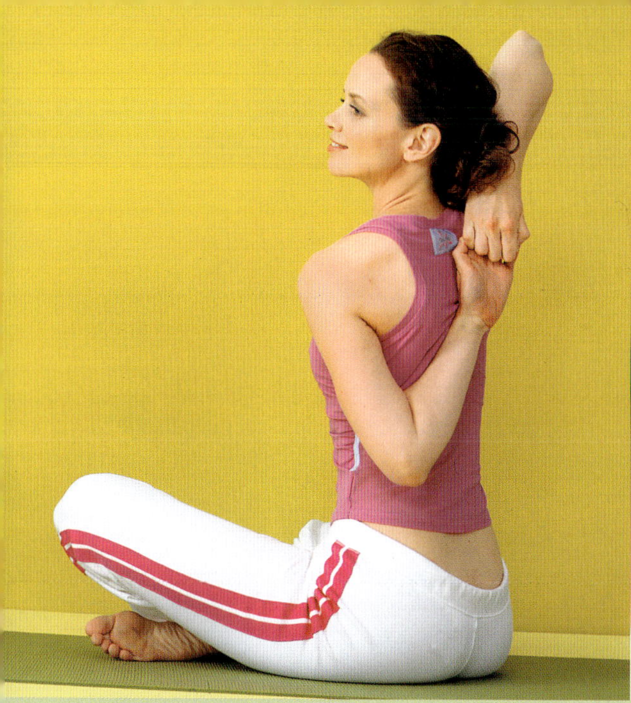

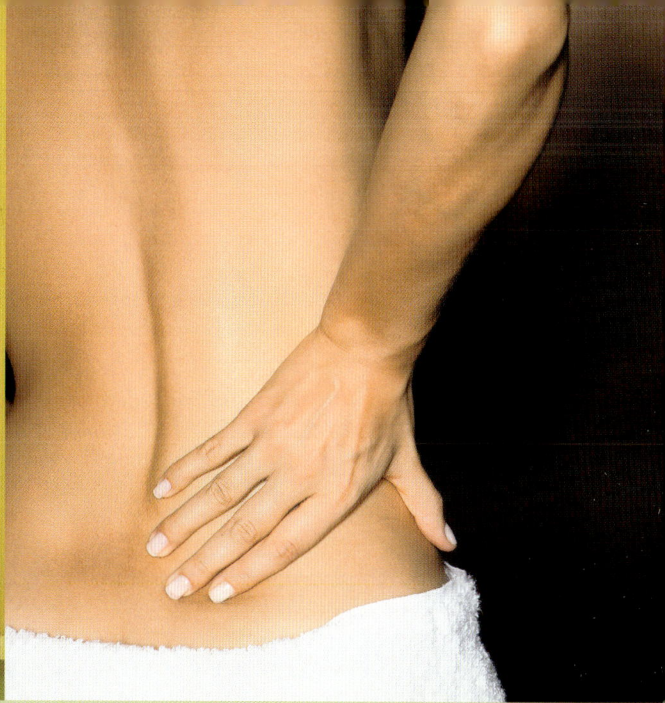

_a Gute Haltung und starke Muskeln sind der beste Schutz vor Rückenschmerzen.

_b Wenn es trotzdem zwickt, ist ausgiebiges Dehnen eine bewährte Soforthilfe.

Aktiv gegen Haltungsschwächen

Für eine gute, aufrechte Haltung sind aktive, ausgewogene Muskeln nötig, die Knochen, Bänder, Bandscheiben und Knorpel entlasten [_a]. Ist die Muskulatur dagegen aus dem Gleichgewicht geraten, so dass ein Bereich zu stark, ein anderer zu schwach ausgebildet ist, kommt es zu einer Haltungsschwäche. Leider begünstigt unsere Lebensweise nur zu oft die Entstehung solcher Dysbalancen – etwa durch Bewegungsmangel, langes Sitzen oder Stehen. Und je länger muskuläre Haltungsschwächen bestehen, desto größer ist die Wahrscheinlichkeit, dass sich daraus Haltungsschäden entwickeln. Sie beeinträchtigen daher nicht nur das optische Erscheinungsbild, sondern können auch Verspannungen, Schmerzen, Abnutzungen in den Gelenken und Verletzungen verursachen [_b].

Doch auch hier kann Pilates helfen. Indem es das Bewusstsein für eine gute Haltung schafft, versetzt es Sie in die Lage, Haltungsschwächen überhaupt zu erkennen. Damit Sie Ihre Haltung aktiv verbessern können, ist es wichtig, das Gleichgewicht zwischen den einzelnen Muskelgruppen wiederherzustellen. Die Rumpfmuskulatur muss ausgewogen trainiert werden wobei die zu kräftige und verkürzte Muskulatur gedehnt, die zu schwache und überdehnte Muskulatur gestärkt wird. Und das können Sie mit Pilates.

Hohlrunder Rücken

Der hohlrunde Rücken [_c] ist eine Kombination aus Hohlkreuz und Rundrücken. Beim Hohlkreuz kippt das Becken nach vorn und die Kurve der Lendenwirbelsäule verstärkt sich. Meist ist dafür eine zu schwache Bauchmuskulatur oder eine zu starke vordere Hüftmuskulatur verantwortlich. Beim Rundrücken ist der Bogen der Brustwirbelsäule zu sehr nach hinten ausgeprägt. Die Schulterblätter stehen zu hoch und zu weit auseinander, das Brustbein erscheint eingesunken. In vielen Fällen ist die Brustmuskulatur zu stark und verkürzt. Dagegen ist die Muskulatur zur Rückenstreckung im oberen Rücken sowie die Muskulatur zwischen und unterhalb der Schulterblätter zu schwach und überdehnt. Um die Dysbalance auszugleichen schiebt sich der Kopf nach vorn, was wiederum eine Verkürzung der hinteren Nackenmuskeln nach sich zieht.

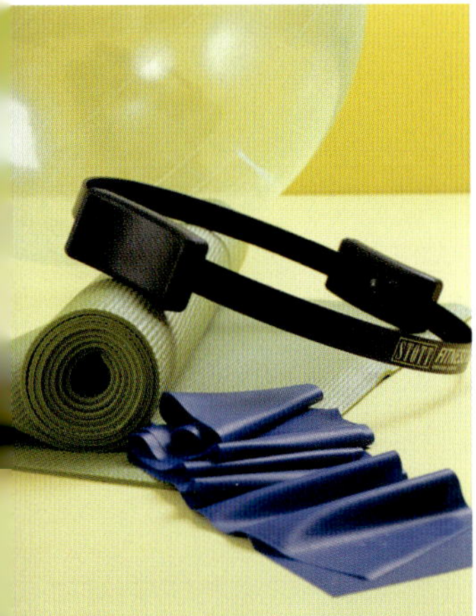

_a Mit speziellen Geräten können Sie noch intensiver trainieren.

Das richtige Programm

Wenn Sie ein Hohlkreuz haben, können Sie Ihre Haltung verbessern, indem Sie die Bauchmuskulatur kräftigen. Um dabei gleichzeitig die vorderen Hüft- und die unteren Rückenmuskeln zu entspannen, eignen sich besonders diejenigen Bauchmuskelübungen, bei denen Sie Ihre Beine auf dem Fitnessball ablegen (Obliques Preparation, Seite 152).

Zur Aufrichtung des oberen, zu stark gerundeten Rückens ist es notwendig, die Rückenstreckermuskulatur im Bereich der Brustwirbelsäule zu kräftigen. Dies gelingt besonders gut mit den Pilates-Kleingeräten. Ideal sind Streckübungen wie Back Preparation: Hands by Hips über dem Ball (Seite 153) und Eagle mit dem Band (Seite 147). Die Übungen Dumb Waiter und Airplane mit dem Band (Seite 144 und 145) eignen sich gut zur Kräftigung der Schulterblattmuskulatur. Für die Dehnung der Brustmuskulatur bieten sich Arm Circles über dem Ball (Seite 150) und Spine Twist mit dem Band (Seite 146) an.

Das Übungsprogramm für den hohlrunden Rücken auf dem beiliegenden Poster kombiniert ausgewählte klassische Bodenübungen und solche mit Pilates-Kleingeräten [_a]. Vergessen Sie auf keinen Fall die Vorübungen und führen Sie alle Übungen in der angegebenen Reihenfolge durch.

tipp

_Kleine Trainingshilfen

- Um die Bauchmuskeln stärker zu aktivieren und ein Hohlkreuz während des Trainings zu vermeiden, führen Sie die Übungen in Rückenlage/imprint durch.
- Ein Kissen oder eine Handtuchrolle unter dem Kopf dehnt und entspannt die hintere Nackenmuskulatur, wenn Sie auf dem Rücken liegen.
- Bei Übungen in der Bauchlage legen Sie ein Kissen oder Handtuch unter den Bauch, um eine Überstreckung der Lendenwirbelsäule zu verhindern.

Flachrücken

Wenn Sie eine gute, aufrechte Haltung haben, folgt die Lendenwirbelsäule ihrer natürlichen Kurve [_b]. Beim Flachrücken dagegen ist sie abgeflacht und das Becken kippt nach hinten. Die vordere Hüftmuskulatur ist zu schwach und überdehnt, die Muskeln an der Oberschenkelrückseite dagegen zu kräftig und verkürzt [_d].

Korrigierende Maßnahmen

Der Trainingsschwerpunkt beim Flachrücken liegt darin, die am Becken ansetzenden Muskeln wieder ins Gleichgewicht zu bringen. Das erfordert die Kräftigung der vorderen Hüftmuskulatur sowie die Dehnung der rückwärtigen Oberschenkelmuskulatur. Denn nur eine kräftigere Vorderseite und flexiblere Rückseite der Hüfte kann die Beckenkippung nach vorn muskulär unterstützen. Besonders gut geeignet sind dazu die Übungen Scissors mit dem Fitness Circle™ (Seite 142), One Leg Circle mit dem Band (Seite 149) sowie Side Kick auf dem Ball (Seite 155). Wenn Sie noch mehr tun wollen, finden Sie auf dem Poster ein passendes Programm aus klassischen Übungen und Übungen mit Kleingeräten. Nach den Vorübungen führen Sie diese in der angegebenen Reihenfolge durch.

Kleines Übungseinmaleins

Bei allen Übungen in der Rückenlage sollten Sie so oft wie möglich die neutrale Stellung einnehmen. Achten Sie auf einen normalen Abstand der Lendenwirbelsäule zur Matte. Auf diese Weise unterstützen Sie die Wiederherstellung der natürlichen Kurve in der Lendenwirbelsäule. Damit Sie Ihre Wirbelsäule bei Übungen im Sitzen aufrichten können und verhindern, dass das Becken nach hinten kippt, legen Sie sich ein Kissen unter den Po und beugen die Beine.

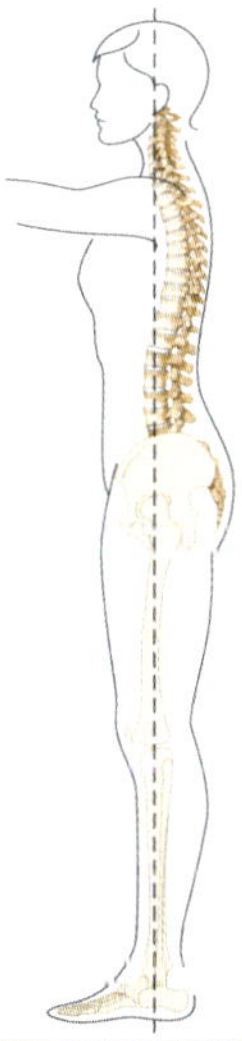

_b Perfekt: Hals- und Lendenwirbelsäule wölben sich nach vorn, die Brustwirbelsäule nach hinten.

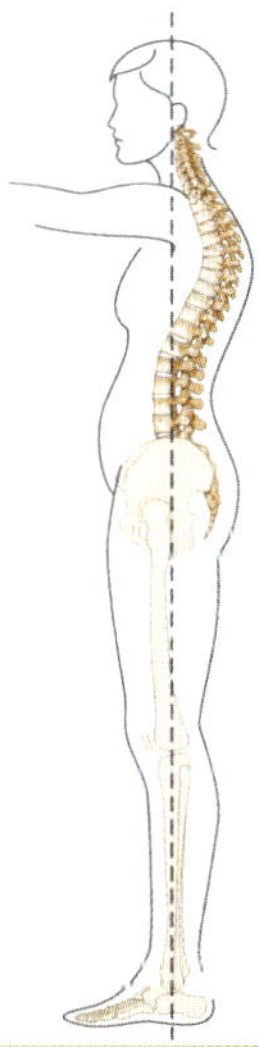

_c Beim hohlrunden Rücken biegen sich die Brust- und Lendenwirbelsäule zu stark.

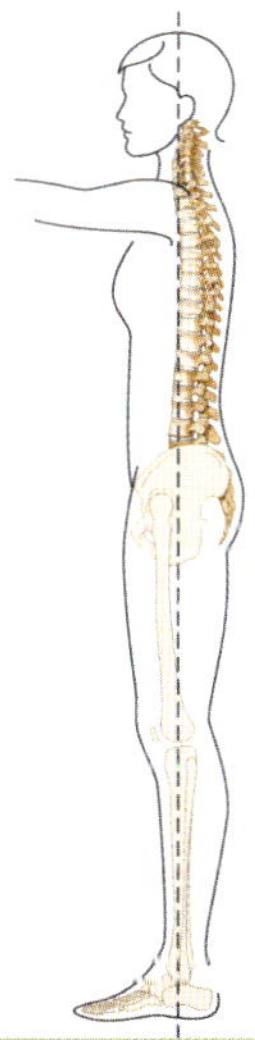

_d Beim Flachrücken hat die Lendenwirbelsäule ihren Schwung fast ganz verloren.

Das Wohlfühlprogramm

Ist nach einem langen Arbeitstag die Muskulatur im Nacken, in den Schultern oder im Rücken hart und verspannt? Dann können Sie sich mit einigen leichten Pilates-Übungen ohne viel Aufwand selbst etwas Gutes tun [_a]. Ihr Ziel sollten dabei keine sportlichen Höchstleistungen sein, es geht allein darum, die verspannten Muskelbereiche bewusst zu lockern [_b]. Hören Sie also auf Ihren Körper und achten Sie auf seine Signale: Die Dehnung eines verspannten Muskels verursacht zwar einen langsamen, leicht ziehenden Schmerz. Dieser lässt sich jedoch gut aushalten. Spüren Sie beim Üben dagegen kurze, heftige oder stechende Schmerzen, brechen Sie sofort ab. Bleibt der Schmerz weiterhin bestehen, liegt der Grund eher in einer Verletzung als in einer Verspannung. In diesem Fall ist es sinnvoll, einen Arzt zu Rate zu ziehen, ehe Sie Ihr Training fortsetzen.

Das Wohlfühlprogramm auf dem beiliegenden Poster ist noch kürzer und einfacher als das Einsteigerprogramm. Trotzdem stellt die Übungsauswahl sicher, dass Sie Ihre Muskulatur ausgewogen trainieren und die Wirbelsäulenbewegungen häufig wechseln. Dazu ist es wichtig, die Übungen (nach den Vorübungen) in der angegebenen Reihenfolge durchzuführen.

Rundum entspannt

Schaffen Sie sich eine angenehme und entspannende Atmosphäre, bevor es losgeht. So können Sie Ihr Workout mit allen Sinnen genießen. Dämpfen Sie das Licht, zünden Sie sich Ihre Lieblingsduftkerze an oder träufeln Sie ätherisches Öl in die Duftlampe und legen Sie leise Chill-Out-Musik ein. Unabhängig davon, was Ihnen hilft, am schnellsten und besten abzuschalten, sind zwei Dinge besonders wichtig, um den Wohlfühleffekt zu maximieren:

- Sorgen Sie für ausreichende Wärme – entweder durch Zimmertemperatur oder durch entsprechende Kleidung. Nur wenn die Temperatur stimmt, können sich die Muskelverspannungen lockern und die Muskulatur wird wieder voll funktionsfähig. Haben Sie oft und schnell kalte Füße? Dann holen Sie Ihre dicksten Socken aus dem Schrank. Unnötige Eitelkeit ist jetzt fehl am Platz. Schließlich macht Pilates von innen schön – und stylen können Sie sich nach dem Training.
- Verwenden Sie Kissen oder gerollte Handtücher, um sich in eine entspannte Ausgangsposition zu bringen. Es ist sehr wichtig, dass Sie jede Übung ohne das Gefühl von Anspannung beginnen. Wie Sie die kleinen Hilfsmittel einsetzen, erfahren Sie auf Seite 37.

tipp

_Relaxen hoch zwei

Um den Wohlfühleffekt zu verstärken, können Sie nach dem Pilates-Training in der warmen Badewanne abtauchen oder sich eine heiße Dampfdusche gönnen. Dort können Sie die Auszeit ein wenig verlängern, während die Wärme Ihre Muskulatur noch geschmeidiger macht.

_a Eine bewegliche Wirbelsäule und eine kräftige Rumpfmuskulatur schaffen die körperliche Basis, lange Arbeitstage ohne Schmerzen zu überstehen (Foto rechts).

_b Rücken frei – der Shell Stretch (Seite 67) gilt als das Patentrezept gegen Verspannungen. Er darf daher in keinem Entspannungsprogramm fehlen (Foto unten).

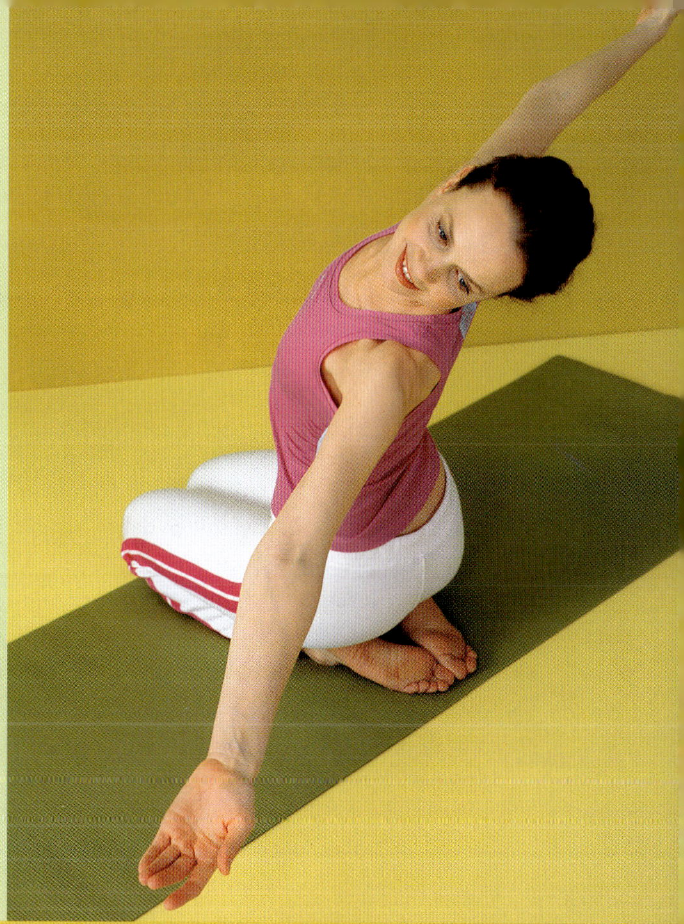

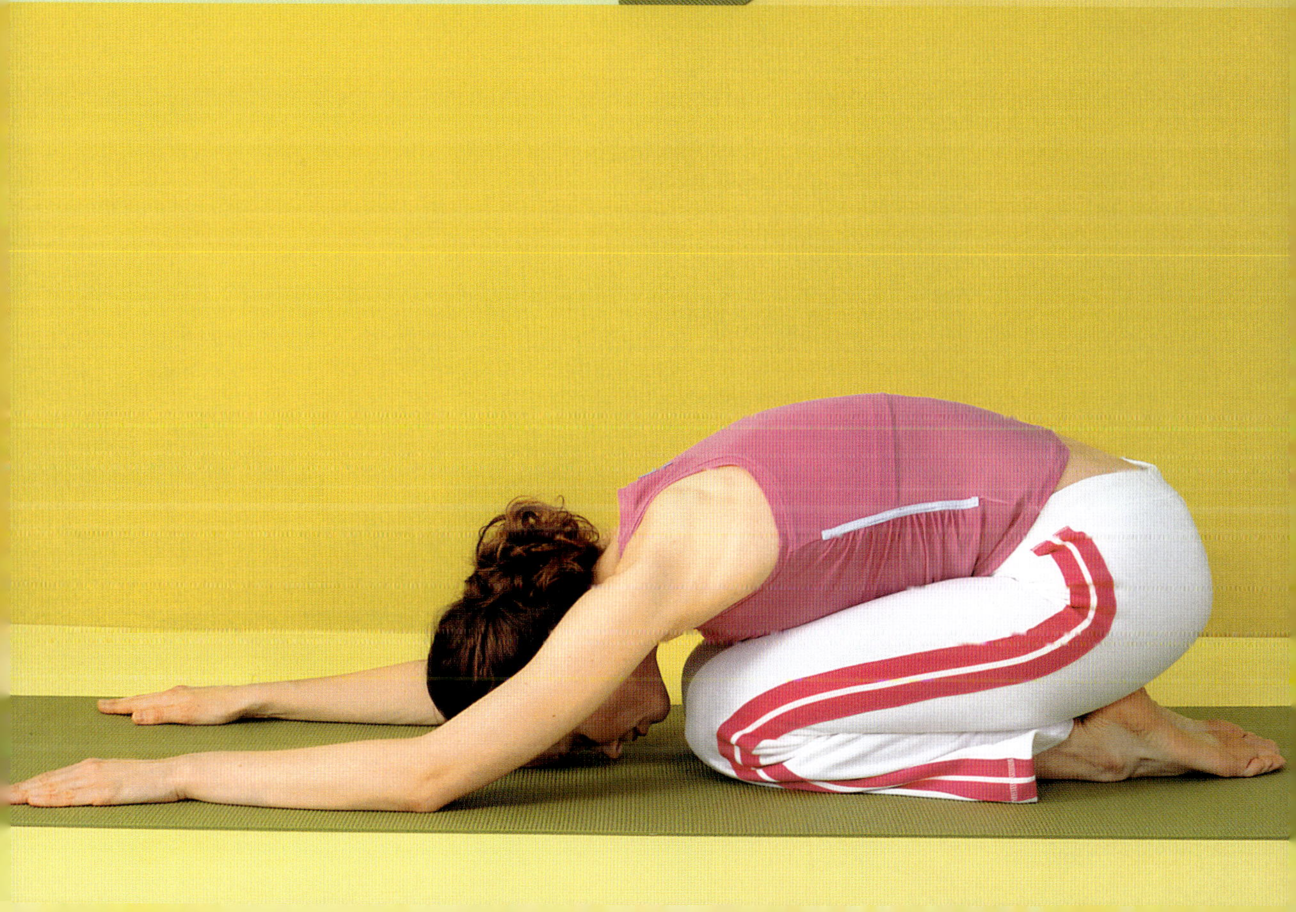

Pilates in der Schwangerschaft

Schwangerschaft ist eine Zeit der Freude und Vorfreude. Genießen Sie diese besondere Phase Ihres Lebens! Leichte sportliche Aktivitäten können Ihr Wohlbefinden in den 40 Wochen bis zur Geburt dabei durchaus steigern. Gleichzeitig können Sie aktiv etwas gegen Rückenschmerzen tun, die mit dem zunehmendem Gewicht gerade jetzt gerne auftreten. Jeder sportliche Ehrgeiz ist aber völlig fehl am Platz. Sparen Sie sich diesen für die Zeit nach der Rückbildung auf!

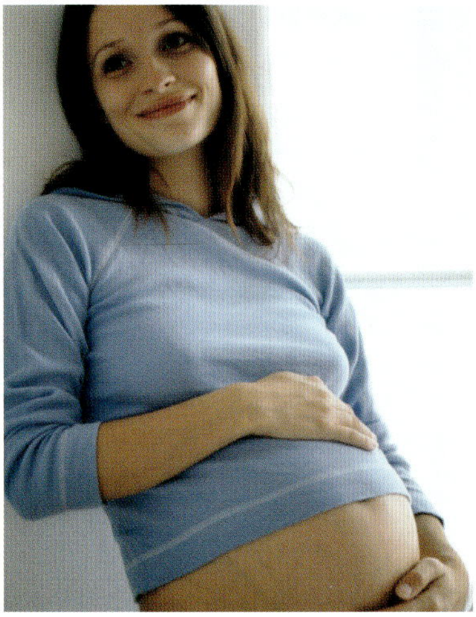

Wenn Sie bereits Erfahrungen mit Pilates haben, können Sie auch während der Schwangerschaft weiterüben – vorausgesetzt, Sie halten sich an einige Regeln. Nichtsdestotrotz sollten Sie unbedingt Ihren Gynäkologen fragen, ob Sie mit dem Training fortfahren dürfen. Er kann am besten beurteilen, ob spezielle Risiken für Ihre Schwangerschaft bestehen oder ob Sie unbesorgt Sport treiben dürfen. Am sichersten wäre es, das Training unter der Anleitung eines ausgebildeten Pilates-Trainers in einem Studio weiterzuverfolgen. Er kann für Sie ein ganz auf Ihre Situation abgestimmtes Programm auf der Matte und an den Geräten erarbeiten. Wenn Sie Pilates jedoch lieber zu Hause fortsetzen möchten, müssen Sie besonders vorsichtig sein und aufpassen, dass Sie nicht zu hart trainieren. Schließlich verändert die Schwangerschaft nicht nur Ihre gesamte Lebenssituation. Auch die Übungsauswahl und -durchführung sowie die Intensität des Trainings muss den anderen Umständen angepasst werden.

Das müssen Sie beachten

Wenn Sie schwanger sind, müssen Sie Ihre Atemtechnik während des Trainings ändern und einen besonderen Fokus auf den Beckenboden setzen. Darüber hinaus bringt jedes Trimester Besonderheiten mit sich, die Sie beachten sollten.

Atmung

Die tiefe und bewusste Atmung beim Pilates tut Ihnen auch in der Schwangerschaft sehr gut. Setzen Sie sich deshalb aufrecht auf die Sitzbeinhöcker – am besten auf einen Fitnessball – und konzentrieren Sie sich zu Beginn des Trainings nur auf Ihre Atmung. Entspannen Sie sich und versuchen Sie, verkrampfte Muskeln zu lockern. Lassen Sie Ihren Atem dabei ganz natürlich fließen, wohin er möchte. Er kann ruhig auch über den Brustkorb hinaus zu Ihrem Kind in den Bauch strömen. Bleiben Sie mit Ihren Gedanken beim Atem und fühlen

Sie, wie sich Ihre Bauchdecke bei der Einatmung leicht hebt. Das gibt Ihnen ein gutes Körpergefühl für diesen Bereich und schafft Platz für Ihr wachsendes Baby.

Beckenboden

Ein kräftiger und flexibler Beckenboden ist jetzt besonders wichtig für Sie. Schließlich muss er in der Schwangerschaft weitaus mehr Gewicht stützen und Druck aushalten als normalerweise. Auch während der Geburt zahlt sich ein trainierter Beckenboden aus, da Sie die Muskulatur dann quasi auf Befehl entspannen können. Nach der Entbindung schließlich beschleunigt er die Rückbildung und hilft Ihnen, eine Blasenschwäche zu verhindern.

Sie spüren Ihren Beckenboden am besten, wenn Sie sich auf einen Fitnessball setzen. Im Anschluss an einige tiefe Atemzüge, aktivieren Sie die Beckenbodenmuskulatur während des Ausatmens. Versuchen Sie zu spüren, wie die Sitzbeinhöcker sich aufeinander zu bewegen und der Beckenboden sich leicht vom Ball hebt. Beim Einatmen lassen Sie dann die Muskulatur bewusst locker werden. Spüren Sie, wie sich der Beckenboden wieder auf den Ball senkt.

Konzentrieren Sie sich einige Ausatemzüge zunächst nur auf die Aktivierung der Beckenbodenmuskulatur. Erst dann aktivieren Sie zusätzlich den tiefen, queren Bauchmuskel – Ihre Bauchdecke wird etwas flacher. Schließlich richten Sie sich auf, indem Sie den Scheitel zur Decke ziehen. Dadurch ist Ihre Körpermitte sehr stabil. Prägen Sie sich das Gefühl gut ein. Das hilft, Haltungsschwächen infolge der wachsenden Gebärmutter und des steigenden Gewichts bereits im Ansatz zu verhindern.

1. Trimester (1. bis 13. Woche)

Bereits in den ersten Schwangerschaftswochen schüttet Ihr Körper bestimmte Hormone aus (Relaxin), die ermöglichen, dass die Gebärmutter wächst. Zudem sorgen sie dafür, dass sich der Geburtskanal während der Geburt ausreichend weitet. Durch die Hormonausschüttung entspannt sich jedoch auch der gesamte Muskel- und Bandapparat. Dadurch verlieren die Sehnen und Bänder, die Ihre Gelenke stabilisieren, an Festigkeit. Die Gefahr, sie während des Trainings zu überdehnen, steigt. Führen Sie daher alle Pilates-Bewegungen zunächst klein und vorsichtig aus – auch wenn Sie sich eigentlich noch gar nicht richtig schwanger fühlen. Gehen Sie immer nur so weit in eine Dehnung, bis ein ganz leichter Dehnungsschmerz einsetzt. Stoppen Sie dann sofort, um ein Überdehnen zu vermeiden.

Führen Sie nur noch ganz leichte Übungen durch, wie Sie sie beispielsweise im Wohlfühlprogramm finden (siehe Seite 162).

Übrigens: Auch nach der Entbindung bleiben Bänder und Sehnen aufgrund des erhöhten Östrogenlevels zunächst weich. Erst wenn Sie mit dem Stillen aufhören, erreichen sie wieder ihre normale Stabilität.

info

_Schluss mit schlapp

Pilates kann Ihnen gut gegen die immer wiederkehrende Müdigkeit in den ersten Schwangerschaftswochen helfen. Denn die tiefe und bewusste Atmung sorgt dafür, dass Sie mehr Sauerstoff im Blut haben, der Sie schnell wieder frisch und wach macht.

2. Trimester (14. bis 24. Woche)

Im zweiten Schwangerschaftsdrittel sollten Sie auf alle Übungen verzichten, die der Kräftigung des geraden Bauchmuskels (Rectus Abdominis) dienen. Lassen Sie daher diejenigen Übungen aus, bei denen Sie aus der Rückenlage aufrollen oder überrollen. Anderenfalls begünstigen Sie das Eintreten einer so genannten Rektusdiastase, bei der die geraden Bauchmuskeln auseinander weichen.

Legen Sie den Trainingsschwerpunkt stattdessen auf Übungen zur Kräftigung der tiefen und schrägen Bauchmuskulatur sowie der Rückenmuskeln, die Ihren Rumpf stabilisieren und Ihre Wirbelsäule aufrichten. Dies ist wichtig, damit Sie das zusätzliche Gewicht ohne große Probleme tragen können. Ihre Bein-, Gesäß-, Schulterblatt- und Armmuskulatur können Sie weiterhin wie gewohnt trainieren.

Da mit dem zunehmenden Gewicht des Babys und der Gebärmutter in der Rückenlage der Druck auf die große Bauch-Aorta steigt und dadurch die Sauerstoffzufuhr für Sie und Ihr Kind reduziert wird, sollten Sie ab jetzt nicht mehr länger als drei bis vier Minuten auf dem Rücken liegen. Auch wenn die meisten Frauen die Auswirkungen wie Unwohlsein oder leichten Schwindel erst im dritten Trimester spüren, sollten Sie schon jetzt nicht mehr zu lange in dieser Position verweilen und entsprechende Übungen nur kurz machen oder sogar ganz auslassen. Auch die Bauchlage wird aufgrund Ihres wachsenden Umfanges immer unangenehmer. Sie ist daher als Ausgangsposition für Pilates-Übungen nicht mehr geeignet. Ideal dagegen sind Übungen im Sitzen – auf dem Fitnessball oder auf der Matte –, im Vierfüßlerstand, in der Seitlage oder in der Liegestützposition. Bei allen kommt Ihnen Ihr Bauch nicht in die Quere.

Wie in den ersten Wochen stellt auch für diese Schwangerschaftsphase das Wohlfühlprogramm eine gute Trainingsgrundlage dar. Außer Abdominal Preparation (Seite 59), Back Preparation: Hands by Shoulder (Seite 61), Back Preparation: Hands by Hips (Seite 63) und Roll Up (Seite 77) können Sie noch alle Übungen daraus durchführen.

3. Trimester (25. bis 40. Woche)

Mit fortschreitender Schwangerschaft können Gewichtszunahme und steigender Hormonlevel dazu führen, dass sich Ihre Haltung verändert. Die Wahrscheinlichkeit, dass das Becken nach vorn kippt (Hohlkreuz) und der obere Rücken sich rundet (Rundrücken), steigt. Einige leichte Pilates-Übungen im Sitzen, im Vierfüßlerstand und aus der Seitlage helfen Ihnen, Ihre Körpermitte zu stabilisieren und Ihre Wirbelsäule aufzurichten – und das ist das

wichtig

_Wie geht es weiter?

Nach einer normalen Entbindung sollten Sie sich mindestens vier bis sechs Wochen Zeit lassen, ehe Sie wieder mit Pilates beginnen. Bei einem Kaiserschnitt dauert es sogar etwa drei Monate, bis Sie wieder mit dem Training starten können. Besprechen Sie sich vorher unbedingt mit Ihrem Gynäkologen oder Ihrer Hebamme. Sie können am besten beurteilen, was Sie sich zutrauen dürfen und auf was Sie besonders achten sollten.

beste Mittel gegen Rückenschmerzen. So können Sie beispielsweise die folgenden Vorübungen statt im Liegen auch sitzend durchführen – entweder auf der Matte oder auf dem Fitnessball: Breathing (Seite 45), Imprint and Release (Seite 46), Arm Raises (Seite 52), Scapula Isolation (Seite 53), Elevation and Depression of Scapulae (Seite 54) und Head Nods (Seite 55).

Geeignete Hauptübungen – geordnet nach der Ausgangsposition – sind

› im Sitz [_a]: Spine Twist (Seite 69), Saw (Seite 71), Spine Stretch Forward (Seite 73), Side Bend/Variante 1 (Seite 111)

› im Vierfüßlerstand: Swimming/Variante (Seite 105), Leg Pull Front/Variante 1 oder 2 (Seite 107), Push Up/Variante 1 (Seite 113) [_b]

› in der Seitlage: Side Kick/Variante 1 (Seite 99).

Übungen in der Rücken- und Bauchlage dagegen sind spätestens ab dem dritten Trimester absolut tabu.

Für die Kräftigung der oberen Schulterblatt- und Rückenmuskulatur, die beim Babytragen bald stark gefordert werden, sowie zur nötige Aufrichtung des oberen Rückens sind die Übungen mit dem Band (Dumb Waiter, Airplane und Spine Twist, Seite 144 ff.) sehr gut geeignet. Schenken Sie dieser Körperpartie schon jetzt Ihre besondere Aufmerksamkeit.

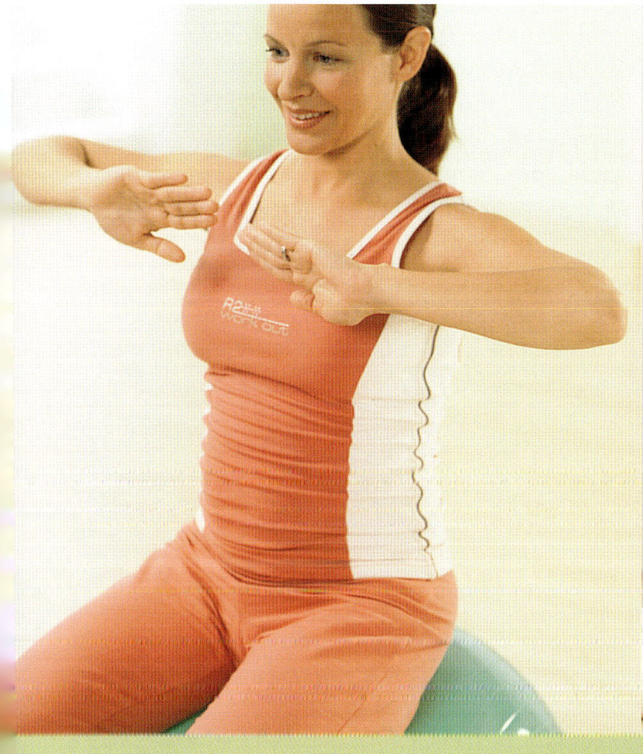

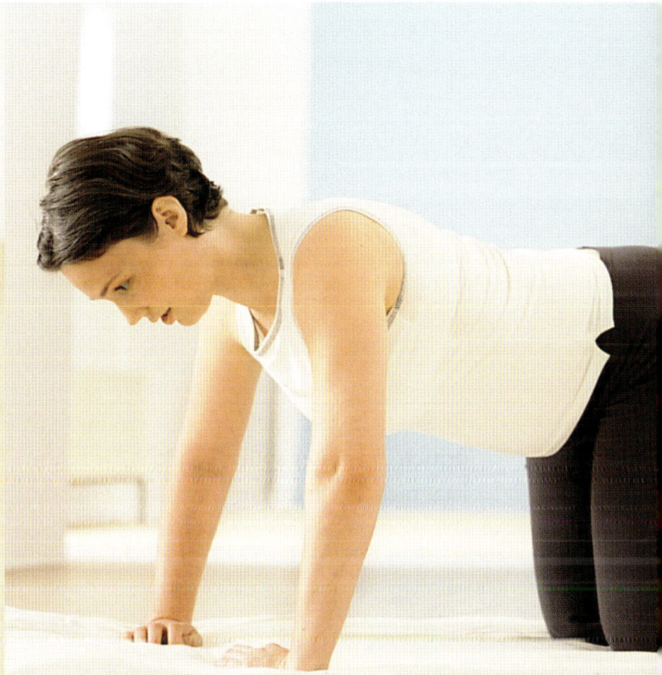

_a Auf dem Ball können auch schwangere Frauen sicher trainieren. Achten Sie jedoch auf eine rutschfeste Unterlage.

_b Der Vierfüßlerstand ist für Schwangere ideal, da in dieser Stellung kein Druck auf dem Beckenboden lastet.

Agil und gesund ins Alter

Ein gesundheitsorientiertes Training wie Pilates ist besonders gut dazu geeignet, die Auswirkungen des Älterwerdens abzuschwächen und hinauszuzögern. Da die Methode sich durch langsame, kontrollierte und konzentrierte Bewegungen auszeichnet, können Sie selbst bestimmen, wie intensiv Sie trainieren möchten. Beim Pilates müssen Sie keine schnellen oder ruckartigen Bewegungen nach einem vorgegebenen Rhythmus durchführen. Stattdessen trainieren Sie im Einklang mit der Atmung nach Ihrem persönlichen Rhythmus und steuern Ihre Bewegungen vom Scheitel bis zu den Zehenspitzen selbst. Ein weiterer Vorteil: Sie beginnen Ihr Training mit sehr leichten Übungen und steigern es stufenweise – und auch das nur, wenn Sie es möchten. Das Verletzungsrisiko ist deshalb gering.

Joseph Pilates selbst trainierte übrigens bis zu seinem Tod nach der von ihm entwickelten Methode. Er definierte Alter nicht durch Jahre, sondern dadurch, wie fit Körper und Geist sind.

Bleiben Sie beweglich

Mit jedem neuen Lebensjahr verändert sich Ihr Körper. Manche dieser Veränderungen sind deutlich sichtbar, andere spielen sich verborgen im Inneren Ihres Körpers ab und bleiben so häufig eine ganze Weile unbemerkt.

Länger leistungsfähig bleiben

Je älter wir werden, desto mehr verringert sich die Elastizität der Lunge und die Mobilität des Brustkorbes. Die tiefe und bewusste Brustkorbatmung im Pilates ist hervorragend dazu geeignet, dieser Entwicklung entgegenzuwirken, und hilft Ihnen, Ihre Sauerstoffversorgung positiv zu beeinflussen. Dadurch werden sowohl der Körper als auch das Gehirn besser durchblutet – Sie sind leistungsfähiger.

Reaktionsfähigkeit verbessern

Beim Pilates-Training führen Sie häufig recht komplizierte Bewegungen aus. Und das hat auch Auswirkungen auf Ihren Alltag. Je komplexer Sie sich nämlich während der Übungen bewegen, desto leichter fällt Ihnen die Koordination von Bewegungen und desto schneller können Sie auf Reize durch Bewegungen reagieren. Koordinationsfähigkeit und Reaktionsschnelligkeit verbessern sich deutlich.

Muskeln erhalten

Bereits ab dem 26. Lebensjahr reduziert sich die Muskelmasse alle zehn Jahre um drei bis fünf Prozent. Ein Prozess, der nur durch ein kontinuierliches Muskelaufbau-Training zu stoppen und umzukehren ist. Pilates kräftigt die Muskulatur Ihres Körpers ausgewogen von innen nach außen. Dadurch bleiben Sie körperlich jung.

Osteoporose-Schutz

Mit dem Alter wird auch die Knochensubstanz brüchiger – das Risiko, an Osteoporose zu erkranken, steigt. Vor allem Frauen, die das Klimakterium bereits überschritten haben, sind gefährdet. Denn sie verlieren mit den Wechseljahren zugleich ihren körpereigenen Osteoporoseschutz durch die weiblichen Sexualhormone (Östrogene).

Bei Osteoporose schwindet die feste Knochenmasse und die Knochen lockern sich auf. Die Anfälligkeit für (oft nur schlecht verheilende) Brüche nimmt dadurch zu. Dagegen kann Pilates helfen. Denn ein regelmäßiges Training stärkt nicht nur die Muskulatur, sondern auch die Knochensubstanz. Am effektivsten sind dabei Übungen gegen Widerstände. Bei den klassischen Bodenübungen zählen dazu alle Übungen, bei denen Sie Ihr Körpergewicht gegen die Schwerkraft halten müssen, beispielsweise Übungen im Vierfüßlerstand, im Kniestand, im Stehen oder in der Liegestützposition.

Gelenke stabilisieren

Pilates pflegt neben Muskeln und Knochen auch Ihre Gelenke, die durch Bewegungen in einem gesunden Bewegungsradius mobil und funktionsfähig bleiben. Besonders die kreisenden und gleichmäßigen Bewegungen mit Armen und Beinen tun den Schulter- und Hüftgelenken gut. Gleichzeitig wird die Wirbelsäule gedehnt und gekräftigt und dieser aufrichtende Effekt korrigiert Haltungsschwächen, die im Alter eher offensichtlich werden.

tipp

_Training im Alter

- Fragen Sie Ihren Arzt um Rat, bevor Sie mit dem Training beginnen. Er kennt frühere Verletzungen ebenso wie Ihren aktuellen Gesundheitszustand und kann so am besten beurteilen, ob Pilates für Sie geeignet ist. Darüber hinaus kann er einen Bone Mineral Density Test durchführen, der Aufschluss über den Zustand Ihrer Knochensubstanz gibt.
- Für den Trainingseinstieg bieten sich die Vorübungen und das Wohlfühlprogramm an. Wenn Sie das Gefühl haben, dass Ihnen das Training gut tut, können Sie schrittweise zu den nächsten Schwierigkeitsstufen übergehen. Beachten Sie dabei unbedingt die Hinweise zur jeweiligen Übung.
- Vermeiden Sie, Ihr Körpergewicht auf dem Nacken zu balancieren! Das ist gefährlich für die Halswirbelsäule. Lassen Sie daher folgende Übungen aus oder führen Sie nur die einfacheren Varianten durch: Rolling like a Ball (Seite 81), Shoulder Bridge (Seite 87), Roll Over (Seite 89), Open Leg Rocker (Seite 93), Jack Knife (Seite 97), Seal (Seite 109) und Boomerang (Seite 133).
- Seien Sie besonders vorsichtig bei großen Rückenstreckungen (etwa bei Swan Dive und Rocking, Seite 119 und 131). Kleine Rückenstreckungen sind dagegen sehr gut für Sie. Bleiben Sie daher besser bei Übungen wie Back Preparation: Hands by Shoulder (Seite 61), Hands by Hips (Seite 63) und Hands under Forehead (Seite 65).
- Zwingen Sie sich nie zu Übungen, die Sie nicht machen möchten, und denken Sie daran, dass Sie sich während und nach dem Training immer noch gut fühlen sollten. Ihr Körper wird es Ihnen danken.

Bücher und Adressen

Bücher, die weiterhelfen

Albrecht, Karin: *Körperhaltung;* Haug, Stuttgart

Calais-Germain, Blandine: *Anatomie der Bewegung;* Marixverlag, Wiesbaden

Cantieni, Benita: *MamaFitness;* GRÄFE UND UNZER VERLAG, München

Franklin, Eric: *Befreite Körper;* VAK Verlags GmbH, Kirchzarten

Franklin, Eric: *Beckenboden-Power;* Kösel, München

Gehrke, Thorsten/Kleinschmidt, Stefanie/Lichte, Horst: *Sportanatomie;* Rowohlt, Reinbek bei Hamburg

Kelly, Emily: *Körpertraining nach Pilates;* Honos Verlag, Bergisch Gladbach

Korte, Antje/Marckhgott, Barbara: *Pilates-Box. 40 Übungskarten mit Begleitheft;* GRÄFE UND UNZER VERLAG, München

Liechti-von Brasch, Dagmar/Risch, Edith/Bitterli, Ines: *Körperschulung der Mutter während der Schwangerschaft und Rückbildung. Eine ausführliche Übungsanleitung;* Bircher-Benner Verlag, Bad Homburg

Marckhgott, Barbara: *Pilates. Schön, stark und beweglich. Buch mit Audio-CD;* GRÄFE UND UNZER VERLAG, München

Peterson Kendall, Florence/Kendall McCreary, Elisabeth/Geise Provance, Patricia: *Muskeln – Funktionen und Tests;* Urban & Fischer, München

Tempelhof, Siegbert: *Rückenschmerzen. Ganzheitlich behandeln;* GRÄFE UND UNZER VERLAG, München

Trökes, Anja: *Das große Yoga-Buch. Das moderne Standardwerk zum Hatha-Yoga;* GRÄFE UND UNZER VERLAG, München

Weineck, Jürgen: *Sportanatomie;* Spitta Verlag, Balingen

Bücher in englischer Sprache

Biel, Andrew: *Trail Guide to the Body;* Books of Discovery, Boulder, CO, USA

Craig, Colleen: *Pilates on the Ball;* Healing Arts Press, Rochester, Vermont

Menezes, Allan: *The complete guide to Joseph H. Pilates' Techniques of Physical Conditioning;* Publishers Group West, CA

Pilates, Joseph H./Miller, William J.: *Return to Life through Contrology and Your Health;* Presentation Dynamics Inc., Incline Village, NV, USA

STOTT PILATES®: *Comprehensive Matwork;* Toronto, Canada

Pilates-Videos und -DVDs

Eine große Auswahl an sehr guten Videos und DVDs (in englischer und französischer Sprache) für das Training zu Hause finden Sie im Internet unter: www.stottpilates.com

Adressen, die weiterhelfen

Sie möchten nicht (nur) zu Hause trainieren? Dann nehmen Sie am besten Unterricht bei einem gut ausgebildeten Pilates-Trainer oder einer Pilates-Trainerin. Die folgenden vier großen Pilates-Schulen bilden aus und sind Ihnen sicher gern behilflich bei der Suche nach einem qualifizierten Trainer:

- Body Control Pilates
6 Langley Street
London, WC2H 9JA, UK
www.bodycontrol.co.uk

- Pilates Method Alliance
P. O. Box 370906
Miami, Fl 33137-0906, USA
www.pilatesmethodalliance.org

- Pilates Polestar
Krefelder Str. 18
50670 Köln
www.pilatespolestar.de

- STOTT PILATES® Head Office
(Trainer-Suchsystem für Deutschland auf der Website)
2200 Yonge Street, Suite 500
Toronto, ON, M4S 2C6, Canada
www.stottpilates.com

Empfehlungen für qualifizierte Trainer erhalten Sie auch unter:

- www.pilates.de
- www.pilates-agentur.com

Kontakt zur Autorin

Michaela Bimbi-Dresp
Pilatesbody
Intelligentes Training zur Körperperfektion
Wittelsbacherstr. 16
80469 München
www.pilatesbody.de
Michaela.Bimbi-Dresp@t-online.de

Dank der Autorin

Großer Dank gilt Sylvie Hinderberger für das sehr gute Lektorat sowie dem gesamten Fototeam von Tom Roch für die wunderschönen Fotos. Die Models Johanna Kehlbeck, Kira Lingenberg und Mireille Reilly-Gebbink haben wirklich alles gegeben – danke für euer Engagement.
Herzlicher Dank gilt auch den wichtigsten Menschen in meinem Leben: meinem Mann Dietmar und meinen Kindern Nastasia und Darius. Danke, dass ihr immer bei mir seid!
Für die exzellente Betreuung meiner Kunden und den reibungslosen Ablauf in meinem Studio Pilatesbody danke ich meinen Trainern Klaus Remuta und Amy de Schweinitz.
Was wäre das Leben ohne Freunde: Herzlichen Dank an Karin Krekel und Uta Vogelsang – auf euch kann ich mich immer verlassen.

Register

Verzeichnis der Übungen

Impressum

Programmleitung: Ulrich Ehrlenspiel
Redaktion: Monika Rolle
Lektorat: Sylvie Hinderberger
Satz und Gestaltung: Christopher Hammond
Innenlayout und Umschlaggestaltung: independent Medien-Design, München, Claudia Ehrl und Claudia Hautkappe
Herstellung: Markus Plötz
Repro: Longo, Bozen
Druck und Bindung: Printer, Trento

ISBN (10) 3-7742-7209-3
ISBN (13) 978-3-7742-7209-5

Auflage	5.	4.	3.	2.	1.
Jahr	2010	09	08	07	06

Umwelthinweis

Dieses Buch wurde auf chlorfrei gebleichtem Papier gedruckt. Um Rohstoffe zu sparen, haben wir auf Folienverpackung verzichtet.

Bildnachweis

Fotoproduktion:
› Jan Rickers: U1, S. 1, 2 oben.
› Tom Roch: Fotos des Innenteils (außer »Weitere Fotos«, s. u.), U2, U3, U4, Innenklappen, Poster.

Ein Dankeschön für die freundliche Unterstützung der Fotoproduktion an:
› Sport Scheck
› USA Pro Deutschland
› Venice Beach
› www.yogishop.com

Weitere Fotos:
Brand X: S. 159 re.; Getty: S. 17 li.; GU-Archiv: S. 167 (T. Roch); Picture Press: S. 164; I.C. Rapoport: S. 10; Zefa: S. 57 li.

Illustrationen:
› Alle Übungs-/Bewegungsabläufe sowie Muskeldamen bei den Übungen: Isabelle Fischer, München
› S. 19–24 und 161: Outlines von Isabelle Fischer; Anatomie von Deutscher Infografikdienst, Berlin

Fitness Circle™ und Flex-Band™, die bei den Übungen benutzt werden, wurden freundlicherweise von STOTT PILATES®, einer Tochtergesellschaft der Merrithew Corporation, zur Verfügung gestellt.

DAS ORIGINAL MIT GARANTIE

IHRE MEINUNG IST UNS WICHTIG. Deshalb möchten wir Ihre Kritik, gerne aber auch Ihr Lob erfahren. Um als führender Ratgeberverlag für Sie noch besser zu werden. Darum: Schreiben Sie uns! Wir freuen uns auf Ihre Post und wünschen Ihnen viel Spaß mit Ihrem GU-Ratgeber.

UNSERE GARANTIE: Sollte ein GU-Ratgeber einmal einen Fehler enthalten, schicken Sie uns bitte das Buch mit einem kleinen Hinweis und der Quittung innerhalb von sechs Monaten nach dem Kauf zurück. Wir tauschen Ihnen den GU-Ratgeber gegen einen anderen zum gleichen oder zu einem ähnlichen Thema um.

GRÄFE UND UNZER VERLAG
Redaktion Körper & Seele
Postfach 86 03 25
81630 München
Fax: 089 / 41981-113
E-Mail: leserservice@graefe-und-unzer.de

Die GU-Homepage finden Sie unter www.gu-online.de

Wichtiger Hinweis

Die Informationen in diesem Buch stellen die Erfahrung und Meinung der Autorin dar. Sie wurden von ihr nach bestem Wissen erstellt und mit größtmöglicher Sorgfalt geprüft. Alle Übungen wurden danach ausgewählt und dargestellt, wie sie sich in der Praxis bewährt haben. Sie sind für Menschen mit normaler Konstitution geeignet. Es liegt jedoch in der Verantwortung der Leserinnen und Leser zu entscheiden, wie häufig sie eine Übung machen oder ob sie sich gegen ein Übung entscheiden. Lassen Sie sich in allen Zweifelsfällen zuvor durch einen Arzt oder Therapeuten beraten! Weder Autorin noch Verlag können für eventuelle Nachteile oder Schäden, die aus den im Buch gegebenen praktischen Hinweisen resultieren, eine Haftung übernehmen.

GRÄFE UND UNZER
Ein Unternehmen der
GANSKE VERLAGSGRUPPE